全国中医药行业高等职业教育"十二五"规划教材

U0308199

护 理 管 理

（供护理专业用）

主 编 陈若冰（辽宁医药职业学院）

副主编 冯莉苹（重庆三峡医药高等专科学校）

沈 勤（浙江中医药大学）

杨 岚（沈阳医学院附属中心医院）

编 委（以姓氏笔画为序）

王怀颖（长春中医药大学附属医院）

冯莉苹（重庆三峡医药高等专科学校）

李苏丽（辽宁医药职业学院）

杨 岚（沈阳医学院附属中心医院）

何红丽（南阳医学高等专科学校）

沈 勤（浙江中医药大学）

陈若冰（辽宁医药职业学院）

雷雨颖（南阳医学高等专科学校）

中国中医药出版社

·北 京·

图书在版编目（CIP）数据

护理管理/陈若冰主编．—北京：中国中医药出版社，2016.5
全国中医药行业高等职业教育"十二五"规划教材
ISBN 978 - 7 - 5132 - 3235 - 7

Ⅰ.①护…　Ⅱ.①陈…　Ⅲ.①护理学 - 管理学 - 高等职业教育 - 教材　Ⅳ.①R47

中国版本图书馆 CIP 数据核字（2016）第 058592 号

中 国 中 医 药 出 版 社 出 版
北京市朝阳区北三环东路 28 号易亨大厦 16 层
邮政编码　100013
传真　010 64405750
天津市蓟县宏图印务有限公司印刷
各地新华书店经销

*

开本 787×1092　1/16　印张 13　字数 285 千字
2016 年 5 月第 1 版　2016 年 5 月第 1 次印刷
书　号　ISBN 978 - 7 - 5132 - 3235 - 7

*

定价　26.00 元
网址　www.cptcm.com

前　言

中医药职业教育是我国现代职业教育体系的重要组成部分，肩负着培养中医药多样化人才、传承中医药技术技能、促进中医药就业创业的重要职责。教育要发展，教材是根本，在人才培养上具有举足轻重的作用。为贯彻落实习近平总书记关于加快发展现代职业教育的重要指示精神和《国家中长期教育改革和发展规划纲要（2010—2020年）》，国家中医药管理局教材办公室、全国中医药职业教育教学指导委员会紧密结合中医药职业教育特点，充分发挥中医药高等职业教育的引领作用，满足中医药事业发展对于高素质技术技能中医药人才的需求，突出中医药高等职业教育的特色，组织完成了"全国中医药行业高等职业教育'十二五'规划教材"建设工作。

作为全国唯一的中医药行业高等职业教育规划教材，本版教材按照"政府指导、学会主办、院校联办、出版社协办"的运作机制，于2013年启动了教材建设工作。通过广泛调研、全国范围遴选主编，又先后经过主编会议、编委会议、定稿会议等研究论证，在千余位编者的共同努力下，历时一年半时间，完成了84种规划教材的编写工作。

"全国中医药行业高等职业教育'十二五'规划教材"，由70余所开展中医药高等职业教育的院校及相关医院、医药企业等单位联合编写，中国中医药出版社出版，供高等职业教育院校中医学、针灸推拿、中医骨伤、临床医学、护理、药学、中药学、药品质量与安全、药品生产技术、中草药栽培与加工、中药生产与加工、药品经营与管理、药品服务与管理、中医康复技术、中医养生保健、康复治疗技术、医学美容技术等17个专业使用。

本套教材具有以下特点：

1. 坚持以学生为中心，强调以就业为导向、以能力为本位、以岗位需求为标准的原则，按照高素质技术技能人才的培养目标进行编写，体现"工学结合""知行合一"的人才培养模式。

2. 注重体现中医药高等职业教育的特点，以教育部新的教学指导意见为纲领，注重针对性、适用性及实用性，贴近学生、贴近岗位、贴近社会，符合中医药高等职业教育教学实际。

3. 注重强化质量意识、精品意识，从教材内容结构、知识点、规范化、标准化、编写技巧、语言文字等方面加以改革，具备"精品教材"特质。

4. 注重教材内容与教学大纲的统一，教材内容涵盖资格考试全部内容及所有考试要求的知识点，满足学生获得"双证书"及相关工作岗位需求，有利于促进学生就业。

5. 注重创新教材呈现形式，版式设计新颖、活泼，图文并茂，配有网络教学大纲指导教与学（相关内容可在中国中医药出版社网站 www.cptcm.com 下载），符合职业院校学生认知规律及特点，以利于增强学生的学习兴趣。

在"全国中医药行业高等职业教育'十二五'规划教材"的组织编写过程中，得到了国家中医药管理局的精心指导，全国高等中医药职业教育院校的大力支持，相关专家和各门教材主编、副主编及参编人员的辛勤努力，保证了教材质量，在此表示诚挚的谢意！

我们衷心希望本套规划教材能在相关课程的教学中发挥积极的作用，通过教学实践的检验不断改进和完善。敬请各教学单位、教学人员及广大学生多提宝贵意见，以便再版时予以修正，提升教材质量。

国家中医药管理局教材办公室

全国中医药职业教育教学指导委员会

中国中医药出版社

2015 年 5 月

编写说明

《护理管理》是"全国中医药行业高等职业教育'十二五'规划教材"之一。本教材是依据习近平总书记关于加快发展现代职业教育的重要指示和《国家中长期教育改革和发展规划纲要（2010—2020年）》精神，充分发挥中医药高等职业教育的引领作用，满足中医药事业发展对于高端技能型、应用型中医药人才的需求，由全国中医药职业教育教学指导委员会、国家中医药管理局教材办公室统一规划、宏观指导，中国中医药出版社具体组织，全国中医药高等职业教育院校联合编写，供中医药高等职业教育教学使用。

本教材牢固确立职业教育在国家人才培养体系中的重要位置，力求职业教育专业设置与产业需求、课程内容与职业标准、教学过程与生产过程"三对接"，"崇尚一技之长"，提升人才培养质量，做到学以致用。教材编写强化质量意识、精品意识，以学生为中心，以"三对接"为宗旨，突出思想性、科学性、实用性、启发性和教学适用性，在教材内容结构、知识点、规范化、标准化、编写技巧、语言文字等方面加以改革，从整体上提高教材质量，力求编写出"精品教材"。

本教材适用于高等职业院校护理专业学生及同等学力人员的学习。

本教材以管理职能为主线展开，包括计划、组织、人力资源管理、领导、控制及护理质量管理、护理业务技术管理、护理管理相关法律法规等，注重知识内在的系统性和阐述的逻辑性，注重对学生知识运用能力和技能应用能力的培养。

教材内容紧密联系护理工作实际，与时俱进，注重将管理理论和技术与临床护理管理实际相结合。

本教材注重体现职业特色，以典型工作任务为载体。每章前，以典型工作任务引出学习的相关知识，之后结合工作任务进行分析。每章列有学习目标，并附有案例分析和练习题，以拓宽学生视野，注重培养学生的可持续发展能力。

本教材编写得到了辽宁医药职业学院、浙江中医药大学、沈阳医学院附属中心医院、重庆三峡医药高等专科学校、长春中医药大学附属医院、南阳医学高等专科学校的大力支持，具体编写分工为：陈若冰负责第一章的编写；沈勤负责第二章、第七章的编写；冯莉苹负责第三章的编写；何红丽负责第五章的编写；李苏丽、雷雨颖负责第四章、第六章的编写；杨岚、王怀颖负责第八章、第九章、附录的编写。

本教材的编写，所有编写人员均付出了辛勤的劳动，在此表示感谢，也感谢出版社编辑农艳老师为本书提出的意见和建议。由于时间紧，水平有限，疏忽、遗漏之处在所难免，恳请各位老师和专家给予指正，以便再版时修订提高。

《护理管理》编委会

2016年1月

目 录

第九章　护理业务技术管理

第一章 管理与管理学

学习目标

⊙能说出管理的内涵和基本特征。
⊙能说出管理理论各阶段的典型代表人物和代表理论。
⊙能运用管理原理解决护理管理中出现的问题。

【案例】

林肯电气公司年销售额为 44 亿美元左右，拥有 2500 多名员工。公司在管理上，形成了一套独特的激励员工的方法：公司给员工按件计酬；员工为公司服务两年后，就可以分享年终奖金，在过去的 56 年中，年平均奖金额达到基本工资的 95.5%；随着近几年经济的迅速发展，员工年人均收入达 4.4 万美元，远远超出制造业员工年收入 1.7 万美元的平均水平；自 1958 年起，公司开始重视管理，从那时起，他们没有辞退过一名员工。当然，作为对公司的回报，员工也都积极地按照公司规定做到以下几点：在经济萧条时，员工必须接受减少工作时间的要求，而且要接受工作的随时调换，有时甚至为了维持每周 30 小时的最低工作时间，而不得不调整到一个报酬更低的岗位上。据该公司的一位管理者估计，林肯公司的总体生产率是竞争对手的两倍。该公司还是美国工业界中工人流动率最低的公司之一，并且两个下属分厂还被《财富》杂志评为"全美十佳管理企业"。

【任务分析】

管理是管理者和被管理者实现组织目标的过程。在这个过程中，人是管理的核心要素，以人为本是管理的重要原理。在管理过程中，管理者要积极调动人的主动性、积极性和创造性，而不是强制被管理者去工作。但是，在管理过程中还要合理运用各种管理方法，保证员工为组织目标的实现而努力。无规矩不成方圆，没有规章制度就很难约束员工的行为，所以管理者要合理运用管理原理和使用各种管理方法，这也是管理艺术性的一种体现。

第一节 管理概述

一、管理的内涵

(一)管理的概念

管理是人类的一种重要的社会活动,只要有集体生活就会有管理活动,它普遍存在于社会的各个领域中,与每个人的生活和工作息息相关。不同管理学派的学者从不同的角度阐述了管理的内涵。

科学管理之父泰勒认为,管理是让人们确切地知道要干什么,并使用最好的方法去干。

组织管理之父法约尔认为,管理是由计划、组织、指挥、协调及控制等职能要素组成的活动过程。

还有学派认为"管理就是决策""管理就是领导",也有人认为"管理是由一个人或多个人协调他人的活动,以便收到个人单个活动所不能收到的效果";"管理是创造和保持一种环境,在这个环境中人们共同为达到一个群体的目标而有效工作"。

目前国内外比较公认的观点是:管理是管理者与被管理者共同实现组织目标的过程。在这个过程中,管理者要充分、合理地利用人、财、物、时间、信息、空间、技术等组织资源,通过计划、组织、人力资源管理、领导和控制等管理职能,高效、节能地实现组织目标。

(二)管理的对象

1. 人　人是管理中最重要的资源,也是管理的核心要素。主要包括被管理的劳动者(护士)和潜在的劳动者(护生)。管理的内容包括人力资源的吸引、培养、开发及教育。进行人力资源管理的目的就是要人尽其才、才尽其用,最大限度地提高人力资源的价值。

2. 财　财在组织管理中并不仅指狭义上的金钱,它包括财力和财务两部分,是一个组织在一定时期内所掌握和支配的所有物质资料的价值表现。对"财"的管理就应按经济规律有效进行,提高效率和效益,使资金的使用能保证组织目标的顺利完成。

3. 物　根据其流动性可分为固定资产和流动资产。一般时间超过 1 年或价值超过1200 元的为固定资产;时间少于 1 年或价值低于 1200 元的为流动资产。如医院的门诊楼、住院部、大型仪器设备等属于固定资产;一次性注射器、药品、打印纸等耗材属于流动资产。在组织中还有一种资产叫无形资产,如知识产权、品牌、企业文化等。

4. 时间　时间是一种以客观形式存在的物质,具有单一方向性、不可存储性,不以人的意志为转移。所谓时间管理实际上是在有限的时间内管理人的行为,提高效率、效能,也就是说在尽可能短的时间内,做更多的事情,有更多的产出。

5. 信息 信息是指事物运动的状态和方式，是以抽象的形式反映具体事物的特征和特性。管理者通过信息了解组织内外环境的变化，了解组织发展的情况，为制定决策提供依据。信息获得是否及时、完整会影响管理者的判断，影响组织的发展和目标的实现。所以，在整个管理过程中，信息是不可缺少的要素，信息管理是提高管理效能的重要部分。

6. 技术 技术是直接的生产力，是改造客观世界的方法和手段，是自然科学在生产过程中的应用。对技术的管理主要涉及新技术、新方法的研发、引进与使用，各种技术标准和工作方法的制定与执行等。

7. 空间 包括高度资源、环境资源和物质资源。进行空间的管理和开发，有利于弥补地球资源不足的缺陷，优化资源配置，提高资源利用水平，进一步拓展人类的生存与发展空间。

（三）管理的职能

管理职能是对管理过程的理论概括，也是指管理过程的主要步骤，它体现的是管理的作用和功能。尽管学者们对管理职能的划分众说纷纭，但基本上是对决策、计划、组织、用人、指导、指挥、领导、协调、沟通、激励、监督、检查、控制、创新等功能的不同组合。将这些职能进行综合，可以分为计划、组织、人力资源管理、领导和控制5个方面。

1. 计划 计划是为保证高效、高质的实现组织目标而对未来的活动进行策划、安排的过程。计划是最基本的，也是首要的管理活动的职能。计划工作就是要解决做什么（what）、为什么做（why）、何时做（when）、谁去做（who）和怎么去做（how）等问题。

2. 组织 是指在计划的前提下，为了实现组织目标，将业务活动进行组合分类，形成部门和岗位，明确职责、任务、权力，协调各个部门之间关系，不断对组织结构进行调整。组织职能是进行领导、人力资源管理和控制的有力保证。

3. 人力资源管理 人力资源管理是指根据组织目标实现的需要，对人力资源进行规划、选聘、使用、考评和培训等活动的过程。由于人力资源管理在管理中的地位越来越重要，现在已经逐渐发展为一门独立的管理学学科。

4. 领导 领导职能是指领导者影响下属完成组织目标的过程。领导者要充分发挥权力性和非权力性的影响力，采用适当的领导方式和激励方式去鼓舞组织成员，积极主动地完成组织目标。在领导过程中，领导者要不断协调各种冲突，解决各种矛盾，作出各种决策。

5. 控制 控制职能是指管理者监督、检查组织活动是否按照既定的计划、标准和方法进行，及时发现偏差，分析原因，进行纠偏，以保证组织目标实现。计划是组织控制的依据，控制职能贯穿于组织活动始终。充分发挥控制职能能够防止偏差累积，及时纠正错误。而发挥控制职能还有助于及时发现和解决计划工作中存在的问题，使组织的发展与外界环境相适应。

二、管理的基本特征

（一）管理的基本特征

1. **管理的自然属性和社会属性**　管理的自然属性也被称为管理的生产力属性，是一种与社会生产力相联系，不受个人和社会意识的影响而客观存在的属性。它体现在对组织中的人、财、物等资源进行有机组合和利用，体现在生产力的分工与协作，体现在生产中要尊重客观规律，同时这种自然属性也反映了人与自然的关系。管理的社会属性也被称为管理的生产关系属性，是指这种活动体现了生产资料占有者的意志，且只有在一定的生产关系和社会制度中才能进行这种活动。这种社会属性体现了人与人之间的关系。

2. **管理的科学性与艺术性**　管理的科学性是指管理作为一种活动过程，有其完整的理论体系和发生、发展规律。在管理时只有遵循管理的客观规律、管理的原理和原则，才能提高管理水平，高效的实现组织目标。管理的艺术性是指管理者在进行管理时要具体问题具体分析，灵活应用管理理论，不能墨守成规、因循守旧。尤其体现在对突发事件、紧急事件的处理上，管理者不仅要准确应用管理理论，还需发挥创新能力，才能更高效的解决管理问题。

3. **管理的目的性**　任何管理活动的发生都是以实现组织目标为目的的。因此，管理活动具有明显的目的性。组织目标的实现既是管理的出发点，又是管理活动的归宿，同时也是指导和评价管理活动的依据。

4. **管理的普遍性和综合性**　管理的普遍性是指只要有分工协作，有生产关系存在的地方就会有管理活动的存在。从一个家庭到一个国家，从乡间到城市，从职员到管理者都与管理活动息息相关，密不可分。管理的综合性是指管理涉及的面很宽，既包括自然科学，也包括社会科学。管理活动与心理学、社会学、控制论、系统论、信息学等学科关系密切，是多学科的交叉和融合，因此管理具有综合性。

（二）管理的方法

1. **行政方法**　行政方法是以组织的行政权力为依据，按照行政隶属关系执行管理职能，实施管理的一种方法。其运用的手段包括命令、规定、指示和条例等。具有强制性、不平等性和明确的范围性。是组织最基本、最传统的管理方法。

2. **经济方法**　是以人们的物质利益需求为基础，遵循经济规律，运用经济利益手段来执行管理职能、实施管理目标的方法。具有利益性、交换性和关联性等特点。但此方法具有一定的局限性，可能会导致组织成员"一切向钱看"的倾向。

3. **教育方法**　教育方法是指按照一定的目的和要求对管理者和被管理者从德、智、体多方面施加影响，改变其心理和行为，提高管理者和被管理者素质的管理方法。具有缓慢性、互动性和多样性等特点。这种管理方法是做好管理工作的基本方法和重要保证。

4. 其他方法 法律方法是以法律规范作为管理依据的方法。具有强制性、概括性和规范性等特点。数学分析法是以系统论、信息论和控制论为依据采用的一系列的数量分析、决策的方法。社会心理学是按照群体和个体的社会心理活动特点及规律进行管理的方法。

第二节 管理理论的形成与发展

自从人类有了社会生活，就有了管理活动，也就萌发了管理思想。随着对管理活动认识的加深，人们不断地对管理实践中的经验进行提炼、总结，逐渐形成了对管理活动系统的认识，即管理理论。从 19 世纪末 20 世纪初至今，管理经历了 3 个发展阶段：古典管理理论阶段、行为科学理论阶段和现代管理理论阶段。

一、古典管理理论阶段

古典管理理论产生并形成于 19 世纪末 20 世纪初，古典管理理论的形成使管理学成为一门科学。该理论阶段主要是通过科学研究的方法发现管理学的普遍规律。古典管理理论的建立使得管理者摆脱了传统的经验管理和主观管理。代表理论有泰勒的科学管理理论、法约尔的一般管理理论、韦伯的行政组织理论。

（一）泰勒的科学管理理论

科学管理理论的创始人是美国的费雷德里克·温斯洛·泰勒（Frederick Winslow Taylor，1856—1915）。泰勒被称为"科学管理之父"。他的著作有《科学管理原理》（1911）、《计件工资制》（1895）、《车间管理》（1903）、《在美国国会上的证词》（1912）。其中《科学管理原理》是泰勒的代表作。科学管理的核心问题就是"提高劳动生产率"。他开展了工时研究试验、搬运生铁块试验、铁锹试验、金属切削试验。他的主要观点有：①标准化管理：泰勒认为，在作业过程中工人必须使用标准化的生产工具，掌握标准化的操作标准，在标准化的作业环境下进行最有效的生产。②科学地选择和培训工人：泰勒认为，工人的工作能力应当与所在岗位的工作内容匹配，应对每一个职位的工人进行选拔，安排最适合工作岗位的头等工人进行工作，并不断发现工人的长处和短处，系统地、有针对性地对工人进行培训、教育，亦激发工人的潜能。③实行有差别的计件工资制度：泰勒认为，计时工资制度和利润分享制度起不到激励作用，他认为应首先制定工资标准和工作定额，根据完成定额的情况给付工资，多劳多得。④将计划职能和执行职能分开：泰勒认为，工作效率的高低与管理的水平有关，应设有专职的管理人员，负责进行工作计划的制订，使计划职能与执行职能分开。⑤管理上实行"例外原则"：在计划职能与执行职能分开后，泰勒认为总经理应当从具体、琐碎的日常事务中脱离出来，去处理那些重大事件。"例外原则"是科学管理理论比较重大的贡献之一。但是，泰勒主要解决的是生产一线、基层作业的问题，并没有涉及整个组织如何进行管理的问题。

护理管理者应用该理论，对护理工作进行了分工，提高了工作效率；同时，制定了技术操作标准，规范了技术操作流程，减少了不必要的动作，节省了操作时间，也提高了操作质量。

（二）法约尔的一般管理理论

一般管理理论的代表人物是法国的亨利·法约尔（Henri Fayol，1841—1925）。法约尔的代表作是《工业管理与一般管理》（1916）。法约尔19岁参加工作，25岁成为分公司的经理，45岁成为公司的总经理，一直工作到77岁退休。法约尔一生的主要工作都是在行政岗位上，所以法约尔研究的主要是管理的一般原理。他被称为"管理过程之父"。他的主要观点有：①企业的活动内容主要有六个方面：技术活动——生产、制造、加工；商业活动——采购、销售、交换；财务活动——资金的取得与控制；安全活动——设备维护、职工安全等；会计活动——盘点、资产负债表、会计、成本及统计；管理活动——计划、组织、指挥、协调和控制。②法约尔对管理者提出六大要求：身体——健康、体力旺盛、思维、动作敏捷；智力——理解和学习能力、判断力、精力充沛、头脑灵活；道德——坚强、有毅力、勇于负责、有首创精神、忠心耿耿、自知之明、自尊；文化知识——具有超出本职范围的社会、文化、历史、风俗、心理等方面的知识；专业知识——具有技术、财务或管理等方面的专业知识；经验——从业务实践中获得的知识。③管理的十四项原则：分工、权力和责任、纪律、统一指挥、统一指导、个人利益服从整体利益、报酬、集权、等级链、秩序、公平、人员保持稳定、首创性、集体精神。

（三）韦伯的行政组织理论

行政组织理论的代表人物是德国社会学家、经济学家马克斯·韦伯（Max Weber，1864—1920）。他的代表作是《社会组织和经济组织理论》（1920）。他对管理理论的贡献主要是提出了理想的行政管理体系，被称为"组织理论之父"。他的主要观点有：①组织内部要有明确的分工；②组织内部要有自上而下的等级严密的指挥系统，每个职务均有明确的职权范围；③人员的任用要根据职务要求，通过正式的考评和教育、训练来实现；④管理人员有固定的薪金和明文规定的晋升制度，是一种职业管理人员；⑤管理人员在组织中应公私分明，人与人之间以理性准则为指导，不受个人情感的影响；⑥遵守组织的规则和纪律，以确保统一性。

二、行为科学理论阶段

行为科学管理理论正式成为一门学科是在20世纪50年代。这一理论阶段在相当程度上克服了古典管理理论的弊端。主要研究个体、团体与组织行为，重视研究人的心理、行为等对实现组织目标的影响作用。代表理论有梅奥的人际关系理论、马斯洛的人类需要层次理论、赫茨伯格的双因素理论、麦格雷戈的人性管理理论、卢因的群体力学理论。

（一）梅奥的人际关系理论

人际关系理论的代表人物是乔治·埃尔顿·梅奥（George Elton Mayo，1880—1949），他进行了著名的霍桑试验，霍桑试验分为4个阶段：照明试验、继电器装配小组试验、大规模访谈试验和对接线板接线工作室的研究。

1. 照明试验　研究者想研究照明条件对生产效率的影响，结果发现照明强度的改变并不影响生产效率。随后，研究者又研究了不同的工资报酬、福利条件、工作与休息的时间比率等对生产效率的影响，也没有发现预期的效果，实验陷入僵局。

2. 继电器装配小组试验　在实验无法进行之后，工厂请来了梅奥和他的团队。梅奥与他的团队开始研究工资报酬、休息时间、工作时间长度等因素对生产效率的影响。结果梅奥等人发现，无论是改善条件还是降低条件，无论是享有特权还是没有特权，参加试验的女工的生产效率都不断提高。梅奥等人意识到参与试验的自豪感极大地激发了工人的工作热情，促使小组成员激发出更高昂的团体精神。这项研究说明员工的士气和群体内的社会心理气氛是影响生产效率的更有效的因素。

3. 大规模访谈试验　在以上研究的基础上，梅奥等人又开展了一次大规模的访谈试验。在该访谈中由员工自由抒发意见，这一举措大大满足了员工的被尊重的需要，又为其提供了发泄不满情绪和提出合理化建议的机会，结果员工士气高涨，产量大幅度上升。因此研究者认为，工作中的人群关系是否融洽、员工是否被尊重是影响生产效率最重要的因素。

4. 对接线板接线工作室的研究　梅奥等人对接线板接线工作室的工人进行研究，结果发现，工人们自行控制工作速度，既不太快，也不太慢，工人之间保持着一定行为规范，如果有人违反了这种约定，他们就会主动对其进行制裁。这项研究表明，在正式组织中还存在着非正式组织。

在以上实验的基础上，梅奥创立了人际关系学说，主要内容是：①职工是"社会人"，以前的管理把人视为"经济人"，认为金钱是刺激工人积极性的唯一动力，但是霍桑实验证明了人是受社会和心理因素影响的"社会人"。②满足工人的社会欲望，提高工人的士气是提高生产效率的关键。③企业存在着"非正式组织"，以前的管理只关注管理组织机构、管理职能的划分和规章制度的建立，但是霍桑实验发现员工中还存在各种非正式的小组织，非正式组织对组织目标的实现具有促进和阻碍作用。梅奥的人际关系学说纠正了古典管理理论忽视人的因素的不足。

（二）马斯洛的人类需要层次理论

亚伯拉罕·马斯洛（Abraham Harold Maslow，1908－1970）是美国的心理和行为学家。他在20世纪50年代将人类的需要按生存和发展的重要性划分为5个层次：生理需要、安全需要、归属需要、自尊需要、自我实现的需要。马斯洛的需要层次理论认为：人最迫切的需要是激励人行动的原因和动力；一个人首先需要满足的是低层次的需要；需要的层次是由低到高逐步上升的；已满足的需要不再是激励人奋斗的因素；低层次的需要被满足后,激励作用就会降低,但人们对低层次的需要并不会消失。

(三)赫茨伯格的双因素理论

美国的行为科学家弗雷德里克·赫茨伯格(Frederick Herzberg, 1923—2000)在 20 世纪 50 年代提出了双因素理论(激励保健理论)。该理论认为影响人们工作的因素有两个:保健因素和激励因素。保健因素是指工资、工作环境、福利等因素。保健因素缺失会造成员工不满、消极怠工等行为出现;但保健因素改善后,无论如何也很难使员工感到满意,难以激发员工的积极性。由此看出保健因素的存在能改善"不满意",使组织中"没有不满意"。激励因素是指工作成就、个人业绩、上级赏识等。激励因素缺失会导致下属没有工作积极性;但改善激励因素后,会让员工感到满意,能够极大地激发员工的工作热情,提高工作效率。由此看出,激励因素的存在能使员工由"没有满意"转变为"满意"。

(四)麦格雷戈的人性管理理论(X–Y 理论)

美国行为学家道格拉斯·麦格雷戈(Douglas M. Mc Gregor, 1906—1964)提出了 X–Y 理论。他将传统观点总结为 X 理论,其内容为:多数人都是懒惰的,不愿意工作;多数人没有雄心壮志,不愿承担责任,不愿接受别人的指导;多数人的个人目标与组织目标是相矛盾的,必须采用强制、惩罚的措施,才能迫使他们为组织目标的实现工作;多数人工作都是为了满足基本的生理需要和安全需要,所以要严格管理下属,用报酬刺激其工作。麦格雷戈对 X 理论进行了否定,提出了与之观点相反的 Y 理论。Y 理论认为:一般人都是愿意工作的,如果条件有利,工作是一件很自然的事情;控制和惩罚不是管理的唯一方法,人们在工作中能够自我指导和自我控制;个人目标与组织目标可以统一,自我价值的实现往往通过组织目标的完成而实现;在正常情况下,人不仅会接受责任,也会主动寻求责任;多数人在解决组织问题时会积极发挥自己的聪明才智、想象力和创造性;在现代条件下,人的潜力只利用了一部分。Y 理论主张管理者要尊重和相信下属,要为他们提供工作和发展的空间,要想办法激励和调动员工的积极性,有助于提高生产效率。

(五)卢因的群体力学理论

德国心理学家卢因(Kurt Lewin. 1890—1947)在 1944 年首先提出"群体力学理论",该理论主要研究的是组织中的非正式组织以及人与人之间的关系。该理论的主要内容是:群体是一种非正式组织,是由活动、相互影响、情绪 3 个要素组成;群体不仅有正式组织的目标,还有自己群体的目标;群体的内聚力可能会高于正式组织的内聚力,有自己的规范;群体由群体领袖、正式成员、非正式成员和孤立者组成,群体结构是年龄、能力、知识、专业、性格以及观点、信念的有机结合;群体的领袖是自然形成的,其领导方式有 3 种:专制式、民主式和自由放任式;群体的规模一般较小,以利于内部交流、沟通;群体行为包括消除紧张、团结、同意、提出建议、确定方向、征求意见、不同意、制造紧张、对立等。

三、现代管理理论阶段

第二次世界大战以后，现代科学技术快速发展，生产和组织规模急剧扩大，生产力迅速发展，生产社会化程度不断提高，管理理论也得到了人们的高度重视。许多学者将数学、哲学、法学、经济学、心理学、社会学等知识运用到对管理理论的研究中，形成了多种管理学派。美国管理学家孔茨把这个阶段的多学派共存的现象称为"管理理论丛林"。目前已发展为 11 个学派，主要学派介绍如下：

1. 管理过程学派　管理过程学派的创始人是法约尔。该学派认为无论什么性质的组织，管理人员的职能是共同的，即：计划、组织、人员配备、指挥和控制。各级管理人员都执行着管理职能，不同层级的管理者管理的侧重点不同。

2. 经验管理学派　经验学派的代表人是德鲁克和戴尔。该学派主张通过分析经验（案例）来研究管理学问题。通过对管理案例的分析获得管理结论或管理原理，使管理者更有效地从事管理工作。

3. 系统管理学派　系统管理学派的代表人是卡斯特和落森茨威克。该学派认为组织是一个开放的社会技术系统，与外界环境不断进行物质的输入和输出。研究者不仅要关注组织内部的环境因素，解决组织内部各因素之间的关系，还要关注组织的外界环境因素，解决组织与外界环境因素之间的关系。

4. 决策理论学派　决策理论学派的代表人是赫伯特西蒙。该学派认为决策贯穿管理的全过程，决策是管理的核心。管理人员的主要任务是进行决策。

5. 管理科学学派　管理科学学派的代表人是埃尔伍德·斯潘塞·伯法。该学派主张运用数学符号和公式解决管理中的问题，求出最佳方案，以实现组织目标。管理科学是一种数量分析方法。

6. 权变理论学派　权变理论学派的代表人是美国的费雷德·卢桑斯、弗雷德·菲德勒和英国女管理学家琼·伍德沃德。该学派认为在组织管理中要根据组织所处的内外环境的条件和变化随机应变，在管理中没有一成不变、普遍适用的管理理论和方法。

20 世纪 60 ~ 70 年代以来，西方管理学界又出现了许多新的管理理论，如学习创新型管理理论、竞争合作管理、团队管理理论、持续质量管理等。这些理论思潮代表了管理理论发展的新趋势，将进一步推动护理管理理论的发展。

第三节　管理原理与原则

管理原理是以大量的管理实践为基础，对管理工作的本质及其基本规律的科学分析和概括，反映的是具有普遍意义的基本规律。管理原理是管理理论的基础，反映的是管理行为规律性、本质性的内容。管理原则是从管理原理中引申出来的行为规范。原则不一定是普遍存在的规律，而是在某些特定的条件下处理问题的准则。

一、系统原理

(一) 系统原理的概述

系统是指存在于一定环境中若干相互联系、相互作用、相互依赖的要素构成的具有特定功能的有机整体。其中要素、联系、结构、功能和环境是构成系统的基本条件。系统按照与外界环境的关系可分为封闭系统和开放系统。封闭系统指系统不与外界环境进行物质的输入输出，开放系统指系统与外界环境进行物质的输入和输出。封闭系统最终将走向灭亡；开放系统在适应环境的前提下，不断发展、成熟和壮大。从系统组成的要素性质看，可分为自然系统和人造系统。自然系统的要素由自然物组成，如生态系统；人造系统的要素是人们出于某种目的制造的，如生产系统、教育系统、管理系统等。不论何种系统，都具有以下特征：

1. 整体性 整体性是指系统的功能大于系统各要素功能的简单相加。这表明要素在构成有机整体时，这个系统已具有其构成要素本身所没有的性质，其功能超过了各要素的单个功能的总和，实现了 $1+1>2$。坚持这一原理要做到两点：一是要具有整体观念，正确处理局部与整体之间的关系；二是要注重要素与要素之间的结构关系，结构关系不同可能产生不同的功能。

2. 层次性 任何复杂的系统都有一定的层次结构，低级系统是它所属的高级系统的构成要素，而高级系统的一个要素则可能是低一级的系统。在一个组织中进行管理活动，必须要将组织分出一定层次，把各个要素之间、要素与系统之间以及系统与系统之间有机联系起来，明确其任务、职责、权利范围，才能使组织正常的运转起来。

3. 目的性 目的性是指系统在一定的环境下，必须具有达到最终状态的特性。这一特性与系统的整体性也是密不可分的。对管理活动而言，管理者带领被管理者构成的管理系统，最终就是要实现组织的目标，这就是管理系统的目的性。

4. 适应性 任何系统都存在于一定的环境之中，所谓适应性，就是指系统随环境的改变而改变其结构和功能的能力。系统的适应性有以下三方面表现：①系统原有稳定状态被破坏后，逐渐过渡到一个新的稳定状态，即依靠系统本身的稳定性来适应环境的改变。②当系统稳态被破坏后，靠系统内部或人为提供的一个特殊机制，抗拒环境的干扰，修补被破坏的因素，致使系统回到原来的稳定状态。③系统原有稳态结构迅速被破坏，一个新的稳定形态迅速形成。

(二) 系统原理相关原则

与系统原理相关的原则是整分合原则和封闭原则。

1. 整分合原则 该原则要求做好 3 个环节的工作：整体把握、科学分解、有效综合。整体把握是指管理工作者应当对管理工作有全局的把握和规划，对全局的层次性、构成要素及要素结构，以及功能等有整体的了解，整体把握是整分合原则的首要环节；科学分解是指在整体把握的前提下，将组织的功能和目标，用科学方法进行分解，从而使管理工作专业化、程序化、规范化，提高管理工作的效能，科学分解是整分合原则的关键环节；有效综合是指在分工的基础上，各要素之间通过一定的结构关系，互相作用、互相依赖、互相促进，最终实现 1+1>2 的功能效果，有效综合是整分合原则的最主要环节。

2. 封闭原则　所有的系统只有作为开放系统不断与外界环境进行物质交换，才能生存和发展。但是对于管理系统来讲，不仅要与外界环境进行信息的输入和输出，还应当是一个各个环节首尾衔接、相互制约、相互促进的连续封闭回路（图 1-1）。只有这样，才能及时发现管理中存在的不足，及时纠偏，提高管理效能。

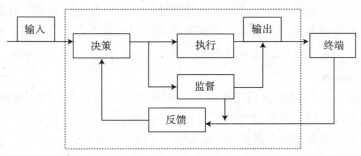

图 1-1　管理系统的基本封闭图

（三）系统原理在护理管理中的应用

系统原理要求护理管理者应当树立护理组织的整体系统观，要从整体、全局出发，用系统分析方法，分析实际情况，处理各种问题。尤其要处理好个人发展与科室发展之间、各科室发展与医院发展之间的关系，也要处理好医院与社会大环境之间的关系。同时，要关注护理组织的层级划分，正确进行管理宽度与管理层次的划分，层次的划分不能太多也不能太少，宽度的设计不能过宽也不能过窄。此外，护理管理者要关注护理组织中各要素之间的关系和结构，在医院的整体规划下，对护理工作进行有效的分解和综合，提高护理工作分工的合理化和护理工作专业化的程度，从而提高护理工作的效率。

二、人本原理

（一）人本原理的概述

人是生产力的基本要素，是社会一切财富的创造者，管理工作要解决的根本问题就是"人"的问题，人是管理的核心要素，是财、物、时间、信息的主宰者、支配者。在组织中，人具有两面性，既是管理者又是被管理者，既是正式组织成员又是非正式组织成员。人本原理就是强调人在管理中的主体地位，强调人的主观能动性、创造性，力求实现人的全面、自由发展，做到人尽其才、才尽其用。

（二）人本原理相关原则

与人本原理相关的原则是动力原则和能级原则。

1. 动力原则 要想提高人的积极性，就要在管理中注入动力。一般来讲，在组织中有 3 种动力，即物质动力、精神动力、信息动力。物质动力就是用物质利益来调动人的积极性，如在护理管理中，给护士发放奖金、加薪；根据护士对医院贡献的多少给予奖励等。物质动力是基础动力，是最常见的一种动力形式，但是物质动力在提高人的积极性上是有一定的局限性的。精神动力是用精神的力量来激发人的积极性，精神动力能够弥补物质动力的缺陷，能够更持久、更深层次地激发人的积极性，某些时候会发挥出巨大的威力。如对护士开展职业道德教育、评选优秀护士、树立典型事例等。通过这些精神动力能够让护士们忘我工作、积极付出、具有崇高的理想道德，而不会一切向"钱"看，唯"利"是图。信息动力是通过信息的流动而产生动力的。比如，护士参加学术交流会议，受别人观点的启发，回到工作岗位以后对工作进行改进，提高了生产效率。这一动力就是通过信息的流动获得的。这 3 种动力没有绝对的好和坏，在管理中一般需要 3 种动力综合运用。

2. 能级原则 所谓能级原则是指具有一定能量的人员应处在相应的级别上，才能使员工充分地发挥作用，并有动力去不断提高自己的能力以获得更高的级别。这要求我们护理组织中必须要分层级，不同的层级应该配以不同的权力、利益和荣誉，同时这种能级的对应应当不断进行动态调整。这要求管理者要充分了解每个层级、岗位的人才需求，能够识别人才，善于用人、培养人，并且具有洞察力，能够对员工的"能"与"级"进行动态的调整。

（三）人本原理在护理管理中的应用

护理管理者要善于运用物质、精神和信息动力，根据每个护士的具体情况，选择适当的动力进行激励。护理管理者还要加强护理组织文化的建设，提高护理人员对组织目标的认可，将个人的精神追求与组织的精神追求相统一，为护士营造一个良好的文化氛围，让护士感受到更多的人本关怀。同时，护理管理者还要擅长分析各级岗位要求，善于了解下属的能力与特长，能够将适当的人放于合适的岗位上，并且能够让能、级、利相匹配。

三、动态原理

（一）动态原理的概述

动态原理认为，管理是一个动态过程，管理的要素人、财、物、时间和信息等，都处在一定的时空中，并随着时空的运动而发展、变化。管理的动态原理体现在管理主体、管理对象、管理手段和方法上都是动态变化的。甚至，在特定的情况下，组织目标和管理目标也是处于动态变化之中的。所以，动态管理是一种随机制宜、具体问题具体分析、因情况而调整的管理原理，要求管理者应不断更新观念，不能思想僵化、墨守成规，凭主观臆断行事。

（二）动态原理相关原则

与动态原理相关的原则是动态适应原则、弹性原则和反馈原则。

1. 动态适应原则　所谓动态适应原则是指管理者在管理活动中要不断地根据组织内外环境的变化调整管理行为与手段，使组织的内外环境之间的动态适应与协调。如医保制度实施以后，医院为适应社会的发展、医保制度的改革和实施，都相应的成立了医保办公室和实施了相应的医保制度。这就是一种动态的适应和调整，如果医院不能及时针对医保制度的实施进行变革，那么医院的发展将会受到影响。

2. 弹性原则　所谓弹性原则，是指管理必须要有很强的适应性和灵活性，用以适应系统内外环境的变化。即在管理活动中，制定各种计划时，要留有一定的余地，如安排护理人员排班时，要考虑到护士有病、产、事、假等情况，要预留一定的机动人员以满足护理工作的需要。

3. 反馈原则　反馈是以控制论和信息论为理论基础，将信息由控制系统输送出去，再将作用结果返送回来，影响信息的再输出，从而起到控制作用。组织进行管理活动时应当建立一定的反馈系统，为管理的各种动态调整提供依据，比如护理管理组织根据护理工作中存在的问题，制定了护理质量监控体系和护理管理目标，定期对执行情况进行检查，根据检查获得的信息对护理工作进行调整。管理工作是否会有效果，关键在于是否有灵敏的获得信息的反馈系统。

（三）动态原理在护理管理中的应用

护理工作是为人的健康服务的工作，工作复杂、繁琐、信息量大，经常会有突发事件和紧急事件出现，这要求护理管理者在人、财、物和时间的分配上要具有一定的弹性，为组织可能出现的变动留有余地。而护理工作是否调整、是否改动，并不是护理管理者主观臆断的，而是要有一定的信息作为依据，要想及时获得准确的信息，需要建立反馈系统。只有这样，护理组织才能适应内外环境的变化，有依据的进行动态调整，最终能使内外环境达到平衡状态。

四、效益原理

（一）效益原理的概述

效益原理是指组织的各项管理活动都要以实现高效益为目标的一项管理原理。效益即效果和利益，指某一特定系统在社会实践中所产生的有益效果，包括经济效益和社会效益。管理者在管理活动中要始终把追求经济效益和社会效益放在管理工作的首位。

（二）效益原理相关原则

与效益原理相关的原则是价值原则。

价值原则是指管理的每个工作环节都要坚持社会效益和经济效益的最大化。美国管理学家麦尔斯指出，价值等于功效与成本的比值。这表明功效与价值成正比，而成本与价值成反比。要想提高价值，可以考虑 5 种方法：①效益提高，成本降低；②效益提高，成本不变；③效益提高幅度大于成本提高幅度；④效益不变，成本降低；⑤效益降低幅度小于成本降低幅度。

（三）效益原理在护理管理中的应用

医院既要遵循市场经济规律办事，追求一定的经济效益，同时还要履行治病救人、救死扶伤的社会责任。所以，医院既要考虑投入和产出，又要积极地为患者服务。这就要求医院的管理者要积极开动脑筋、创新思维，要平衡好经济效益和社会效益之间的关系。但从长远来看，医院有良好的社会效益才能获得丰厚的经济效益，两者又具有一定的统一性。

第四节　管理学概述

一、管理学的概念

管理学是系统研究管理活动及其基本规律和一般方法的科学。现代管理学是指运用现代社会科学、自然科学和技术科学的方法、理论，去研究现代条件下管理活动的规律和方法的科学，其诞生是以泰勒的《科学管理原理》和法约尔的《工业管理和一般管理》的问世为标志。管理学是自然科学和社会科学相互交叉所形成的一门边缘学科。管理学中所阐述的原理、原则和方法适用于不同行业和组织。所以，护理管理者为提高管理效能，应首先了解管理学的知识。

二、管理学的学科性质

1. **管理学是一门综合性的独立学科**　管理学的独立性体现在它具有特定的研究对象和范围，具有含义明确的基本概念，具有一系列经得起实践检验的原理和原则，具有一个比较严密的完整的理论体系。管理学的综合性体现在要运用现代社会科学、自然科学和技术科学的方法来研究管理活动的现象、规律和方法。作为一个管理者，要想做好管理工作必须综合运用政治、法律、心理、社会、文化等理论和知识。如在资源配置方面，需要计算成本、产出等经济学知识；在人员管理方面，需要心理学知识；在管理预测和决策方面，需要数学、统计学知识。

2. **管理学是一门实践性很强的应用性学科**　管理学的知识来源于社会生产实践，是人们管理经验的总结和概括；而管理学的理论和方法也必须得到管理实践的检验，管理知识必须与社会活动实践紧密结合。此外，管理学的知识能够系统地指导组织的管理实践，能够最大效益地实现组织目标，这也是管理学应用性的体现。

3. **管理学是一门软科学**　软科学指对科技、经济、社会发展战略和宏观控制进行研究，为决策提供科学依据的综合性科学。软科学与研究物质设备的技术知识体系的硬科学是相对而言的。软科学是操纵硬科学的科学。软科学主要包括科学学、管理科学、统计学、预测学、决策科学、技术经济学等学科。软科学具有3个特点：①软科学侧重研究人和社会因素在自然现象和科技项目中的作用；②研究的主要目的是寻求解决问题的策略和方法；③综合运用多学科知识。管理学研究的内容是人、人之间的关系及人与自然之间的关系；管理学研究的目的是要找到最快实现组织目标的方法和策略；在管理活动中需要运用心理学、经济学、控制论、信息论等多学科知识。所以，管理学是一门软科学。

4. 管理学是一门定量与定性相结合的学科　管理活动的目的就是要实现组织目标。在组织目标的实现过程中，需要考虑人、财、物等资源的投入和产出情况，所以管理学需要运用数学、统计学等进行定量分析。但管理是以人为核心要素的，管理活动主要是解决人与人之间的关系，所涉及的情绪、心理、行为和动机等只能进行定性研究。因此，在研究管理学时，需要定量与定性两种研究方法相结合。

三、管理学的研究对象与研究内容

1. 研究对象　管理学的研究对象包括生产力、生产关系和上层建筑等3方面内容：①生产力：主要研究生产力诸要素之间的关系，包括合理规划、组织生产力，根据组织目标分配和组织人、财、物、时间、信息等资源，以实现最大的经济效益和社会效益。②生产关系：主要研究组织中人与人之间的关系、人与社会的关系，研究如何建立和完善组织结构及各种管理体制，最大限度地调动员工的积极性和创造性，实现组织目标。③上层建筑：研究如何使组织内部环境与组织外部环境相适应，即如何使组织中的规章制度、劳动纪律、文化氛围与社会的政治、经济、法律法规、道德等上层建筑保持一致，以维持正常的生产关系，促进生产力发展。

2. 研究内容　管理学的研究内容主要包括以下几个方面：①管理原理：管理原理是管理职能的理论依据，是实施管理活动的指南，是管理学研究的重要内容。②管理职能：管理职能是管理任务和功能的体现，也是管理过程的体现。③管理方法：管理方法是管理活动中为实现组织目标、保证组织活动顺利进行所采取的具体方案和措施，对管理方法的研究是管理发挥指导实践作用的根本途径。④管理发展史：研究管理思想、理论和方法的发展史。

【项目考核】

许多省市的大型综合性医院都存在挂号难的问题，很多患者要提前预约或排大长队等待看病，因此导致患者焦躁，医护工作压力大，医护与患者冲突时常发生。患者经常抱怨，医护人员工作积极性不高，缺少动力。

思考题：

1. 用系统原理来分析挂号难的原因。

2. 用人本原理来激发医护人员的积极性。

第二章 护理管理与护理管理学

 学习目标

⊙能说出护理管理的概念、内容及特点。

⊙理解护理管理的任务及现状。

⊙能够查阅相关文献，并运用所学知识分析护理管理的发展趋势。

【案例】

某医院积极引入美国医疗机构评审国际联合委员会（Joint Commission International，JCI）评审标准，并根据 JCI 标准理念和方法，建立了相应的政策、制度和工作流程，以鼓励持续不断的质量改进，创建国际医院管理新体系。护理单元在医院总体框架下，根据部门自身的特点和要求，制订了部门服务计划和护士必读。部门服务计划包括：①部门基本情况；②收住标准；③人员配备、人员数量和类型，及调节人员配备的方法；④员工资格；⑤与其他部门的合作和交流；⑥部门目标；⑦服务质量改进计划。上述内容都必须有明确的制度规范及文书，以便查阅执行。护士必读包括：①病房护理宗旨、哲理、服务理念；②优质服务要求；③病房护士语言、行为规范；④进修护士培训目标；⑤新护士岗前培训项目；⑥各班工作职责及质量要求；⑦本专科常见急诊抢救护理流程；⑧本专科常见疾病护理；⑨科内设备、仪器的操作规程等。为了做好 JCI 检查的准备工作，科室成立了由护士长、带教护士、护理组长组成的工作小组，对国际医院认证标准、医院的制度和流程、科室的规章和规范及涉及的有关事项开始了分阶段工作。

【任务分析】

护理管理水平是医院管理工作好坏的重要体现，护理管理水平的高低直接影响医院的护理质量和护理工作效率。在护理实践中，运用科学的管理方法，可以使护理工作有序开展，从而系统地发挥护理人员的潜能，以期达到为患者提供有效护理服务的目的，从而促进全民健康水平的提高。

护理管理既是一门科学，又是一门艺术，它是管理学在护理工作中的具体应用，是一门系统而完善的管理分支学科。护理管理水平的高低直接影响临床护理质量。

第一节　护理管理

一、护理管理的概念

世界卫生组织（WHO）指出，护理管理（Nursing Management）是为了提高人们的健康水平，系统地利用护理人员的潜在能力和有关的其他人员、设备、环境及社会活动的过程。美国护理管理学家斯万斯波戈（Swansburg）提出，护理管理是有效地利用人力和物力资源，以促进护理人员向患者提供高质量护理服务的过程。另一美国护理管理学家吉利斯（Gillies）认为，护理管理是使护理人员为患者提供照顾、关怀和舒适的工作过程，护理管理的任务是通过计划、组织以及对人力、物力、财力资源进行指导和控制，以达到为患者提供有效而经济的护理服务的目的。

护理管理是以提高护理质量和工作效率为主要目的的活动过程。管理中要对护理工作的诸输入要素进行科学的计划、组织、领导、协调、控制，以便使护理系统达到最优运转，放大系统的效能，为服务对象提供最优的护理服务输出，护理人员同时得到提高和发展。

二、护理管理的特点

1. 广泛性　护理管理的广泛性表现为工作范围之广和参与人员之广。护理管理对护理专业所涉及的范围及所需的资源都要进行管理，包括组织管理、人员管理、业务管理、质量管理、病区环境管理、经济管理、物资管理、教学和科研管理等。参与护理管理的人员不仅包括不同层次的护理管理者，如护理副院长、护理部主任、科护士长、护士长，还包括各个部门各个班次的护理人员，即所有的护理人员都需要担负一定的管理责任。护理管理的广泛性体现了护理工作的特性，不仅要求各个层次的管理者掌握更多的管理理论和知识，同时也要求注重在护理工作中更多地普及护理管理知识。

2. 实践性　管理是一门艺术，管理的艺术性要在实践中得以发挥和体现。护理专业是一门实践性非常强的专业，护理管理者只有在实践中，才有机会面临生动的情境，应用管理知识和技能，分析、解决各种管理问题。只有在实践中，才有机会面对复杂的情境，发挥人际技能和专业技能，协调、处理和发展内外部关系。护理管理者必须通过管理实践，在实践中发挥自己的积极性、主动性和创造性，因地制宜地将管理知识与具体护理管理活动相结合，才能成为优秀的管理者。

3. 综合性　护理管理者在管理过程中，不仅需要运用本专业的知识和理论，还需综合运用其他多种学科的知识和理论，如政治学、经济学、社会学、行为科学、心理学、伦理学、运筹学、电子计算机等。护理管理学的综合性特点，决定了护理管理者要从各种角度出发研究护理管理问题，同时应博览群书，掌握多方面的学科知识，打下宽厚、扎实的知识基础，涉猎不同专家、不同管理流派的观点和学说，融会贯通，以便应对各种复杂的护理管理问题。

三、护理管理的任务

明确管理任务，就是保证做正确的事。美国管理学家彼得·德鲁克认为，管理必须完成3项同等重要而又极不相同的任务：实现组织的特定目的和使命；提高工作的成效性和员工的成就感；管理社会影响与社会责任。护理管理的任务，从护理管理所服务的对象和护理管理主体应尽的职责角度来讲，包括以下3方面的内容：

1. 实现医院的目的和使命　一个组织的存在，是为了实现特定的目的、使命以及特定的社会功能。对医院而言，就是治病救人。护理管理就是为有效实现医院目的和使命而开展工作的，护理管理的每一项决策和行为，都必须将实现医院的目的和使命放在首位，为医院的生存与发展创造一个良好的环境。

2. 提高工作的成效性和护理人员的成就感　人力资源是组织的第一资源，只有高度重视人力资源的开发和管理，才能有效实现组织的目的和使命。在物质需求普遍得到满足的状况下，护理人员已不再把工作作为单纯的取得收入的手段，而开始把工作作为事业，希望通过工作丰富生活，取得成就，体现人生价值。护理人员需求的变化要求管理任务相应地转变，由单纯地提高工作效率，转为使工作富有活力，并使护理人员有所成就。要想使工作富有活力，这就要求护理管理部门必须优化岗位设计，改进工作本身，使其多样化，并优化领导和控制管理，才能增进护理人员的工作激情和创造力。

3. 管理社会影响与社会责任　任何一个社会性组织都是基于为外部社会作出贡献而存在，而不是为供给和满足内部人员而存在，医院亦是如此。因此，护理管理必须随时关注医院的护理活动对社会的影响，承担应尽的社会责任。随着市场竞争的激烈和医患矛盾的突出所带来的负面影响，护理管理部门必须始终把社会责任的规划、实施和控制作为管理的第一要务，贯彻在管理工作的各个方面。

护理管理的这三项任务的实质是管理者面对医院、护理人员和社会这三方面应担负的主要职责，它们相互联系、相互作用，缺一不可。

四、护理管理的内容

1. 护理质量管理　护理质量是衡量医疗护理服务水平的重要指标，也是护理管理的核心和关键。近年来，我国护理质量已初步实现了标准化管理。但随着社会经济、文化的进一步发展，民众对护理服务质量要求的进一步提高，要求护理管理者要不断强化护理质量管理意识，完善护理质量管理体系，优化护理质量管理标准，改进护理质量管理方法。

2. 护理人力资源管理　护理人力资源的合理配置与有效管理是护理管理的主要内容。护理人力资源管理包括：护理人力资源管理体系的构建，护理人员绩效评价及薪酬管理，护理人员的招聘及岗位配置，护理人员的继续教育培训及各层次护理管理者的专业化培养，护理人员的职业生涯及分层管理等。

3. 护理文化建设　护理文化是在长期的护理活动过程中所形成的，并为全体护理人员共同遵守和奉行的思想意识、道德、信仰、情感、价值观和行为准则。继承和弘扬中华民族优秀的传统文化和美德，以全球多元化的观点，把握先进文化的前进方向，研究和指导我国多元护理文化，探讨和发展护理文化，营造医院护理文化氛围，体现高品质的人本服务思想，是广大护理管理工作者面临的重要任务。

4. 护理经营管理　随着经济全球化的发展，护理经济学研究成为护理领域中一个全新的课题。护理成本的控制、对预算的操纵，将对整个医院的经济利益产生深远影响。护理管理者应增强成本管理意识，对成本进行正确评估与控制，重视成本效益，通过预算管理护理资源的使用，减少护理资源浪费和不足的现象，以适应护理管理科学化的需求。

5. 护理科研管理　科学研究是护理学发展的必由之路。目前，我国护理学研究已由经验性总结向前瞻性研究及多学科综合研究发展。由于我国护理科研起步晚，基础差，近几年虽然进步较大，但与国外护理科研相比差距仍较大，与国内医学领域相比仍处于初级阶段。因此，护理科研管理是护理管理的重要内容之一。护理管理者应积极促使各级科研主管部门设立护理专项研究基金，完善科研管理机制，加大科研管理力度，为护理人员广泛开展护理科研、提高护理服务质量、促进护理学科发展创造条件。

五、护理管理者的角色和技能

1. 角色　护理管理者的角色可以归纳为以下 3 种类型：

（1）**人际角色**　护理管理者在处理组织成员和其他利益相关者的关系时扮演的人际角色，可以具体细分为代表人角色、领导者角色和联络者角色。

①代表人角色：护理管理者作为本部门、本单位或护理专业的代表，参加相关的会议、活动、仪式，行使一些具有礼仪性的职责，如学术交流会议、单位组织的团拜会、部门之间的协调和交流活动等。

②领导者角色：护理管理者对本单位、本部门的工作效果和效率负有重要责任，在工作中护理管理者要以领导者的角色充分调动护士的工作积极性，带领护士一起完成组织的工作目标。

③联络者角色：护理管理者在与部门内的个人和工作小组一起工作时，或者与部门外部利益相关者建立良好关系时，都起着联络者的角色。

（2）**信息角色**　护理管理者既是所在部门的信息传递中心，又是部门间信息传递的渠道，护理管理者要确保具有和掌握足够的信息，以保证护理工作的顺利完成，因此护理管理者扮演的信息角色，又可具体分为监督者角色、传播人角色和发言人角色。

①监督者角色：护理管理者应持续关注所在组织、部门的内外环境的变化，以获取对工作有用的信息，也可以通过信息系统，深入工作岗位或利用个人关系网获取信息。

②传播人角色：护理管理者通过各种途径获取上级、同级和下级的信息，并将信息传播出去。尤其是把重要信息传递给下属，保证护理人员获得必要的信息，切实有效地完成护理工作。

③发言人角色：护理管理者必须把相关信息传递给本部门、本单位或本组织以外的人。如代表本部门、本单位、本组织向上级医疗机构或卫生行政主管部门汇报工作，以

使上级领导及时掌握护理服务的状态。

（3）**决策角色** 护理管理者在工作中要根据获得的信息不断地进行决策，以保证护理工作按既定的计划、目标进行，并进行长远的发展规划。这一决策角色又可以具体分为专业领军角色、协调者角色、资源分配者角色。

①专业领军角色：护理管理者在护理工作中具有一定的优势，能够及时掌握专业发展的新方向，开发新业务、新技术，并积极争取上级主管部门对新业务、新技术的支持，推进本部门护理工作的发展。

②协调者角色：一个组织无论被管理得多么好，它在发展运行中一定会存在矛盾和冲突，护理管理者必须善于处理各种矛盾和冲突，解决各种问题，对突发的事件给予临机处置。

③资源分配者角色：护理管理者决定护理资源使用在什么地方，由谁使用，如进行人力资源的分配、仪器设备的安置和管理等。

2. 技能 护理管理者应当具备3种技能，即专业技能、人际技能和概念技能。

（1）**专业技能** 指运用某一专业领域内的知识、技术，按照一定程序完成专业任务的能力。护理人员应当具备护理专业技能。专业技能对于基层管理者具有很重要的作用。随着管理级别的增加，对管理人员在专业宏观发展方面的掌握程度则要求越来越高。

（2）**人际技能** 指与处理人际关系相关的技能，如理解他人、激励他人、与他人沟通的能力等。这一技能对高层、中层和基层管理者都十分重要。

（3）**概念技能** 指综观全局，认清为什么要做某事的能力，即洞察组织与环境之间相互影响的复杂性和驾驭全局的能力。具体来讲，就是理解事物相互之间关系，找出关键影响因素，确定和协调各方面关系的能力。管理者所处的层级越高，对概念技能的要求越高。

六、护理管理面临的挑战

1. 社会公众对卫生保健服务要求的不断提高带来的挑战 随着社会和经济的发展，社会物质生活水平的提高和健康观念的转变，人们对生活的质量产生了更高的要求，对健康保健的需求更加多样化。特别是随着信息技术的发展和互联网的普及，使得21世纪的护理服务对象成为掌握有关疾病信息的医疗护理服务消费者，他们对增进健康、预防疾病拥有了更多的知识，希望参与影响自己和家庭健康保健计划或决策的过程，在自我健康保健和管理中扮演了更积极、更主动的角色。另一方面，随着医疗护理服务法律和法规的健全，人们具有了更多的监督医疗护理实践的意识、知识和能力。因此，护理管理者必须充分认识护理人员和服务对象之间关系的改变对护理管理理念、方法、手段的挑战，并做出有效的应对。

2. 医疗卫生体制改革带来的挑战 自20世纪80年代起，包括中国在内的世界许多国家开展了卫生保健服务体制的改革，我国于2009年4月发布的《中共中央国务院关于深化医药卫生体制改革的意见》明确指出：要进一步深化医药卫生体制改革，建设覆盖城乡居民的公共卫生服务体系、医疗服务体系、医疗保障体系和药品供应保障体系，坚持以人为本，把维护人民健康权益放在第一位，建立有中国特色的医药卫生体制。随着医药卫生制度改革的不断深入，必然推动护理的服务功能和任务的逐渐扩大，由此带来护理管理内容、管理方法和管理手段等一系列的变化。护理管理者应研究医药卫生制度改革带来的护理管理发展趋势，提高管理技术，建立责任管理机制和高效的管理团队，探索长效护理服务体系运行机制，形成以患者需要为中心的护理环境，满足社会对护理服务的需求。

3. 护理学科专业化进程带来的挑战 20 世纪下半叶，世界护理进入了一个加速专业化的发展阶段，其鲜明的标志就是许多国家如美国、英国、德国、加拿大、澳大利亚、日本等兴起了高级护理实践活动。这一世界性的崭新护理实践带给护理学科最大的利益是使护理学科边界向广阔、纵深扩展；护理学科的知识和技术更加先进、复杂、综合化，并在一定程度上与传统的医疗技术融合；护理专业的理论体系和实践性质更加鲜明；社会公众清晰地看到并承认护理学科在人类健康维持和健康增进中的巨大功能和经济价值。我国于 2011 年经专家反复论证，将护理学定为一级学科，这标志着我国护理学科发展进入了崭新的时期。随着护理学科专业化进程的不断发展，护理实践领域不断扩大，实践形式也日趋多样化，对护理人员的教育准备、专业化程度和终身持续学习能力提出了更高的要求，同时也对护理管理者提出了新的挑战。

七、护理管理的发展趋势

1. 科学化趋势 科学化是护理管理的重要趋势和基本特点。近年来，我国护理管理虽有显著进步，但是护理管理的科学化水平仍需进一步提高。美国医疗机构在护理管理中最早引入了科学管理方法，很多西方国家也相继效法。我国卫生部（现国家卫生和计划生育委员会）2005 年起开展医院管理年活动，强化临床护理的规范化、制度化建设，夯实管理基础，就是顺应了护理管理的科学化趋势。护理管理科学化是一个持续加强管理的过程，即使护理管理水平先进的国家也从未停止科学管理的步伐，因此，加强临床护理的科学化管理进程是今后护理管理发展的重要目标和主要内容。

2. 柔性化趋势 柔性化管理是 20 世纪 80 年代兴起的现代管理趋势，其本质是自主管理，即通过激发护士的事业心、责任感、成就感、进取精神、爱心等思想情感因素，实现个体价值观与医疗机构群体价值观相一致，从而发挥护士的主观能动性和工作潜力的一种现代管理模式。柔性化管理在我国部分医院实践后取得了一定成效，护理工作质量和患者满意度都有显著提高。其主要方法是：针对临床护理实际需要，采取护士自由组合排班、弹性工时制、协商绩效标准、岗位轮换、工作设计和再设计等措施，来调配、使用、考核和激励护士。柔性化管理的前提是科学管理和良好的护理文化建设，特别是建设高素质的护理队伍，这样才能做到"软管理"和"硬管理"有机结合，使之成为调动护士积极性、提高护理质量的有效手段。

3. 专业化趋势 管理专业化是现代管理的一个重要标志，也是近年来护理管理发展的重要趋势。国际上，护理专业化管理主要体现在两个方面：一是护理管理人员的专业化，即对临床出身的护理管理人员进行管理专业教育，使之成为既通晓临床护理业务又精通护理管理的专家；二是对护士的工作进行专业化细分，将专业特点、工作内容和性质、技能要求相同的护理工作和辅助工作安排受过专业培训的护士和相应人员承担，以提高护理工作效率和质量。我国护理管理者已在专业化管理方面做了较多有益尝试，如专科护士培养与管理、成立静脉输液配药中心等，积累了一定的经验，专业化管理将成为我国护理管理发展的重点方向之一。

4. 信息化趋势 护理管理信息化是医院管理现代化的重要环节。随着护理信息量的不断增加，传统的信息处理方法已不适应护理管理发展的需要。因此，护理管理迫切需要构建科学、先进的护理信息管理系统，建立以护理管理为核心的数据库，使用自动化信息处理手段来处理各种信息，如护理质量管理、人力资源管理、物资管理及患者安全管理等信息。护理管理信息化不仅能提高管理效率，还能使管理走向系统化和科学化，促进护理管理由"静态管理"变为"动态管理"，提高管理水平。

5. 国际化趋势 护理管理的国际化是指不同国家之间的护理管理理念和方法相互借鉴、护士相互交流、护理科研相互合作等。随着经济全球化和医疗服务国际化，护理管理的国际化日益引起国际护理界的重视。我国改革开放以来，随着国外护理专家来访和我国护士出访、进修、到国外从事护理工作等事项的日益增多，护理管理国际化正逐步兴起。护理管理的国际化发展趋势将有利于我国护理管理者借鉴发达国家的新思想、新观念，不断转变和创新护理管理思想与理念；有利于促进临床护理工作和护理管理模式的不断改革创新，努力达到发达国家水平，甚至是更高的水平；有利于加强护士的国际化培养，使之具备多元护理文化的素质和能力。

第二节　护理管理学

一、护理管理学的概念

护理管理学是一门源于护理学和管理学的综合性交叉学科，并以管理学为主要基础。护理管理学是研究护理管理活动中普遍规律、基本原理、方法和技术的学科。它根据护理学的特点，运用管理学的原理和方法，对护理工作中的人员、技术、设备、信息等诸要素进行科学的计划、组织、领导、协调和控制，从而提高护理工作的效率和质量，更好地满足人们的健康需求。

二、护理管理学的研究内容

护理管理学以组织的管理为研究对象，研究护理管理的基本概念、原理、方法和程序，探讨人、财、物、信息、技术、方法及组织结构设计、控制、领导与激励等问题。主要研究内容包括以下几方面：

1. 护理管理的概念、原理和原则 界定护理管理学的学科基本概念的内涵与外延，建立完整的概念体系，是学科发展的基础性工作。对护理管理学而言，归纳和提炼具有普遍意义的原理和原则，对指导护理管理实践具有重要作用。

2. 护理管理的思想和理论　在研究已积累和创立的管理经验、思想和理论的基础上，结合现实的护理管理实践和问题总结新的管理经验，提炼出新的管理思想，创新管理理论，是护理管理学最核心的研究内容。

3. 护理管理的方法和技术　从广义来讲，管理方法是指用来实现管理职能的手段、方式、途径和程序的总和，或者说是实现管理目标的精神性工具和手段。管理技术则是为实现既定目标，运用现代科学技术辅助管理的有效方法。护理管理方法和技术的研究涉及护理管理的各个领域，对指导护理管理实践、取得管理效果、提高管理效率有着重要意义。

4. 护理管理的绩效评价　护理管理绩效评价是护理管理工作的重要组成部分，可反映护理管理活动的有效性。护理管理绩效评价研究主要集中在护理管理与医院绩效的管理、护理管理绩效评价模型、评价指标和评价方法等 4 个方面。

三、护理管理学的学习方法

1. 经验借鉴与逻辑推理相结合　逻辑推理是一种从纯粹的、抽象的形态上揭示管理实质的方法，通过概念、判断、推理等思维方式研究管理活动的发展规律。这种方法虽推理严谨，但易与实际脱节。经验借鉴是指有针对性地学习成功的管理经验和方法，并从实证的角度探索管理的规律。经验借鉴与逻辑推理相结合则有利于全面理解和掌握护理管理学的基本理论、基本知识和基本技能。

2. 系统分析与结构分析相结合　系统分析方法是指用系统的观点全面地、整体地分析、研究与学习管理的原理和管理活动；而结构分析方法是指对于整体而言的局部进行单独的分析。具体来说，就是对实际问题要把握整体与局部的关系。学习护理管理知识时应注意将局部知识模块与整体知识体系结合起来，既要注重知识的系统性，又要注重各知识点的内在联系。

3. 理论学习与实践应用相结合　管理学的原理和理论来源于管理实践。学习护理管理学不仅要系统掌握管理知识和理论，还要和管理实践活动结合起来，将知识运用于实践，提高分析问题和解决问题的能力。理论联系实践的学习方法，具体可以体现为护理管理案例调查和分析、自我管理训练、参加班级管理等多种形式。

四、学习护理管理学的意义

1. 理解护理管理的重要性　护理工作是医疗卫生服务体系的重要组成部分，在帮助个体和人群减轻痛苦、维持健康、恢复健康、促进健康的过程中发挥着重要作用。护理工作的质量和效率影响着医疗卫生服务的整体质量，而护理管理的水平高低则直接影响着护理质量和工作效率。护理管理的科学化、现代化不仅有利于提高护理水平，也有利于促进护理学科发展。

2. 提高和培养自身的管理素质和能力　当一个人开始职业生涯后，会面对两种情况：不是管理者，就是被管理者。对于管理者，理解管理过程是掌握管理技能的基础，学习管理学可以使自己获得系统的管理知识，有利于胜任工作；对于被管理者，学习管理学有助于更好地理解管理者的行为方式和组织内部的运作方式，提高自身的工作效率和工作质量。无论是管理者，还是被管理者，掌握管理学的知识，既可以丰富和完善自身的知识体系，又可以增强自己在组织中的竞争实力。

【项目考核】

张丽是某三甲医院招聘的第一位护理硕士，入职后一直在急诊室工作，至今已满5年。今年6月医院实行全院的岗位聘任工作，张丽应聘了呼吸科护士长这一职位，经过自愿报名、群众投票选举、笔试、面试、综合能力测试等程序，张丽在众多应聘者中脱颖而出，被聘任为呼吸科护士长。张丽上任后每天忙忙碌碌，但病区护士却很是不满，3个月后病区几位护士一起去护理部反映情况，认为张丽只忙些小事，没有履行管理职能，导致病区工作一片混乱。

思考题：你认为护士长应履行哪些护理管理职能？

第三章 计 划

学习目标

⊙能说出计划、目标管理、时间管理的概念；计划的种类和形式。
⊙理解计划、时间管理的意义。
⊙能运用计划原则与步骤制订护理工作计划；运用目标管理、时间管理开展护理工作。

【案例】

某医院新招收了40名护士，准备对该批护士进行规范化培训（简称规培），医院将培训任务传达到护理部，要求护理部根据具体情况，拟订一份规培计划。

【任务分析】

计划是指在工作之前拟定的具体目标、内容、方法、流程等，是管理过程中最基本、最关键的职能。"凡事预则立，不预则废"，计划对任何一件事或任何一个组织的成功都具有积极的作用和重要的意义。有效的护理计划管理能提高护理组织的工作效益和效率。

计划职能是管理的基本职能，任何个体或群体做任何事情都不可能没有计划。有效的护理计划管理能提高护理组织的工作效益和效率，有利于组织目标的实现。

第一节 概 述

计划是指对未来活动进行的规划和安排。有了计划，工作就有了明确的目标和具体的步骤，就可以协调大家的行动，增强工作的主动性，减少盲目性，使工作有条不紊地进行。同时，计划本身又是衡量工作进度和质量的标准，对员工有较强的约束和督促作用。所以计划对工作既有指导作用，又有推动作用。

一、计划的概念和特征

(一) 计划的概念

1. 计划 计划有广义和狭义之分,广义的计划是指包含制订计划、实施计划和检查评价计划3个阶段的工作过程,贯穿于管理工作的始终。狭义的计划是指制订计划的活动过程,即根据组织内外部的实际情况,权衡客观的需要和主观的可能,通过科学的预测,提出在未来一定时期内组织所要达到的目标以及实现目标的方法或途径。

要做好计划工作,通常要回答"5W1H"问题,具体地说,就是决定做什么(What),明确计划的目的和具体要求;为什么要做(Why),明确计划的宗旨、目标和战略思想,并论证其可行性;何时做(When),明确规定各项工作的开始时间、完成时间及中间进度,以便有效地控制,并对各项资源进行综合平衡;何地做(Where),即明确规定各项任务的实施地点或场所,以便了解计划实施的环境条件和制约因素,合理安排计划实施的空间组织和布局;何人做(Who),明确规定计划中的某项具体任务应由哪个部门或个人负责执行;如何做(How),就是制定各种实现计划的措施,以及相应的政策和规章制度,保证计划目标的最终实现。

美国管理学家哈罗德·孔茨(Harold Koontz)认为,计划"就是在我们所处的地方和要去的地方之间铺路搭桥"。孔茨曾以下图(图3-1)来说明计划职能与组织、人力资源管理、领导、控制等职能之间的关系,说明计划是管理的基础。

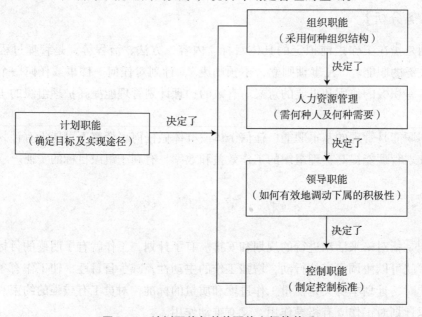

图3-1 计划职能与其他职能之间的关系

2. 护理计划 是指在护理工作和行动之前预先拟定护理方案,包括护理工作的具体目标、内容、方法和步骤等,如护士为患者制定的各项护理计划、护理部或各临床科室制定的护理工作计划、护理实习生培训计划、护士培训计划等。

（二）计划的特征

1. 目的性　各种计划工作都旨在有效地实现组织目标，故制订计划前，首先要确立目标，然后集中一切力量朝着目标的方向前进。

2. 前瞻性　计划工作总是针对需要解决的新问题和可能发生的新变化、新机会做出决定的，它是创造性的管理活动。

3. 纲领性　计划可以影响并且始终贯穿于组织、人力资源管理、领导和控制等管理职能中。

4. 普遍性　计划工作的特点和范围随各级管理者的层次、职权不同而不同，但计划是任何层次的管理者都必须进行的职能工作。

5. 效率性　通过计划工作的步骤可以明确组织目标，选择最佳方案以提高组织运行的效率。

二、计划的意义

（一）有利于实现组织目标

计划制定的目标为各级人员指明了组织的发展方向，使各方面的行动获得明确的指示和指导，有利于管理者始终把实现组织目标作为工作重点。护理管理者经常面对许多繁杂工作及突发事件，如工作缺乏计划性，则可能出现紧张、杂乱的局面而偏离组织目标。目标是任何一个正式组织取得成效的基本前提条件，计划职能则将工作统筹安排，加强计划有利于护理管理者始终把注意力集中在目标上，以保证组织目标的实现。

（二）有利于减少工作中的失误

计划是针对未来工作预先拟订的方案，而未来工作有很多的不确定性和不稳定性。通过计划过程，可以预计未来可能的变化，从而制定适应变化的最佳方案，减少工作中的失误。如护理人员针对患者制定护理计划，就是针对患者的健康问题做详细而周密的评估，提出解决方案，或预测患者可能出现的健康问题并提出应对的措施。又如制定护理培训工作计划时要对人员、环境、条件进行评估，预测可能发生的各种变化对组织的冲击及影响，并制订相应的补救措施和适应变化的最佳方案。

（三）有利于合理使用资源

计划职能可以使组织对人力、物力、财力、时间和信息等资源进行合理的分配和使用，减少重复行动和多余的投入，使成员为实现目标而共同做出努力，用尽可能少的投入实现既定目标，取得最佳的工作成效。例如：科学、合理的排班计划可使各级各类护理人员职责明确，充分发挥各自的作用，并为患者提供优质护理；病房物资、被服、药品、仪器、设备等有计划的申请、领取、使用、保管，可在降低成本的情况下完成工作任务。

（四）有利于进行有效控制

计划工作为组织活动制定目标、指标、工作内容、步骤、进度和预期成果，是管理者控制活动的标准和依据，所以计划是控制的基础。管理者可将下属的实际业绩与计划相对照，对执行中出现的偏差及时纠正，促使活动保持既定方向，所以计划有利于控制，控制可保证计划的实施，二者在管理活动中相互制约、相互促进；控制的标准和指标是计划的表现形式。

（五）有利于提高护理质量

计划职能是管理活动的首要职能，既是基础也是前提条件。计划制定后，管理者就可以开展组织、领导、控制活动。例如，某病房在确立了推行整体护理目标后，则需要构建符合整体护理的组织形式，选择责任护士，按职级分工使用，对患者分组，护士长进行督促、检查和指导，同时按符合整体护理的标准管理病房的各项活动。

三、计划的种类和形式

（一）计划的种类

1. 根据计划作用的时间分类

（1）长期计划 又称为规划，是针对未来很长时间所作的计划，一般指 5 年以上的计划，由高层管理者制定，具有战略性，内容常涉及组织的重大方针、政策、策略。它规划了这段较长的时间内，组织以及组织各部分从事的活动应该达到什么样的状态和目标。其特点为时间跨度长、内容较为宏观、不确定的因素较多、以问题为中心。

（2）中期计划 介于长期和短期计划之间，是针对未来较长时间所作的计划，一般指 2~4 年的计划，由中层管理者制定，具有战役性，时间跨度较长，内容较长期计划详细。它是根据长期计划提出的阶段性目标和要求，并结合计划期内的实际情况和预测到的具体条件变化进行编制。

（3）短期计划 针对未来较短时间内所做的工作安排，时间一般不超过 1 年，多由基层管理者制定在短期内需完成的具体工作部署，具有战术性，时间跨度短，内容单纯、具体，以任务为中心。

2. 根据计划的规模分类

（1）战略性计划 指着眼于组织整体目标和方向的计划。它是组织较长时期内的宏伟蓝图，如医院整体发展计划；它也是确立组织主要目标、采取行动并合理配置实现目标所需资源的一种总体规划；它更是一种方向性决策，是一种受环境约束的决策。

（2）战术性计划 指针对组织内部具体工作问题，在较小范围和较短时间内实施的计划，如护理仪器设备的维护计划。它是为实现战略计划而采取的手段，比战略计划具有更大的灵活性。

3. 根据计划作用的范围分类

（1）整体计划　指一个组织和系统对所有工作的总体设计。整体计划的范围随该组织或系统所从事工作的广度、深度及涉及的项目多少而有所不同。

（2）局部计划　指为完成某个局部领域或某项具体工作而制定的计划，是整体计划的子计划。

4. 根据计划的约束程度分类

（1）指令性计划　由上级主管部门制定，以指令形式下达给执行单位，除了规定出计划的方法和步骤外，还要求下属严格遵守执行。是具有强制性的计划。

（2）指导性计划　由上级管理部门下达给下级执行单位，需要以宣传教育以及经济调节等手段来引导其执行的计划。

5. 根据组织层次分类

（1）高层管理计划　指组织整体的、方向性的选择和安排，注重组织在社会大环境中的位置及与环境的适应、发展与调整。

（2）中层管理计划　指组织内部各部分的位置及之间的相互关系。

（3）基层管理计划　指每个岗位、每位护理人员、每段时间的工作安排和协调。

（二）计划的形式

根据孔茨"只要记住，计划包含有将来任何的行为过程，我们就能认识到计划的多样性"的观点，可以将计划的表现形式分为以下几种：

1. 宗旨　任何组织活动都具有目的和使命，这种目的和使命就是宗旨，它是组织的最高原则。它回答了一个组织是干什么的，应该干什么。如医院的宗旨是治病救人、救死扶伤。

2. 目的或任务　是组织的作用，是一个组织或社会赋予它们的基本任务和社会职能，一个组织应该具有一个或一个以上的目的或任务。如护士的任务是"保持健康、预防疾病、减轻痛苦、促进康复"。

3. 目标　是在宗旨、任务指导下，整个组织活动要达到的可测量的、具体的成果。如护理质量管理中"急救物品完好率为100%"。

4. 策略　是为实现组织目标而采取的对策，是实现目标的总体行为过程、工作部署以及人力、物力、财力、时间、信息等资源的安排。如某医院为发展专科护理，提高专科护理质量，将工作部署和资源配置的重点进行调整的计划。

5. 政策　是由组织最高管理层制定的，组织在决策和处理问题时，用来指导行动或沟通决策思想的明文规定。政策赋予目标实际意义，它对于目标来说更具体，操作性更强。如由国家卫生和计划生育委员会、国家中医药管理局、中国人民解放军总后勤部卫生部联合印发的《医疗机构药事管理规定》。

6. 程序　是根据时间顺序而确定的一系列相互关联的活动，是处理重复发生的例行问题的标准方法。如护理程序规定了各种护理操作方法、流程等。

7. 规则　是根据具体情况采取或不采取某个特定行动的要求，是一种最简单的计划。规则在运用中不具有自由处置权，不规定时间顺序。规则有时也可以理解为规章制度、操作原则。如护理工作中的"无菌技术操作原则""差错事故管理制度"等。

8. 规划或方案 是为实施既定方针而做的一个综合性计划，包括目标、政策、程序、规则、任务分配、步骤、资源分配以及为完成既定方针所需的其他要素。制订方案时往往要综合考虑多种因素，因此，一个主要的方案可能需要多个辅助性方案。如护理部制定的《护理人员继续教育三年发展规划》，包括各层次护理人员的培训计划、培训目标、相关政策、培训方法、时间安排及经费保证等。

9. 预算 又称"数字化的计划"，是组织在一定期限内（通常为 1 年）将所预期的收入和所计划的支出用数据形式表示出来的报告书，是用数字表示预期结果的一份报表。预算包括人员、设备、经费、时间等方面的内容。如护士培训的经费预算。

四、计划的步骤

计划的实施过程可分为以下 8 个阶段：评估形势、确定目标、评估条件、提出备选方案、比较方案、选定方案、制定辅助方案，编制预算（图 3 - 2）。

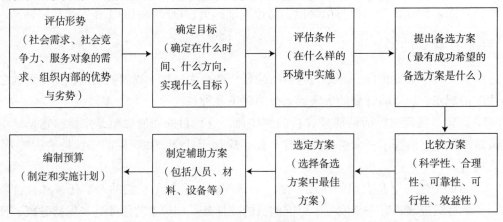

图 3 - 2　计划的步骤

（一）评估形势

计划工作的第一步是对系统或组织当前形势的分析和估量。应将组织、部门置于更大的系统中，用动态的观点考察环境、对手以及组织自身的变化，通过适当的社会调查，获取一定的背景资料。重点作下列项目的评估：①社会需求；②社会竞争力；③服务对象的需求；④组织的资源情况；⑤组织的利弊条件。

（二）确定目标

计划工作的第二步是为组织及其所属的下级单位或个人确定计划工作的目标。通常在确定组织的总目标后，组织中各部门按照总目标拟定各部门的分目标，而各部门的分目标又控制其基层下属单位的目标。目标应包括时间、空间、数量三要素。确定的目标应具有以下特点：①指导组织内部资源达到最合理化的分配；②能充分发挥组织成员的积极性和潜力；③能达到组织开展活动的最佳效果；④能促进组织内部团结，提高整体素质。

（三）评估条件

计划工作的第三步是确定一些关键性的计划前提条件。在制订计划前，必须对组织内人力资源、设备物资资源、物理环境、人际关系、与相关部门的关系等进行彻底的评估。正确的决策必须在组织目标、外部环境和内部条件三者之间取得动态的平衡。

（四）提出备选方案

计划工作的第四步是在对内、外环境资源进行充分评估后，根据组织目标提出备选的行动方案。一个计划往往可同时设立几个合适的可选方案。发展可选方案应考虑到：①与组织目标的相关程度；②可预测的投入与效益之比；③公众的接受程度；④下属的接受程度；⑤时间因素。

（五）比较方案

确定了各种可供选择的方案之后，要根据计划的前提条件和目标，将所有备选方案进行分析、比较，评价各方案的优缺点，并按优先次序进行排列。排列方案优先次序的依据如下：①所期望的社会效益；②是否符合政策规定；③公众的准备程度；④社会关系的有关因素；⑤时间安排的可行性。

（六）选定方案

经过对多种方案的利弊权衡，选择最优的或最满意的方案，是计划工作的关键。选择方案就是确定计划，即实质性决策。但更多的时候可能有两个或更多的方案是合适的，这时必须确定一个优先选择的方案，然后将另外的方案进行细化，以作为备选方案。在选定方案时，应考虑两个原则：一是选择可行性、满意性和成功可能性三者结合得最好的方案；二是选择低投入、高产出的方案。

（七）制定辅助方案

选定基本方案后，还要制定一些辅助方案来扶持该基本方案的落实，也就是总计划下的分计划，这是主计划实施的基础，只有派生计划完成了，主计划的实现才有保证。

（八）编制预算

预算是由数字表明的收入、支出和盈余的总额，是数字化的计划。编制预算实质上是资源的分配计划，包括人员、设备、经费、时间等方面的内容。通过编制预算，组织对各类计划进行汇总和综合平衡，控制计划的完成进度，保证计划目标的实现。

第二节　目标和目标管理

一、目标概述

（一）目标的概念

目标是指一个计划或方案所要达到的最终境地、具体标准或可测量的结果。

（二）目标的作用

目标在管理中起主导作用，决定着管理活动的内容、管理方法的选择、人员的配备、组织实施等。目标具有导向作用，决定组织决策的方向；目标具有激励作用，促使管理者和被管理者尽最大努力完成组织任务；目标具有标准作用，可以作为工作成效的衡量尺度。

（三）制定目标的原则

只有符合实际、系统、完整的目标，才具有导向和激励的功能。因此在制定目标时必须遵守以下原则：

1. 具体明确　目标的叙述应具体、明确。如"ICU护士熟悉呼吸机的使用"就是一个模糊的目标，而"ICU护士能独立使用呼吸机"则较为明确。

2. 可以衡量　为保证目标的顺利实现，目标应尽可能数量化、具体化，使目标具有可测量性。如"无菌物品合格率达100%"。

3. 有挑战性但切实可行　目标应具有一定的难度，具有挑战性，但同时目标必须切合实际，通过努力可以完成。过高的目标既不能实现，又会挫伤员工的信心和积极性；而过低的目标因为不用费太大的力气就可以达到，不具有挑战性，不能激发员工的潜力。

4. 具有期限　目标必须要有具体期限，明确规定实现目标的截止日期。只有有了具体的期限，才有驱动的力量。比如"本年度内全院护士护理技能操作考试合格率达到90%"。

二、目标管理

（一）目标管理的概念

目标管理（management by objectives，MBO）又称成果管理，是由组织的管理者和被管理者共同参与制定具体的、可行的且能够客观衡量效果的目标，在工作中进行自我控制，努力实现工作目标，并以共同制定的目标为依据来检查和评价目标达成情况的一种管理方法。

知识拓展

美国管理大师彼得·德鲁克（Peter Drucker）于1954年在其著作《管理实践》中最先提出了"目标管理的概念"。德鲁克认为，"目标管理"包括以下5个概念：①必须为各级管理人员制定目标，包括总体目标及部门目标，并以书面的形式达成协议及要求，以目标为依据来定期衡量及评价各级管理者及普通员工的工作。②目标管理是管理者的管理，是管理者强调自我评价的管理方法。③目标管理使对各级管理人员的考核有了客观的标准。④目标管理是一种分权式、参与式的管理。⑤目标管理是员工的自我管理及自我控制。

（二）目标管理的特点

1. 管理者和被管理者共同参与管理 目标的实施者同时也是目标的制定者。目标管理是员工参与管理的一种形式，由上下级共同商定，依次确定组织发展总目标、各部门目标及个人目标。用总目标指导分目标，用分目标保证总目标，形成"目标－手段"链，让各层次、各部门、各成员都明确自己的任务、方向、考评方式，促进相互之间的协调配合，共同为实现组织目标而努力。

2. 以自我管理为中心 目标管理的基本精神是以自我管理为中心，强调以个人为中心，以目标激励人。上级的职责主要是制定和分解目标，最后依据目标进行考核。目标的实施，由目标责任者自我进行，通过自身监督与衡量，不断修正自己的行为，以实现管理目标。

3. 强调自我评价 目标管理在确定分目标时就明确了将来的考评方式、内容和奖惩措施，在评价取得的工作成果时，目标管理强调自我对工作中的成绩、不足、错误进行对照总结，经常自检自查，不断提高效益。

4. 注重工作效果 目标管理建立了一套完善的目标考核体系，将评价重点放在工作成效上，按员工的实际贡献大小如实地评价一个人，使评价更具有建设性。

（三）目标管理的基本过程

目标管理分为制定目标、组织实施、检查评价3个阶段，它们相互制约，形成循环周期，周而复始地呈螺旋形上升，以不断达到更高的目标。

1. 制定目标

（1）高层管理者制定总目标 目标管理的第一步是制定组织整体目标，这是一个暂时的、可以改变的预案。需上下级部门经调查、论证及充分讨论后确定管理目标。

（2）审议组织结构和职责分工 总目标确定后，重新审查现有的组织结构，根据新的目标进行调整，将总体目标分解并具体化，明确目标责任者和协调目标责任者之间的关系，做到明晰分工、责任到人。

（3）确定下级和个人的分目标 在制定分目标时应注意：①由责任人参与协商分

解组织目标，以明确确定和认可个人的职责；②目标应具体、可测量、有时间规定，便于考核；③目标内容清晰、明确，目标制定的难易度适当；④目标方向正确，目标值恰当，既切合实际又具有挑战性。

（4）协议授权　上下级就实现目标所需条件及目标实现后的奖惩达成协议，并给予一定的政策支持和授予下级一定的权利。

2. 组织实施

（1）咨询指导　根据各级目标需要，加强对目标实施过程中各环节的指导，对目标实施过程中出现的问题给予指导和咨询，并提供各方面的支持。

（2）调节平衡　对目标实施过程中的人、财、物、信息等各方面进行横向协调，合理使用，为目标管理活动的正常开展提供良好的工作环境和信息情报。

（3）反馈控制　建立信息反馈制度，定期检查工作进度及绩效，全面掌握目标的实施情况，及时发现问题及偏差，实施相应的处理，以确保目标的实现。

3. 检查评价

（1）评价成果　预期目标达到后，对照目标项目及目标值及时检查评价。

（2）实施奖惩　按原定的奖惩协议，对目标责任单位、部门和个人实施奖惩，以达到激励先进、鞭策后进的目的。

（3）总结经验　总结工作中的经验教训，调整制定下一期的工作目标，开始进行新一期的目标管理循环。

（四）目标管理在护理管理中的应用

案例：某医院有护士300名，为配合医院质量年活动，护理部根据全院提高服务质量的整体要求，提出"在一年内使全体护理人员护理技能操作合格率达90%以上"的目标。

第一阶段：制定目标

第一步：护理部制定总目标，即"在一年内使全体护理人员护理技能操作合格率达90%以上"的目标。

第二步：护理部和各科室护士长协商后，决定从部分科室抽调责任心强、技术过硬的主管护师成立"护理技能操作质量控制小组（考核小组）"，并授予该小组检查权和考核评分权。

第三步：质量控制小组成员根据护理部提出的目标，制定分目标，包括提高护理人员技能操作水平的具体措施，经护理部审查后，下发给全院护士。全院护士再根据质量控制小组的目标制定个人目标。

第四步：护理部与质量控制小组之间、质量控制小组与病房护士之间分别就本年度各级目标所需要的条件和权力及完成后的奖惩事宜达成书面协议。

第二阶段：组织实施

第一步：质量控制小组及护士个人按照自己制定的目标，采用自我管理的方式实施。

第二步：护理部定期检查、指导质量控制小组的工作，并为其提供人力、物力、财力等方面的支持，定期对护士进行操作指导、训练和考核。

第三步：护士个人利用所有能够利用的资源，努力提高护理技能操作水平。在此过程中，护理部和质量控制小组随机检查、督促、指导护士，并及时反馈，以促进护士技能操作水平的提高。

第三阶段：检查评价

第一步：护理部及质量控制小组督促护士自我检查、相互检查，并作出自我评价。

第二步：护理部组织护理技能操作竞赛，竞赛结果作为评价指标之一。

第三步：考核小组随机抽查达标情况。

第四步：通过月考、季考、年终考核等措施检查目标完成情况，并根据目标完成情况实施奖惩。

第三节　时间管理

一、时间的概念和特点

自古以来，不同的学者对时间的认识不同，爱因斯坦在相对论中提出："时"是对物质运动过程的描述，"间"是指人为的划分。时间是思维对物质运动过程的分割、划分。马克思主义时空观认为，"时间是运动着的物质的存在形式"。言而总之，时间是以物质在空间中的运动来测定的，是客观存在的，也是抽象的，具有单一方向性、不可逆转、不可存储性、不以人的意志为转移等特点。

二、时间管理的概念和意义

（一）时间管理的概念

时间管理（Time Management）是指在同样的时间消耗下，为提高时间的利用率和有效率而进行的一系列控制工作。时间管理包括对时间进行的计划和分配，保证重要工作的顺利完成，并留有足够的余地处理某些突发事件或紧急变化。

（二）时间管理的意义

1. 可提高工作效率　做好时间管理，探索科学安排和合理使用时间的方法，对时间资源进行合理分配，可为工作进行一系列的程序设计，从而提高工作效率。

2. 可有序地处理问题　做好时间管理，可将工作任务排出轻重缓急的主次顺序，以保证最重要的工作得到及时落实，并有充分的时间处理其他问题。

3. 可激发员工的成就感　进行时间管理是在有限的时间内进行自我管理，有效利用时间，帮助管理者和员工获得更多的成功和业绩，从而激发人的成就感，满足自我价值实现的需要，以调动员工的工作积极性。

三、时间管理的过程

(一) 评估时间使用情况

管理者按照时间顺序记录所从事的活动和消耗的时间，计算每一类活动所消耗的时间占整个工作时间的比例，评估每一类活动所需要的时间、时间安排的依据、处理的方法、紧急的活动是什么，自己每日效率最高和最低的工作时间段是何时等。不断修正时间安排方案，直到时间的分配与活动的重要程度相符合。

(二) 评估个人时间浪费的原因

时间浪费是指所花费的时间对组织和个人目标的实现毫无意义。造成时间浪费的因素有主观因素和客观因素两个方面（表3-1）。

表3-1　浪费时间的主要因素

主观因素	客观因素
1. 缺乏明确的目标	1. 电话的干扰
2. 缺乏工作计划	2. 不速之客的来访
3. 缺乏优先秩序	3. 无效或不必要的社交应酬过多
4. 想做的事情太多，且做事有头无尾	4. 过多的会议或会议耽搁
5. 缺乏条理	5. 沟通不良或无效沟通
6. 不懂授权	6. 信息不全
7. 不善于拒绝非本职工作，非自己熟悉的工作，非感兴趣的工作	7. 用人不当
8. 缺乏决策力	8. 繁文缛节过多
9. 处理问题犹豫不决，优柔寡断	9. 上级领导工作无序无计划
10. 工作时精神不集中，有拖拉习惯	10. 政策程序要求不清晰

(三) 确认个人最佳工作时间

管理者要评估自己身体功能在不同时间（每日、每周、每月、每年）的周期变化，了解自己精力最旺盛和处于低潮的时间段，然后依照个人内在的生物钟来安排工作内容。比如将需集中精神处理和发挥创造性的管理活动安排在精神体力最好的时间段内，将团体活动安排在精神体力较差的时间段中，以通过人际关系的互动、互补来提高时间的利用效率。

四、时间管理的方法

(一) ABC时间管理分类法

ABC时间管理法由美国管理学家莱金（Lakin）提出，他建议为了提高时间的利用率，每个人都需要确定今后五年、今后半年及现阶段要达到的目标。人们应该将其各阶段目标分为 ABC 三个等级，A 级为最优先且必须完成的目标，B 级为较重要且很想完成的目标，C 级为不太重要可以暂时搁置的目标。ABC 时间管理法的步骤为：

1. 列出工作清单 每日工作开始前列出全天的工作清单。

2. 工作分类 对清单上的工作进行归类，清单上的工作如是常规的，就按程序办理，如召开交班会、核对医嘱等。

3. 排列工作顺序 根据工作内容的特征、重要性及紧急程度进行分析，确定 ABC 顺序。

4. 分配时间 按 ABC 类别的重要性确定优先顺序，预计每类事件完成所需要的时间。做出全日工作分类表。

5. 实施 按工作分类表进行工作，首先要抓紧完成 A 级工作，A 级工作全部完成后再做 B 级工作；C 级工作在大多数情况下可暂时搁置或委派他人去做，若有人催问时，可将其纳入 B 级工作；大胆减少 C 级工作，避免浪费过多时间。

6. 记录 每天记录事件消耗的时间。

7. 总结 工作结束后，评价时间应用情况，以不断提高自己有效利用时间的技能。

（二）四象限时间管理法

四象限时间管理法又称"第二象限工作法"，由美国管理学家科维提出。他认为，应按照重要性和紧迫性把事情分成两个维度，一方面是按重要性排序，以是否符合组织的长、中、短期目标作为价值判断的依据；另一方面是按紧迫性排序，以时间的紧迫程度作为衡量的标准，然后把所有事情纳入四个象限，按照四个象限的顺序灵活而有序地安排工作（图 3-3）。一般先处理既紧急又重要的事情，接着处理重要但不紧急的事情，再处理紧急但不重要的事情，最后才是处理既不紧急也不重要的事情。

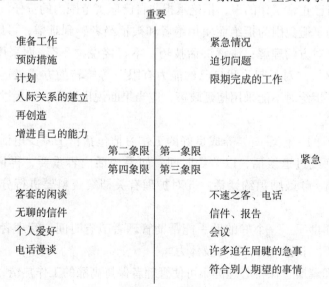

图 3-3 四象限时间管理法

（三）时间管理统计法

时间管理统计法是事先拟定活动时间进度表，并记录和总结每日的时间消耗情况，以判断时间耗费的整体情况和浪费状况，分析时间浪费的原因，采取适当的措施节约时间。拟定的时间进度表应力求详尽，尽可能把将要发生的情况安排在计划之中，并留有余地，以防止突发事件、紧急事件和意外事件的发生。

（四）区域管理法

护理管理者可以把时间分为整体、阶段和瞬时 3 种情况来进行管理。

五、时间管理的注意事项

1. 学会授权　授权是一门管理的艺术，指领导者将自己的一部分职权或职责授予给下属。作为管理者必须明确，有很多事情不能亲力亲为，通过适当授权既可以减少领导者的工作负担，使其能够留出更多的时间去处理更重要的事情，还可以激发下属的积极性，提高下属的工作能力。授权时要注意以下几点：①选择适当的授权对象，授权的对象应当德才兼备，既有工作能力又有工作热情。②授权内容应当明确、具体。③对一个人的授权应当从简单到复杂，呈现一个递进的过程，逐渐培养、提升下属的工作能力。④授权内容合理，授予下属的权力内容应适当，不能超过下属的能力范围，也不宜权力过大，以免打消下属积极性或造成滥用职权。⑤同一授权内容不能同时授予多人，否则将出现无人问责、互相推诿的局面。⑥对授权工作应进行管理和考核，在授予下属权力的同时，也赋予了下属相应的责任，应当有与之相对应的考核和评价标准，如果缺少管理和考核，则不易保证授权的质量。

2. 学会拒绝　为了减少管理者的时间浪费，使时间得到有效的利用，管理者必须学会拒绝干扰自己正常工作的事，拒绝承担非自己职责范围内的责任，以保证完成自己的工作职责。为了避免因为拒绝而使拒绝者和被拒绝者感到难堪，可以采取以下方法：说明原因，得到对方的理解；注意讲话技巧，不直接说"不"，而采用"不能帮助您，我感觉到很遗憾"、"对不起，我自己的能力有限"等婉转的方式表达，也可以为对方提出替代方案；拒绝时不能采用拖延政策，应当果断说出结果，以免耽误事情进展，带来更加坏的结果。

3. 养成良好的工作习惯　养成良好的工作习惯包括：①减少电话的干扰。②在办公室以外的走廊或过道谈话，以节约时间。如果谈话内容重要，再请到办公室细谈。③控制谈话时间。④鼓励预约谈话。⑤对护理有关档案资料要进行分类管理。⑥减少会议。

4. 善于应用助手　一个好的助手能帮助管理者节省时间，管理者选择好的助手会减少管理的麻烦，节省时间、精力及体力。

5. 保持心理健康　保持心理健康可使管理者保持高涨的工作热情，提高工作效率。

6. 避免时间陷阱　避免浪费时间的主客观因素；做好活动记录，避免行动的轮回。

【项目考核】

　　某三甲综合医院有护士 500 名，为配合医院质量年活动，医院要求护理部在短时间内提高护理人员素质，以进一步提高护理质量。护理部接到通知后，立即着手按计划工作的 8 个步骤制定提高护理人员素质的工作计划。

　　思考题：如果你是护理部管理者，请运用计划的相关知识及原理制定工作计划。

第四章 组 织

⊙能说出组织的概念、基本要素、基本类型。

⊙理解组织工作内容及其作用，护理组织设计的目的、原则和步骤。

⊙能够把组织的基本理论知识运用到护理组织建设与管理工作中。

⊙能说出卫生组织的分类，医院的概念，护理管理机构和组织文化的概念、结构、类型。

⊙理解卫生组织的功能，医院的分类，护理管理组织系统和组织文化的意义和作用。

⊙能运用所学知识进行护理组织文化的建设与管理。

【案例】

某医院要进行医院等级评审，此次评审工作事关医院的发展，因此医院领导非常重视，专门设立了医院等级评审办公室。在正式评审前的 3 个月就开始抽调不同科室的医务人员到医院等级评审办公室进行工作，为医院等级评审做准备。刘女士是该院呼吸内科的护士长，该科室一直存在人手紧张问题，再加上医院评审从科室抽调人员，使现有护士的工作量大大增加，因此刘护士长最近经常听到部分护士在抱怨和议论，大家的工作情绪都不太高。医院领导再三强调要无条件支持本次评审工作，而刘女士作为护士长，既要支持医院等级评审工作，又要保证科室的正常运作，这让她烦恼不已。

【任务分析】

在管理的各项职能中，组织管理是一项重要的管理工作，是进行人员配备、领导和控制的前提。合理有效的组织管理是最大限度发挥每一个成员的智慧和能力的有效途径，也是实现总体目标、提高工作效率的有力保障。护理组织管理是管理学的组织理论在护理工作中的应用。

第一节 概 述

一、组织的概念

1. 组织的一般含义 从广义上说，组织是指由诸多要素按照一定方式相互联系起来的系统。从狭义上说，组织是指人们为实现一定的目标，互相协作结合而成的集体或团体，如党团组织、工会组织、企业、军队等。狭义的组织专指人群而言。在现代社会生活中，组织是人们按照一定的目的、任务和形式编制起来的结构严密、制度化的社会集合体。组织是社会的细胞和基本单元，也可以说是社会的基础。组织是具有明确目的和系统性结构的实体，是实现组织目标的工具，是职、权、责、利四位一体的结构。具体包括四层含义：①组织是一个人为的系统，即组织是由两个及两个以上的人组成的集合。②组织必须有特定目标，有了共同的目标，才能有统一的指挥、统一的意志、统一的行动。目标是组织存在的前提和基础。③组织必须有分工与协作。在总目标的指导下对组织成员的活动进行专业化分工，提高生产效率，同时还要注意各部门或成员之间的协调配合，即对组织成员活动结果的有效综合，才能最大限度地实现组织目标。④组织必须有不同层次的权利与责任制度。为了实现共同的目标，就必须建立组织机构，并对机构中的个体明确职位、责任和义务，并赋予其相应的权利。

2. 组织的管理学含义 在管理学中，组织被看做是反映职位和个体之间关系的网络式结构。组织工作作为一项管理职能，是指在组织目标已确定的情况下，将实现组织目标所必须进行的各项业务活动加以分类组合，再分配成部门或个人任务，并根据管理跨度原则划分出不同的管理层次和部门，确定各级部门层次主管人员的职责和职权，规定各层次及组织结构，构成整体组织系统。组织是为了完成任务和目标而存在的，当任务、目标变动时，组织也应随之调整，才能发挥最大的职能。所以，组织可以从静态与动态两个方面来理解。静态方面，指组织结构，即反映人、职位、任务以及它们之间特定关系的网络。动态方面，指维持与变革组织结构，以完成组织目标的过程。因此，组织工作被视为管理的一种基本职能。

二、组织的基本要素

组织的基本要素是每个组织结构、组织活动以及组织生存和发展最基本的条件，组织要素包括以下内容。

1. 组织目标 组织是为了实现一定的组织目标而存在的，目标是组织自我设计和自我维持的依据。组织要具有生命力，必须与社会需求相适应。组织目标也是组织成员进行活动的行为指南和工作努力的方向。如医院这个组织的目标就是以患者为中心，满足广大群众健康的需求。

2. 任务 任务是组织实现自己的使命、履行社会职责的基础。在组织目标建立后，接下来的就是确定为实现目标必须进行的任务分配，使各部门和各成员明确自己的工作内容与职责。医院的工作任务可分两大类：一类工作由满足患者和大众健康需求的服务部门承担，如门诊部、急诊部、住院部等，这是医院的主要工作。另一类工作由支持、扩展部门承担，如总务后勤部门、辅助检查部门、财务部门等，这类部门的主要任务是保证服务部门工作正常、有效地运转。

3. 职权与责任 职权是组织正式承认的权利，是履行岗位责任制的重要手段之一。组织根据各成员所承担的责任大小，赋予其相应的职位权利，使各级管理人员能够采取一系列行动完成本部门的工作任务，保证组织目标责任制的实现。

4. 物质与精神 物质要素是保证组织目标实现的必要资源，如办公室、护士站、药品、医疗器械等。精神要素是组织内成员的权利、职责、工作规范、生活准则、服务精神、认同感及归属感等，如医院的院训、护理的团队文化和护理人员的奉献精神等。

5. 技术与质量 技术和质量是组织实现目标、满足社会需要的根本保证。一个组织必须有基本的技术队伍并与时俱进才能保证其生存与发展，如护理质量就是以护理人员的专业素质与专业技术为基础，以护理管理为保证。拥有一支具有现代化技术力量的护理人员队伍并加强组织内部管理，是医院满足社会的需要，实现医院总体目标和自身发展的关键。

6. 适应与发展 组织的内外环境处于不断变化的过程中，组织必须不断地获取信息，根据环境变化调整自己的业务范围，才能在市场竞争中求得生存与发展。如为适应人群对优生优育要求的提高，医院开设优生优育咨询室；为满足近视人群的健康需求，开设验光室、配镜室等。此外，随着医学模式的转变，护理模式也应做出相应的调整，如责任制护理工作模式的推广。只有不断适应社会的变化和需求，护理组织才得以不断发展。

三、组织类型

组织的基本类型有正式组织和非正式组织、实体组织和虚拟组织及学习型组织。

（一）正式组织和非正式组织

1. 正式组织 正式组织是有计划和有目的的，将组织业务分配给各层次，作出系统的综合并由规则来支持职责，并反映出管理者的思想和信念，但其成员并不一定重视或接受管理者的社会、心理和行政的假设。

正式组织具有以下特征：①经过规划而不是自发形成的。其组织机构的特征反映出一定的管理思想和信念。②有十分明确的组织目标。③讲究效率，协调地处理人、财、物之间的关系，以最经济有效的方式达到目标。④分配角色任务，影响人们之间关系的层次。⑤组织赋予领导正式的权力，下级必须服从上级。⑥制订各种规章制度约束个人行为，实现组织的一致性。⑦组织内个人的职位可以相互替代。

2. 非正式组织 非正式组织是在满足需要的心理推动下，比较自然地形成的心理团体，其中蕴藏着浓厚的友谊与感情的因素。

非正式组织的特征：①组织的建立以人们之间具有共同的思想、相互喜爱、相互依赖为基础，是自发形成的。②组织最主要的作用是满足个人不同的需要。③组织一经形成，会产生各种行为规范，约束个人的行为。这种规范可能与正式组织目标一致，也可能不一致，甚至发生抵触。

非正式组织对正式组织来讲，具有正反两方面的作用。非正式组织的正面作用主要体现在：非正式组织混合在正式组织中，容易促进工作的完成；正式组织的管理者可以利用非正式组织来弥补成员间能力与成就的差异；可以通过非正式组织的关系与气氛获得组织的稳定；可以运用非正式组织作为正式组织的沟通工具；可以利用非正式组织来提高组织成员的士气等等。非正式组织的负面作用主要体现为降低员工工作积极性、降低生产效率、破坏组织团结、阻碍组织变革、影响组织目标的实现等。

（二）实体组织和虚拟组织

组织的最初形态是实体组织。虚拟组织只是社会及组织发展到一定阶段才出现的产物，特别是数字化网络出现之后，虚拟组织更是作为一般的学术名词及操作术语为大众所认同和接受。

1. 实体组织 实体组织就是一般意义上的组织，即为了某种特定的目标，由分工合作、不同层次的权利和责任制度而构成的人的集合。实体组织的基本特点是：①功能化，即具有完成业务活动所需的全部功能。②内部化，即依靠自身的功能、资源来完成组织的活动。③集中化，即将各种功能和资源集中在一起，在地理和空间上具有连续性。

2. 虚拟组织 虚拟组织是一种区别于传统组织的以信息技术为支撑的人机一体化组织。以现代通讯技术、信息存储技术、机器智能产品为依托，实现传统组织结构、职能及目标。在形式上，没有固定的地理空间，也没有时间限制。组织成员通过高度自律和高度一致的价值取向共同实现团队的目标。

3. 虚拟组织与实体组织的区别

（1）组织结构 从组织的法人地位来看，实体组织具有经济法人资格，虚拟组织一般不具有法人资格；从组织结构特征来看，传统意义上的实体组织呈金字塔形，管理幅度由于受人员能力的限制而不可能过大。

（2）构成人员 实体组织的构成人员主要归属于该组织；虚拟组织的构成人员则不归属于该组织。如大学的教师主要归属于某大学，但有可能以个人的身份在外兼职。与此相反，实施虚拟经营的公司某管理顾问，大多不属于该公司，而是属于其他的实体组织（如某大学）。人员的虚拟性，优点在于人力资源成本小、能迅速网进人才或网出人员，流动性好；缺点在于人员不稳定，真正的高层次人员很难尽全力为企业服务，人员短期行为严重。

（3）办公场所 实体组织一般都有较为固定、集中的办公场所，员工也大都在统一的办公场所上班。虚拟组织则相反，基本上没有集中的办公场所，员工自行安排办公场所，虚拟组织注重绩效，办公场所的虚拟化既增加了组织设置的弹性，又节省了配置办公设施的费用。当然，虚拟组织办公场所的虚拟化也带来了一系列问题，最突出的就是员工之间的沟通难以有效地进行。

（4）核心能力　组织核心能力是获得竞争优势的决定因素。虚拟组织借助现代电子信息技术，将其他组织的核心能力网络进来，形成基于自身核心能力之上的网络核心能力。由于网络核心能力具有弹性网络特性，相对于实体组织核心能力而言，虚拟组织的核心能力具有易重组、高速度、低成本等特性。

（三）学习型组织

学习型组织是一个能熟练地创造、获取和传递知识的组织，同时也善于修正自身的行为，以适应新的知识和见解。美国麻省理工学院的管理学家彼得·圣吉提出了"学习型组织"这一概念，其著作《学习型组织的艺术与实践》中提出了学习型组织所需的5项修炼：自我超越（Personal Mastery）；改善心智模式（Improving Mental Models）；建立共同愿景（Building Shared Vision）；团队学习（Team Learning）；系统思考（Systems Thinking）。在这5项修炼中，自我超越是组织学习的基础，系统思考是核心。

知识扩展

彼得·圣吉

彼得·圣吉1947年生于芝加哥，1970年于斯坦福大学完成航空及太空工程学士学位后，进入麻省理工学院读研究生。1978年获得博士学位后，他和戴明（Edwards Deming），阿吉瑞斯（Chris Argyris），雪恩（Edgar Schein）与熊恩（Donald Schon）等大师级的前辈，以及一些有崇高理想的企业家，致力于将系统动力学与组织学习、创造原理、认知科学、群体深度对话与模拟演练游戏融合，发展出一种学习型组织的蓝图。彼得·圣吉在麻省理工大学史隆管理学院创立了"组织学习中心"，对一些国际知名企业，如微软、福特、杜邦等，进行创建学习型组织的辅导、咨询和策划。

组织的期望与实际结果出现差距，组织生存受到了威胁，需要有新的知识、新的技能和新的态度，这些必须依靠学习才能在短期内迅速获得。学习是组织得以较好生存的一种条件，是组织可持续发展的重要条件。理想的学习型组织具有以下特征：

1. 组织具有适应性　能不断调整、更新或再造自我，以适应环境的变化。组织内部具有和谐的工作环境，高效、畅通、快捷的信息交流，学习已渗透到组织的每一个环节，人人参与。

2. 成员具有学习的欲望和能力　整个组织具有浓厚的学习气氛，人们能够摒弃原有的思考方式及解决问题或执行工作的标准规程。组织成员喜欢变革，善于创新，每个成员都有自我发展的机会，组织也允许一定程度上的失败。

3. 组织具有强大的团队精神和优异的业绩　团队精神主要包括敬业精神、相互信任、员工数量及技能互补、有效沟通、成就需要和远景目标6个方面。组织中成员的向心力、凝聚力一定来自于团队成员自觉的内心动力。

四、组织设计

（一）组织结构设计的程序

组织结构设计是指通过对组织资源的整合和优化，确立活动某一阶段最合理的管理模式，实现组织资源价值和绩效最大化。通俗地说，就是在人员有限的状况下通过组织结构设计提高组织的执行力和战斗力。

护理组织结构设计：在医院护理组织中，对护理活动各要素进行资源组合，明确管理层次，分清各部门、各岗位之间的职责和相互协作关系，使护理过程中获得最佳的工作业绩。从最新的观念来看，护理的组织结构设计实质上是一个组织变革的过程，它是把护理的任务、流程、权力和责任重新进行有效组合和协调的一种活动。根据时代和市场的变化，进行组织结构设计或组织结构变革（再设计）可大幅度地提高医院的运行效率，更好地为人民服务。组织设计的基本程序包括：

1. 职务设计 确定组织的方针和目标，如组织管理层次是多还是少，是实行集权管理还是实行分权管理。

2. 职能分析和设计 进行管理业务的总体设计，根据组织目标设置管理职能层次，并层层分解为具体业务和工作等。

3. 组织结构框架设计 设计各个管理层次、部门、岗位及其职权。

4. 联系方式设计 设计纵向管理层之间、横向管理层之间的信息交流、控制、协调方式等。

5. 管理规范设计 主要设计各项管理业务的程序、管理工作应达到的要求和管理方法、管理人员的规范等。

6. 各类运行制度的设计 设计各部门中的人员配备制度、激励制度、考评制度和培训制度等。

7. 反馈和修正 即将组织运行过程中出现的新问题、新情况反馈回去，定期或不定期对原有的组织结构设计进行修正，使其不断完善。

（二）组织设计的原则

管理好一个单位就要建立一个高效能的管理系统。只有建立一个高效能的管理系统，才能保证管理工作有序地进行，才能使得管理中枢的决策得到有效的贯彻，并收到良好的效果。机构是组织结构的细胞，而结构是组成一个整体的各个因素之间稳定的联系，一定的结构可以使组成事物的各个因素发挥其单独所不能发挥的作用。合理的结构能促进事物的发展，不合理的结构将阻碍事物的发展。要使组织机构合理，设置机构时应依照科学的原则。

1. 目标明确化原则 任何一个组织的存在，都是由它特定的目标决定的。也就是说，每一个组织和组织的每一个部分，都是与特定的任务、目标有关系的，否则它就没有存在的意义。组织的调整、增加与合并都应以是否对其实现目标有利为衡量标准，而不能有其他标准。例如，企业中的管理结构，是为了实现企业目标而设置的。其中每一分支机构的确立和每一岗位的设置，必须与企业目标密切相连，由此，各级管理人员和全体工人组织为一个有机整体，为生产符合社会需要的高质量的产品、创造良好的经济效益而奋斗。所以，在建立组织结构中，一定要首先明确目标是什么，每个分支机构的分目标是什么，以及每个人的工作是什么，这就是目标明确化原则。

2. 分工协作原则　分工就是按照提高专业化程度和工作效率的要求，把单位的任务和目标分成各级、各部门、个人的任务和目标，明确干什么、怎么干。有分工还必须有协作，明确部门之间和部门内的协调关系。

在分工中强调：必须尽可能按照专业化的要求来设置组织结构；工作上要有严格分工，个体在从事专业化工作时，应力争达到较高的要求，掌握基本的工作规范，在完成本身的业务活动中要有必要的专业知识和熟练的技巧；同时，注意分工的经济效益。

在协作中注意两点：一是自动协调至关重要，明确各部门间的协调关系，协调不好，分工再合理也不会获得整体的最佳效益，所以说协调是一门艺术；二是规范协调中的各项关系，有具体可行的协调配合办法，以及违反规范后的惩罚措施。

3. 权责统一原则　职责是指职位的责任、义务。职权是指在职务范围内，为完成其责任所应具有的权力，一般包括：决定权、命令权、审查权、提案权等。权责统一是建立组织机构和配置人员所必须遵循的原则。在设置管理组织结构时，既要明确规定每一管理层次和各职能机构的职责范围，又要赋予完成其职责所必需的管理权限。在组织机构中，权责分离是组织管理的一大忌讳。只有职责、没有权限，或权限太小，管理者的积极性和主动性就会受到束缚，导致管理者不可能承担起应有的责任；相反，只有权限而没有责任，就会造成管理者滥用权力，瞎指挥，产生官僚主义。所以，设置什么样的机构，配备什么样的人员，规定什么样的职责，就要授予什么样的权限。职权和职责协调一致。

4. 统一指挥与分权管理原则　统一指挥就是要求各级管理组织机构必须服从上级管理的命令和指挥，并且强调是服从一个上级管理机构的命令和指挥。只有这样，才能保证命令和指挥的统一，避免多头领导和多头指挥。在具体实行过程中，体现在各级管理机构必须实行管理者负责制，上级对直接下级负责、正职对副职负责、基层管理者对本部门负责，以免出现分散指挥和无人负责的现象。一般情况下，各级管理机构不实行越级指挥。

但实行命令统一原则并不是把一切权力都集中在最高级领导层，而应是既有集权、又有分权，才可以加强部门的合作与统一管理，该下放的权力就应当分给下级，这样才可以加强部门的灵活性和适应性。组织中哪些权力该集中起来、哪些权力该分下去，这并没有统一规定的模式，与组织规模、组织分布、组织环境与竞争能力、管理人员的能力等因素有关，管理者需要根据具体情况和既往经验来确定。

5. 管理宽度合理原则　管理宽度又称"管理跨度"或"管理幅度"，指一名管理者直接有效地监督、管理的人员数是有限的。超过这个限度时，管理的效率就会随之下降。为保证管理质量，就必须增加一个管理层次，通过委派工作给下一级主管人员而减轻上层主管人的负担。如此下去，便形成了管理层次。但监督下一级主管人员同样增加管理者的工作负担，所以，增加管理层次节约出来的时间，一定要大于监督下一级人员所需要的时间，这是衡量增加一个管理层次是否合理的重要标准。

影响管理宽度的因素较多，如人员的文化素质、技术水平、工作经验，管理人员的能力，工作类型、性质及特点等。一般来讲，管理层次越高，直接有效管理的人员数越少，高层管理者的管理宽度一般为 4 ~ 8 人，基层管理者的管理宽度约为 8 ~ 15 人。管理宽度小的基本优势是为管理者与下级迅速沟通和对下级严密监督、严格控制提供了便利，各种情况下均有利于管理者的有效领导。管理宽度小的劣势则是随着管理层次的增加，管理费用明显加大。管理层次一般为 2 ~ 4 级。过多的管理层次使组织信息沟通复杂化，信息在上下级逐级传递中发生扭曲，容易使组织失去时间与机会；管理层次增多也易导致管理者过度干预下级的工作，阻碍下级工作热情和创造力的发挥。

6. 精简高效原则 组织机构是否精干直接影响到组织效能。所谓"精干"就是在保证完成目标、保证高效率和高质量的前提下，设置最少的机构，用最少的人完成组织的工作量，真正做到"人人有事干，事事有人干，保质又保量"，为此，就要克服"人多好办事"的偏见，树立"用最少的人办最多的事"的新观念。根据这一原则，应当改变过去片面强调"上下对口"设置组织机构的现象，改变随意滥设临时机构的现象，消除机构臃肿、人浮于事等现象，使组织轻装前进，高效运转。

第二节　组织结构

一、组织结构的概念

1. 组织结构 组织结构（organizational structure）是组织内部各组成部分之间的有机联系。一个具体组织的结构，可以用组织图来表示，其实质是组织目标决定的组织职能和组织权力的分配。组织结构可以用复杂性、规范化和集权化 3 个基本特性来描述：①复杂性，指组织内部结构的分化程度；②规范化，指组织依靠制定的工作程序、规章制度、规则引导员工行为的程度；③集权化，指组织在决策时正式权力在管理层中的分布与集中程度。

2. 组织图 组织图（organizational chart）又称组织树，是用图表形式表明正式组织整体结构、各个组织部门职权关系及主要功能。组织图常用于人力资源职位分析中了解有关的背景信息。它展示出组织中各部门的划分、各个职位之间的关系，以及每个职位在整个组织中所处的位置。组织图应当说明每个职位的名称，并且用相互联结的线条说明谁向谁报告工作，以及职位任职人要与谁进行沟通交流。

二、组织结构的基本类型

一般的组织结构有直线型、职能型、直线-职能参谋型、矩阵式、委员会、团队等类型，管理者在这些类型的结构框架中协调工作。但在现实中，大部分组织并不是"纯粹"的一种类型，而是多种类型的综合体。

1. 直线型 又称单线型。其特征是结构简单而权力明显，职权从组织上层"流向"组织基层。下属人员只接受一个上级的命令，所有个体均有明确的上下级关系（图4-1）。

优点：①结构简单，命令统一；②责权明确；③联系便捷，易于适应环境变化；④管理成本低。

缺点：①有违专业化分工的原则；②权力过分集中，易导致权力的滥用。直线型组织结构不适用于规模较大的组织。

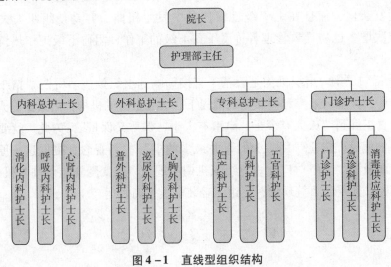

图4-1 直线型组织结构

2. 职能型 又称多线型。职能部门或岗位是为分管某项业务而设立的单位，有一定职权。各职能部门在分管业务范围内直接指挥下属（图4-2）。

优点：①管理工作分工较细；②由于吸收专家参与管理，可减轻上层管理者的负担。

缺点：①多头领导，不利于组织的集中领导和统一指挥；②各职能机构往往不能很好配合；③过分强调专业化。实际工作中，纯粹的此类型组织结构较少。

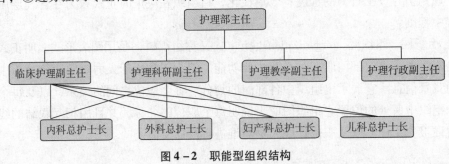

图4-2 职能型组织结构

3. 直线-职能参谋型 此类型特点是下级成员除接受一位上级命令外，还接受职能参谋人员的指导。直线指挥人员在分管的职责范围内具有一定职权；职能参谋人员对下级可提供建议与业务指导，在特殊情况下可指挥下属，并对直线管理者负责（图4-3）。

优点：①直线管理者有相应的职能机构和人员作为参谋和助手，能进行更为有效的管理；②可满足现代组织活动所需的统一指挥和实行严格责任制的要求。

缺点：①部门间沟通少，协调工作较多；②容易发生直线领导和职能部门之间的职权冲突；③整个组织的适应性较差，反应不灵敏。

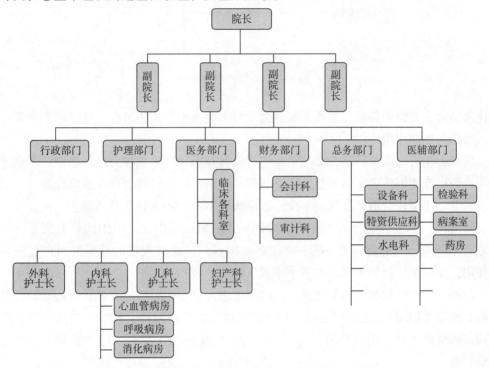

图4-3 直线-职能型组织结构

4. 矩阵式 即按组织目标管理与专业分工管理相结合的组织结构。此组织的下属人员必须同时向本部门管理者与职能管理者两个上级汇报。此结构不利于统一指挥。在此种组织中，命令路线有纵、横两个方面。直线部门管理者有纵向指挥权，按职能分工的管理者有横向指挥权（图4-4）。在一个矩阵式护理组织中，按目标负责的护理部副主任与护理部的行政、质量、教学、科研等职能管理的副主任共同负责各护理单位工作。部门管理者对工作任务的完成负全面责任，职能部门的管理者拥有分管职能的重要领导责任。

优点：①有利于高层管理者集中精力搞好全局及战略决策；②有利于发挥管理者的主动权。

缺点：①职能机构重叠；②分权不当容易导致矛盾，损伤组织整体利益；③各分部横向联系和协调较难。

5. 委员会 委员会是组织结构中的一种特殊类型，它是执行某方面管理职能并以

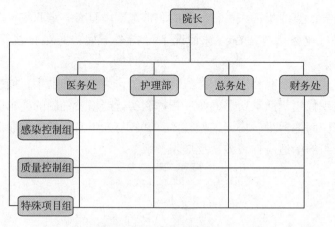

图 4－4　矩阵型组织结构

集体活动为主要特征的组织形式。委员会常与上述组织结构相结合，可以起到决策、咨询、合作和协调作用。

优点：①可以集思广益；②利于集体审议与判断；③防止权力过分集中；④利于沟通与协调；⑤能够代表集体利益，容易获得群众信任；⑥促进管理人员成长等。

缺点：①责任分散；②议而不决；③决策成本高；④少数人专制等。

6. 团队　是当今盛行的一种组织运作形式。团队是由来自组织同一等级不同工作领域（不同部门）的成员为完成一项任务而组成的。通过成员的共同努力产生积极协同作用，使团队的绩效水平远大于个体成员绩效的总和。

此外，新型组织结构的类型还有：虚拟组织（从组织外部寻找各种资源来执行各项最擅长的基本职能），无边界组织（通过取消组织垂直界限而使组织趋向扁平化，等级作用降到最低限度，组织松散，无定型）和女性化组织（重视人际关系和人际交往的组织）等。

进入 21 世纪，越来越多的组织面临的是一个动态、变化不定的环境，这就要求组织必须及时调整自身，适应环境的变化。组织经过合理的设计并实施以后，并不是一成不变的。当组织的环境发生变化后，组织结构、职权层次、指挥和信息系统不再合适，在组织运作中就必须做出相应的调整和变革，从而提高组织的效能。我们同处在全球经济一体化的时代，一个国家、一个地区的经济冲击会影响全球许多国家，所产生的后果非常严重，许多组织被迫进行变革。我国的护理管理工作，也随着组织内外环境的变化而做出了适应性调整，如开展护理人员的规范化培训、开展整体护理工作、加强护理文化建设等，通过护理组织的变革，以适应我国医疗卫生事业发展的变化，更好地迎接挑战。

第三节　我国的医疗卫生组织系统

医疗卫生组织系统是指由不同层次的医疗卫生机构所组成的，以医疗、预防、保健、教育和科研等为目的的有机整体。我国的医疗卫生组织系统对实现医疗卫生保健的总体目标、提高人民群众的健康水平和生活质量起着重要的作用。

一、卫生组织的分类和功能

（一）卫生组织的分类

根据我国卫生组织的性质和任务，可分为：卫生行政组织、卫生事业组织、群众卫生组织三类。

1. 卫生行政组织　我国的卫生行政组织主要是指政府的各级卫生相关的职能部门。包括国家卫生和计划生育委员会、国家中医药管理局和国家食品药品监督管理总局等，以及各地的省（市、区）卫生和计划生育委员会和药品监督管理部门等。

2. 卫生事业组织　是指具体开展卫生专业业务的相关机构。按照其工作性质大致可分为以下几类：

（1）医疗组织　包括各级综合医院、专科医院、康复医院、疗养院、卫生院和社区门诊等。

（2）卫生防疫组织　包括各级疾病预防控制中心、卫生防疫站和专科防治机构。其中专科防治机构包括职业病防治所、结核病防治所、寄生虫病防治所、放射卫生防治所等。

（3）妇幼保健组织　包括各级妇幼保健院（站）、儿童保健所、计划生育指导站、妇产科医院、儿童医院。

（4）药品、生物制品检验组织　包括国家食品药品监督管理总局及其下属的省（直辖市、自治区）、市、县的药品检验机构、生物制品研究所等。

（5）医学教育机构　包括高等医学院校、中等医药学校和卫生干部进修院校等。

（6）医学科学研究机构　包括各级卫生研究院、研究所、研究室三类。按管理隶属关系可分为独立和附设性研究机构两类，按专业设置可分为综合和专业性研究机构两类。

3. 群众卫生组织　是指在国家机关、政府行政部门领导下，由专业或非专业人员所组成的以完成不同任务为目的的相关机构。可分为以下3类：

（1）群众性卫生机构　由国家机关及群众团体的代表组成的卫生组织。如爱国卫生运动委员会（简称爱卫会）、地方病防治委员会等。

（2）社会团体组织　是由卫生专业人员组成的学术型社会团体。如中华医学会、中华护理学会、中国药学会、中华预防医学会等。学术性社会团体组织的业务主管部门是中国科学技术协会，行政主管部门是国家卫计委。

知识链接

中华护理学会（中国看护组织联合会）于 1909 年 8 月 19 日在江西牯岭成立。曾先后更名为中华护士会、中华护士学会、中国护士学会，1964 年更现名至今。会址亦经上海、汉口、北京、南京、重庆等多处变迁，1952 年定址北京。中华护理学会的主要任务是：组织广大护理工作者开展学术交流和科技项目论证、鉴定；编辑出版专业科技期刊和书籍；普及、推广护理科技知识与先进技术；开展对会员的继续教育；对国家重要的护理技术政策、法规发挥咨询作用；向政府有关部门反映会员的意见和要求，维护会员的权利，为会员服务。

（3）群众团体　由广大群众卫生积极分子和卫生工作者组成的基层群众卫生团体。如中国红十字会、中国医师协会、农村卫生协会等。

（二）卫生组织的功能

我国的卫生组织是以国家行政体制为依托，根据不同地区的行政级别建立不同层次和规模的卫生组织。每个卫生组织按照医疗、预防、保健、教育和科研等主要职能配置。

1. 卫生行政组织　是指根据党和国家的相关政策法规对全国公共卫生事务实施管理的组织。在贯彻国家的卫生工作方针、政策前提下，主要负责制定各地卫生事业发展的具体规划、方针、政策等；负责推动医药体制改革；负责对重大疾病及医疗质量实施监测；以保障居民健康为主要目标，直接或者间接组织相关部门、机构向居民提供预防、医疗、保健、康复、健康教育和健康促进等服务。

2. 卫生事业组织　是开展具体卫生工作的专业组织。

（1）医疗预防组织　主要承担对疾病的诊疗、预防、康复和健康咨询的任务。是我国目前分布最广、任务最重、卫生人员最集中的机构。

（2）卫生防疫组织　主要承担预防疾病、控制感染的任务。各级卫生防疫机构的主要任务包括：进行流行病学、劳动卫生、环境卫生、食品卫生、学校卫生、放射卫生等卫生防疫监测，对所辖地区的厂矿企业、饮食服务行业、医疗机构、学校、托幼机构、公共场所等进行经常性的卫生监督和对新建、改建、扩建的厂矿企业、城乡规划等进行预防性卫生监督；对爱国卫生运动进行技术指导；根据防病灭病工作开展科研和卫生标准的科学实验；进行卫生防疫宣传教育、普及卫生除害及防病科学知识；进行在职卫生防疫人员的培训提高、安排卫生专业人员的生产实习任务及开展环境的卫生监测工作。

（3）妇幼保健组织　主要承担妇女、儿童的预防保健任务。制定妇女、儿童的卫生保健规划；对计划生育工作实施监督检查，并提供技术指导；负责婚前体检、优生、遗传咨询工作以及保健、临床医疗、科研、教学和宣传工作。

（4）药品、生物制品检验组织　主要负责我国现代化医药学和传统医药学的发展和承担全国用药及用药安全的任务。包括：依法实施药品审批、药品质量监督、检验和技术仲裁工作，有关药品质量、药品标准、中草药制剂、生物制剂、药检新技术等科研工作；各药品、生物制品检验机构还承担相应的药品及生物制品生产、经营、使用指导及药品检验工作交流、人员培训等工作。

（5）医学教育机构　主要负责我国医药卫生人才的教育、培养，并对在职人员进行继续教育和专业性培训等工作。

（6）医学科学研究机构　主要承担医药卫生科学的研究工作，努力推动医学科学和人民卫生事业的发展，为医学教育机构提供科研场所和技术支持。

3. 群众性卫生组织

（1）群众性卫生机构　主要任务是协调有关的各方面力量，推动群众性除害灭病、卫生防病工作。

（2）社会团体组织　主要负责开展学术交流，编辑出版学术刊物，普及医学卫生知识，开展国际学术交流等任务。

（3）群众团体　主要负责协助各级政府相关部门开展群众卫生和社区福利工作，宣传卫生知识，开展社会服务活动。

二、医院组织系统

医院作为我国的医疗主体机构，是护理人员开展护理工作的主要场所，了解医院的组织系统有助于护理管理者更好地组织和管理医疗工作。

1. 医院的概念　医院是指为广大人民群众或特殊个体提供诊疗和护理服务、防病治病的场所，备有一定数量的病床、医疗设施和相应的医疗护理人员，由医学专业人员对住院或门诊患者实施诊疗和护理的医疗卫生机构。

国家卫生和计划生育委员会颁发的《全国医院工作条例》第一条指出："医院是治病防病、保障人民健康的社会主义卫生事业单位，必须贯彻国家的卫生工作方针政策，遵守政府法令，为社会主义现代化建设服务。"

2. 医院的分类　根据不同的标准，医院可以划分为不同的类型。

（1）根据收治范围分类　可分为综合医院和专科医院。综合医院是最为普遍的医院类型，有专业的医护人员、诊疗设备和一定数量的病床，能够对多种疾病进行诊治。专科医院则是针对某类疾病进行防治，通常从医院名称上就能够一目了然，如精神病防治医院、传染病医院、妇婴医院、口腔医院、康复医院等。

（2）根据特定任务分类　可分为军队医院、企业医院、医学院附属医院等。

（3）根据所有制分类　可分为全民所有制医院、集体所有制医院、个体所有制医院和中外合资合作医院等。

（4）根据经营目的分类　可分为非营利性医院和营利性医院。非营利性医院是指不以营利为目的，为满足社会公众利益需要而设立和运营的医疗机构，其收入主要用于弥补医疗服务成本、促进医院自身发展、改善医疗条件、开展新项目等。营利性医院则是指以营利为目的医疗机构，其收入可使投资者得到经济回报，医疗、护理服务价格受市场经济调节。

（5）根据国家卫计委分级管理制度分类 根据医院不同的任务、功能、技术水平、管理水平、设施条件等，可将医院分为三级（一、二、三级）十等（每级医院分为甲、乙、丙等，三级医院增设特等）。

一级医院：是直接向一定人口（≤10万）的社区提供预防、医疗、保健、康复等服务的基层卫生机构。主要是指农村乡、镇卫生院和城市街道、社区医院。床位数一般在20～100张。

二级医院：是向多个社区（人口在10万以上）提供综合全面的医疗卫生服务，并且能承担一定的教学和科研工作的医院。主要是指一般的市、县医院，直辖市的区级医院和一定规模的工厂企事业单位的职工医院。床位数一般在100～500张。

三级医院：是向几个地区及全国提供全面的医疗护理服务，并且能够执行高等学校教学和科研活动的医院。主要指全国、省、市直属的大医院和本科医学院校的附属医院。床位数一般在500张以上。

3. 医院的组织系统 医院的组织系统可分为医院的行政管理组织系统（图4–5、图4–6）和医院的业务组织系统（图4–7、图4–8）两大类，其中不同级别的医院在部门具体设置上有所增减。根据医院各组织的职能不同，可分为。

（1）党群组织系统 包括党组织书记、党委办公室、工会、共青团、妇女、宣传、统战、纪检、监察等部门。

（2）行政管理组织系统 包括院长、院长办公室、医务、护理、门诊、医院感染控制、信息、评价、设备、总务、保卫、财务、膳食等部门。

（3）医疗技术支持系统 包括药剂、检验、放射、理疗、超声、心电图、核医学检验、中心实验室、内镜室等部门。

（4）临床业务组织系统 包括内、外、妇、儿、眼、耳鼻喉、口腔、皮肤、麻醉、中医、感染等临床科室。

（5）护理组织系统 包括病区、门诊、急诊、供应室、手术室及相关检查所需的辅助科室的护理岗位。

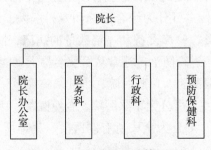

图4–5 一级医院行政管理组织

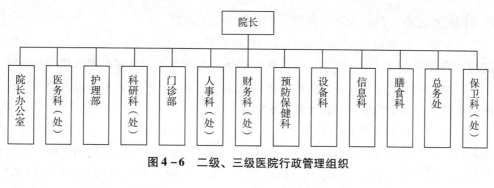

图 4 – 6　二级、三级医院行政管理组织

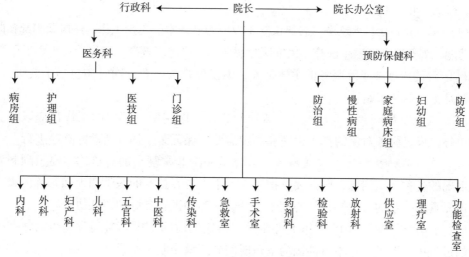

图 4 – 7　一级医院组织系统

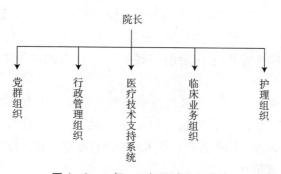

图 4 – 8　二级、三级医院组织系统

三、医院的功能与特点

1. 医院的功能　医院的功能也称为医院的任务。国家卫计委颁发的《全国医院工作条例》第二条指出了医院的任务：" 医院必须以医疗工作为中心，在提高医疗质量的基础上，保证教学和科研任务的完成，并不断提高教学质量和科研水平。同时做好扩大预防、指导基层和计划生育的技术工作。"具体的功能体现在：

（1）**医疗**　是医院的主要功能。由临床和护理两大业务部门承担主要任务，其他医技部门辅助配合，共同为患者提供一个良好的就医环境。

（2）教学　医学院校的学生在经过学校教育毕业以后，必须在医院实习一定时间才能彻底完成学业取得毕业证书，并且在校期间，为使学生能更好地理解和学习医学知识，学校也会安排学生到临床医院进行课间的见习。毕业后的在职人员也需要通过进一步的临床学习达到知识更新和技术提高的目的。

（3）科研　医院还承担科研的工作，这是因为一个问题的解决不仅仅需要理论知识作基础，还需要临床的实践证明它是切实可行的，而这就是科学研究的过程。它为临床提供新方法、新技术，将科学技术转化为生产力，同时也在不断充实医学理论内容，促进医学教学的发展。

（4）预防和社区医疗服务　各级医院不仅要做好基本的诊疗工作，还应承担起预防保健的功能，如开展社区卫生医疗和家庭医疗服务，开展健康教育，指导计划生育工作等。

2. 医院的特点　医院服务的主体是人，不仅仅是指患者，同时还包括了健康人群，因此医院工作的特点是：

（1）以服务对象为中心，以医疗活动为主体　医院所有部门的工作都应以服务对象为中心，满足服务对象的基本生理和心理需要，保证医疗护理活动的有序进行。

（2）具有很强的科学性和技术性　人体是一个非常复杂的有机体，要想顺利解决患者出现的各种健康问题，则需要医护工作者不仅要有扎实的医学知识和熟练的操作技能，还要具有一定的人文知识、心理学、社会学等知识和良好的团队协作意识。

（3）劳动强度大　医院工作不可能设定特定的时间范围。时间就是生命，在抢救患者的过程中，医护人员不可能因为下班时间到了就中断抢救程序，而且对疾病的治疗也需要连续进行。根据丁香园网站对中国医生工作时间的调查显示（2012~2013年度），在受访的20834名医生当中，平均每天工作9~12小时的人数最多，占总人数的67.5%，其次分别为：少于或等于8小时占27.0%，13~16小时占4.9%，大于16小时占0.5%。超过法定8小时工作制的占到了73%，由此可见医护人员的劳动强度之大。

（4）随机性大、规范性强　患者所患疾病种类繁多，病情千变万化，这就需要医护人员能够随机应变，解决突发事件。同时，为了保障医疗工作有序、持续进行，医院还应制定严格的规章制度，明确各级医护人员的岗位职责，在医疗护理程序及技术操作等方面达到标准化、规范化。

（5）社会性、群众性强　医院的工作是面对整个人类社会，为人民群众提供医疗护理服务。因此，医院的发展和建设离不开广大人民群众的支持。

四、护理管理组织系统

1. 国家卫计委护理管理机构　国家卫计委下设医政司护理处，是国家卫计委主管护理工作的职能单位。主要负责制定全国城乡医疗机构和组织对于护理工作的相关政策、法规、人员管理、编制、规划、工作制度、职责以及技术质量标准等，同时配合教育及人事部门，对护理教育、人事等工作进行管理。

2. 各地方卫生行政部门护理管理组织　各省（市）、自治区、直辖市卫生厅（局）均设有一名厅（局）长分管医疗护理工作。主要负责所辖范围内的护理管理机构和人员，负责制定本地区护理工作的具体方针、政策、法规和护理操作标准，制定发展规划和工作计划，组织检查执行情况，研究解决存在的问题，组织开展学术和经验交流等。

3. 医院内护理管理组织　1979 年，国家卫计委发出了《关于加强护理工作的意见》《关于加强护理教育工作的意见》等文件后，我国各家医院相继恢复了护理部，但此时护理工作的组织领导仍处于半独立状态。1986 年，卫生部（现国家卫生和计划生育委员会）印发了《关于加强护理工作领导，理顺管理体制的意见》，明确规定护理部的职责范围是：负责全院护理工作，对护理人员进行培训、调配、考核、奖惩、晋升、任免，同时护理部也掌握了一定的经费，用于支持护理活动。至此，护理部成为了相对独立的护理管理部门。

根据 1986 年卫生部制定的相关管理意见，300 张床位以上的医院或病床数不足 300 张，但医疗、教学、科研任务繁重的专科医院都要设护理部，有护理部主任 1 名，副主任 2 ~ 3 名，对于 100 张病床以上或有 3 个以上护理单元的科室及手术室、急诊室、门诊部等任务繁重的科室设护士长 1 名，有 30 ~ 50 张病床的病区或有 5 名以上护理人员的护理单元设护士长 1 名。实行在分管护理工作或专职护理副院长领导之下的"护理部主任—科护士长—护士长"三级负责制；300 张床位以下的医院实行"总护士长—护士长"二级负责制。护理部主任或总护士长由院长聘任，副主任由主任提名，院长聘任。护理部主任负责医院全面护理工作。科主任与护士长是专业合作关系。

第四节　组织文化

组织文化作为一种资源，近些年来越来越被人们所重视。良好的组织文化可以增强组织机构的竞争力，提高组织的整体效能。通过对组织文化的学习，有助于管理者更有效地提高组织的经济效益和社会效益。

一、组织文化概述

1. 组织文化的概念　组织文化是指组织在长期发展过程中所形成的，为全体组织成员共同接受的宗旨、价值观、行为道德准则、处事方式、工作作风、管理风格以及信念等的总和。组织文化有广义和狭义之分，广义的组织文化是指精神文化和物质文化，也称软文化和硬文化。物质文化是指有形的、看得见的文化，如组织的技术、物质、经济效益等。精神文化是指无形的、看不见的文化，如组织的价值观、行为准则、意识、观念等。狭义的组织文化是指组织成员在组织的成长和发展过程中所共同认同的整体精神、价值观、工作习惯、作风、道德规范和行为准则等。

2. 组织文化的结构　组织文化的结构可以分为 3 个部分，即物质文化、制度文化、精神文化。

（1）物质文化　是组织文化中的可见部分，是组织在发展过程中凝聚起来的外在显现，包括了组织的物质和精神活动过程、组织行为、组织产出、仪器设备、文化设施等，是制度文化和精神文化形成的前提条件。如工作环境、服务质量、技术水平、基础设施等。

（2）制度文化　是指存在于制度中的文化，是对组织及其成员产生规范和约束的部分，包括了具有组织特色的法律法规、规章制度、道德规范、行为准则等。如医院的规章制度、责任目标、工作纪律等。

（3）精神文化　是指存在于组织成员自身的思想、观念、价值观、言论、职业道德等，是维持组织成长和发展的精神支柱。如救死扶伤的人道主义精神、慎独精神、奉献精神等。

二、组织文化的意义与作用

1. 组织文化的意义　一个组织想要更好地发展壮大，就必须寻求更科学、更完善的管理体制，而组织文化作为一种人文学科类型，能够更好地强化组织的凝聚力，加强组织管理结构，提升组织成员对组织的认同感，对组织的发展起着十分重要的意义。

（1）能增强员工使命感　通过对组织文化的建设，可以使员工找到工作的目标和方向，使员工产生强烈的使命感，从而推动组织前进和发展。

（2）能赋予员工归属感　一个组织的成员来自五湖四海，不同的地域有着不同的生活习惯、人文历史、背景环境，这些都会使人们产生隔阂和不适。通过对组织文化的学习，让来自不同地方的人追求同一个目标，使得员工对组织产生归属感，大家才能为了同一个目标而努力。

（3）能加强员工责任感　一个人的责任感除了先天的认识，还需要后天的培养。组织文化就是通过利用大量的文字图片资料对组织成员进行宣传，培养员工的主人翁责任感。

（4）能给予员工荣誉感　通过对员工进行组织文化的宣传，使组织成员了解自己所在的组织。组织越成功，员工的荣誉感就越强烈。

（5）能激发员工成就感　通过对组织文化的建设，为组织成员提供更多的机会发展自身优势，使得员工有机会提升自己，完成既定目标，达到自我实现的需要，激发员工的成就感。

2. 组织文化的作用　组织文化的作用是指组织机构在组织文化的宣传和导向下进行生产、管理、发展，努力提高组织效能、激励组织成员所起到的积极作用。组织文化可以更好地提升组织在大环境中的竞争力，为组织在之后的发展提供较大空间。

（1）导向作用　所谓导向作用，是通过组织文化对组织成员的价值观和行为起到引导作用。组织文化属于软性的理性约束，通过将组织的价值观不断向组织成员渗透和内化，使组织成员达到目标与行动的一致性。

（2）凝聚作用　当组织的价值观被成员认可后，组织文化将成为组织最有力的黏合剂，将所有的组织成员团结起来，形成一种强大的凝聚力，凝聚在一起的员工行动一致，目标一致，将成为推动组织成长和发展的巨大力量。

（3）规范作用　组织需要制定相应的规范用来规定成员该做什么、能做什么和怎么做，这些规范是所有组织成员共同遵守的行为指南和评价标准。如护士的着装规范、语言规范，医护工作者的道德规范等均属于组织文化的规范作用，它能够摒弃组织团队的一些不良习惯和惯例，体现组织的专业化、职业化特点。

（4）激励作用 马斯洛的人类需要层次论告诉我们，人不仅仅有生理和安全的需要，还有爱与归属、尊重与被尊重以及自我实现的需要。组织文化能够使成员产生对组织的归属感和认同感，激励员工奋发进取、自信自强。员工取得成就越大，满足感就越强，组织就越强大，组织文化的激励作用也就越明显，员工的积极性和工作效率就会越高，它们相互促进、相互影响，起到了积极作用。

（5）社会影响 优秀的组织文化能够通过多种渠道向社会展示成熟组织的管理风格、高尚的精神风貌、良好的组织形象，提高组织的知名度，树立良好的组织信誉，使得全社会对组织产生理解与尊重，发挥组织的社会价值。

三、组织文化的类型

根据不同的标准和用途，组织文化类型的划分也不同，常见的组织类型有以下几种：

1. 根据任务和经营方式划分 根据美国哈佛大学教授特伦斯·迪尔（Terrence. E. Deal）和麦肯锡咨询公司顾问艾伦·肯尼迪（Allan. A. Kennedy）出版的《企业文化——现代企业精神支柱》一书，可将组织文化分成 4 种类型：硬汉型文化、工作和娱乐并重型文化、赌博型文化、按部就班型文化。

2. 根据组织文化营造的氛围划分 美国组织文化学者库克和赖佛特把组织文化分成了 12 类：人文关怀的文化、高度归属的文化、抉择互惠的文化、传统保守的文化、因循依赖的文化、规避错误的文化、异议反制的文化、权力取向的文化、竞争文化、力求至善文化、成就取向的文化、自我实现的文化。

3. 根据领导和员工的关系划分 罗伯特·皮尔斯（Robert. F. Peers）从领导与员工关系角度提出了 4 种组织文化类型的划分，即控制型文化、合作型文化、能力型文化、培育型文化。

4. 根据风险与弹性程度划分 1985 年密西根大学工商管理学院教授金·卡梅伦（Kim. S. Cameron）以企业接受风险之程度（内向 – 外向）及企业行为之弹性程度（弹性 – 控制）为构面，将组织文化分为 4 类：支持型文化、创新型文化、效率型文化、官僚型文化。

5. 根据组织文化对成员影响大小划分 美国哈佛商学院教授约翰·科特（John. P. Kotter）和詹姆斯·赫斯科特（James. L. Heskett）依据组织文化与组织长期经营之间的关系，将组织分为强力型、策略合理型及灵活适应型。

6. 根据重视因素划分 根据组织对文化的重视因素不同，可分为资历型、技术型、职业经理型。

7. 根据导向性划分 英国当代管理大师查尔斯·汉迪（Charles Handy）将组织文化从理论上分为 4 类，即权力导向型、角色导向型、任务导向型和人员导向型。

四、组织文化形成的要素

组织文化的形成是一个长期的过程，它需要满足特定的因素，只有满足这些要素才能逐步建立起符合特定组织的自身文化。

1. 经营者意识 经营者希望有一种行为能够使组织有凝聚力，团队强大，成员对组织有归属感、认同感，希望组织能够蒸蒸日上。正是这种意识促使了组织文化的形成，通过组织文化的宣传和导向达成经营者以上的目的。

2. 组织成员的需要 组织成员需要有一个明确且统一的目标为之而努力，组织文化对此可以起到良好的导向作用。同时，组织文化还可以统一组织成员的价值取向，进而对成员个体的思想和行为进行规范，从而避免与组织的理念相违背。并且，由于组织成员来自不同的地方，所受教育、文化背景又千差万别，因此更需要组织文化的宣传来统一这些不同的价值观、行为、习惯、经验等，以便组织将来能更好地发展。

3. 物质条件 组织文化的形成需要有一定的物质条件做基础。如一定的经济条件可以用来宣传组织理念，一定的产品信誉和知名度可以使组织成员产生荣誉感和责任感，组织文化的宣传、良好的工作环境有助于成员保持较好的情绪，以产出更多的经济效益和社会效益。

4. 精神需求 组织基于自身的特点，在发展方向、组织任务、宗旨、性质等方面，精心培养组织成员，希望他们能够形成具有组织特色的精神风貌，以便在之后的组织发展过程中展现独有的组织形象用于宣传自身，使组织在社会群体中留下深刻印象，从而形成阳光、优秀、鲜明的组织形象。

五、护理组织文化的建设与管理

1. 护理组织文化的定义 护理组织文化是组织文化在护理活动中的具体表现形式，是通过护理实践所形成的，并为医院全体护士所认同的一种文化形式。创建合理的护理组织文化有助于推动护理组织有效运行，使组织内各资源有机结合起来，提高护理组织的工作效率。

2. 护理组织文化建设过程

（1）分析诊断 收集资料，对组织现存的文化现象进行分析及自我诊断，确定明确的护理文化目标。现存护理文化中积极向上的内容应该予以保持；消极且有损护理形象的内容应该消除或改进。

（2）条理化 在明确护理文化目标的基础上，对护理组织的文化内容加以完善、补充，使护理组织文化丰满起来，并形成条理，以便之后能够逐条细化完成。如对护士的仪容仪表可以逐条详细列出，形成规章制度，以便于量化考核护士礼仪。

（3）形象设计 明确护士形象，为护理人员提供共同参与的机会。护理人员共同制定符合护士特色的文化形象，包括护理服务的宗旨、理念、口号、制度、规范、仪式等。通过对护理组织的形象设计，使得成员对护理事业理解更为透彻，荣誉感和责任感更为强烈。且在这一过程中，护理人员目标、理念、职业道德观趋于一致，为医院护理文化的管理打下了坚实的基础。

（4）倡导强化 大力宣传已经制定的护理文化，使每一名护理人员对组织文化都有所了解。在管理的过程中，应加大执行力度，让护理人员人人执行新制度，必要时可采取一定的物质激励和精神激励，强化对护理文化的理解和执行。如以有奖竞赛方式组织护士开展护理文化宣传知识竞赛。

（5）实践提高 执行新的护理组织文化，通过实践检验新护理文化的合理性，摒弃不合理的地方，通过文件、板报、通知等宣传手段使护理文化成为护理组织成员的共同标准，提高护理组织成员的认同感和凝聚力。

（6）巩固发展 组织在不同的发展阶段需要不同的组织文化，但这并不意味着对以前的组织文化的全盘否定。护理文化应在原有的基础上进行改进，保持原则性的目标和宗旨，根据护理组织发展的需要对护理文化增加或删减，使护理文化不断发展进步。如以患者为中心的护理服务宗旨就是应始终保持不变的，而具体的操作则是应该根据实际的情况进行调整和改进。

3. 护理组织文化的管理 护理组织文化在建立之后，对组织文化可以进行目标管理，步骤如下：

（1）评估，根据组织当前的发展阶段，确定组织目前的宗旨及目标。

（2）分析现阶段护理环境，包括物理条件、精神条件以及社会环境等。

（3）发现问题、提出问题。

（4）收集资料，整合组织现存的有效资源。

（5）制定组织文化的目标和宗旨，解决过程中发现的问题。

（6）实施制定的计划。

（7）评价结果，看计划是否符合实际情况，并做出相应的调整。

【项目考核】

某医院病床不足 300 张，地处某市城乡结合部，平时患者不多，最近分管护理工作的副院长在查房时发现，病房秩序混乱，有患者到护士站找换输液现象。近来又多次接到患者的投诉，说护士服务态度很差。

思考题：请你根据上述情况为医院的护理组织文化建设提出合理性建议。

第五章　人力资源管理

 学习目标

⊙能说出人力资源的概念和人力资源管理在护理管理中的职能。

⊙理解护理人员配置、培训、绩效评价的原则和方法。

⊙能运用护理排班原则进行合理排班，运用护理人员绩效评价工具进行绩效评价。

【案例】

某市医院于2012年5月启动"优质护理服务试点病房"，此项活动将护士绩效与护理的患者数量、质量和住院患者满意度等要素相结合。护理管理者依据"优质护理服务"相关文件要求，结合本院临床实际工作，根据现有护士的能力和资历，分配护理不同病情和不同数量的患者。护士长严格按照医院绩效考核标准，记录每个护士护理不同护理级别的患者的数量、患者满意度、护理差错发生率等，最终计算每个护士的绩效得分，护士的奖金和补贴按照绩效得分水平进行分配。通过半年的试行，该医院护患关系得到有效改善，住院患者满意度大大提高，护士的专科护理水平得到进一步提高，临床护理质量得到保障。

【任务分析】

人力资源管理是最重要的管理要素之一，也是护理管理工作的重要组成部分。护士在医院工作人员中占有的比例最大，在整个医疗卫生队伍中起着重要的作用。随着医学模式的改变及医疗卫生事业改革的不断深化，在护理管理工作中如何进行合理的人员配置，充分调动护士的积极性，最大限度的发挥护理人员的潜能，降低人力资源成本，提高护理工作效率和质量，有效对护理人员进行管理，保证护理工作有条不紊的进行，是每一个护理管理者面临的课题。

第一节　概　述

一、人力资源的概念

资源是指在一定条件下能被人类利用的人力、物力、财力等要素的总和。按照来源可以分为自然资源和社会资源，前者如空气、阳光、森林、河流、矿藏、水等，后者包括人力资源、信息资源以及经过劳动创造的各种物质财富。

人力资源又称为劳动力资源，是指能够推动整个经济和社会发展，具有劳动能力的人口总和。体力和智力是人力资源的两个最基本方面。从现实的应用形态来看，人力资源包括体质、智力、知识和技能4个方面。

二、人力资源的特征

人力资源具有以下特征：

1. 社会性　人力资源属于社会资源，人力资源形成于特定的社会和时代中，它既是人类社会活动的结果，也是构成人类社会的前提。

2. 能动性　人力资源受人的意识支配，人具有主观能动性，能够有意识、有目的地进行改造外部世界的活动。

3. 再生性　人力资源是可再生资源，它基于人口的再生产和劳动力的再生产，通过人口总量中个体的不断替换更新和各个个体在一生中劳动力的"消耗—生产—再消耗—再生产"的过程而实现。

4. 时效性　作为人力资源的人，都有其才能发挥的最佳时期、最佳年龄段。

5. 两重性　人力资源是存在于人体之中的活资源，因而人力资源既具有生产性，同时又具有消费性。

6. 连续性　人力资源的使用是开发的过程，培训、积累、创造过程也是开发过程。对一个具体的人来说，直到他的职业生涯结束前，人力资源都是可以持续开发的资源。

三、护理人力资源管理的职能

护理人力资源指具有从事护理工作能力的人员，即通过全国护士执业考试并取得护士从业资格证书，在医疗机构直接为患者提供护理服务的护理人员。护理人力资源是卫生人力资源的重要组成部分，是推动护理事业发展的关键。它主要包括护理人员的数量、素质、学历层次、职称层次、健康状况以及护理临床、教学、科研能力等方面。

护理人力资源管理是指人力资源的微观管理，是卫生服务组织利用护理学和相关学科的知识，对组织中的护理人员进行规划、培训、开发和利用的过程，从而达到实现组织目标、提高服务水平的目的。

人力资源管理的核心是认识人性、尊重人性，强调"以人为本"的现代人力资源管理。医院护理人力资源管理的主要职能包括：护理人力资源规划、护理人员选择聘用、护理人员保持和激励、护理人员培训和开发、护理人员绩效评价、护理人员薪酬管理。

1. 护理人力资源规划　是医院人力资源管理部门和护理职能部门根据组织护理业务范围评估，确认护理人力资源需求并做出策划的过程。护理人力资源规划概念的要素包括确认、分析、预测和规划护理工作领域内护理人员在数量和质量上的需求，使护理人员适应医院的护理服务活动。护理人力资源规划不是一成不变的，它会随着医院内外环境的变化和医院发展的需要不断地进行调整，其具体的工作包括评价现有的护理人力资源、预测将来需要的护理人力资源、制定满足未来护理人力资源需求的行动方案。

2. 护理人员选择聘用　护理人员的选聘是用人单位选择符合相关职位要求的合格的应聘人员进行聘用的过程。招聘是组织及时吸引足够数量具备应聘条件的个人与具体工作岗位匹配的过程。在招聘的过程中要把握的关键是需求足够数量具备相关岗位任职资格的申请人，以保障组织在护理人员的选择上具有更大的自主性，以保证护理人员的质量。此外，在护理人员的选择聘用过程中还要坚持"公平、公开、公正，鼓励竞争，择优聘用"的原则。

3. 护理人员保持和激励　组织为保留优秀的护理人才，减少护理人员的流失，对护理人员采取的管理措施主要有：一是为护理人员提供健康安全的工作环境，营造良好的工作氛围；二是公平合理地确定护理人员的工资和奖金分配，要依据个人贡献发放薪酬，从而激励护理人员的积极性。

4. 护理人员培训和开发　护理人员培训是通过对护理人员的工作指导、教育和业务技能训练，使护理人员在职业态度、知识水平、业务技能和工作能力等方面得到不断的提高和发展的过程。对护理人员自身而言，培训能帮助其在工作岗位上保持理想的职业水平、高效率工作能力，能促进个人职业的全面发展和自我价值的实现；对医院而言，护理人员的培训和开发也是医院适应社会发展、不断地提高护理人员素质，建设高质量护理人才队伍的需要。

5. 护理人员绩效评价　对护理人员进行绩效评价是为了让护理人员发扬成绩，改进工作不足，其目的是使护理工作得到不断完善和持续改进，提高护理工作的整体效力。护理人员的绩效评价结果还是护理管理部门对护理人员做出奖惩、培训、调整、晋升、离退、解雇等人事决策的依据。

6. 护理人员薪酬管理　在组织内建立合理的护理人员薪酬体系，护理管理者应根据护理人员的岗位、劳动量、技术含量、患者满意度等方面制订科学合理的、具有吸引力的薪酬标准和制度并有效实施。同时，还需按照国家劳动政策提供相应的医疗保险、养老保险、劳动保护和福利。

第二节　医院护理人员配置及管理岗位设置

一、医院护理人员配置的原则和依据

随着社会的发展和进步，人们对健康的关注日益增加，随之而来的是护理工作量的

增多,给护理人员配置带来了新的挑战。如何将有限的人力资源放在最重要的地方、最需要的时间,以现有的护理人力资源给患者提供最好的护理服务,提高人力资源的利用率,是医院面临的一个紧迫问题。因此,护理管理者必须科学地配置、使用护理人力资源。

(一)护理人员配置的依据和方法

护理人力资源的配置是管理者根据医院实际情况提供合理数量和质量的护理人员,公平合理地进行工作安排,确保满足患者需要并保障护理安全的过程。护理人力资源配置主要包括两项活动:一是人员在组织内各部门或单元间的分配,二是人力资源在部门内的科学排列和组合。护理人力资源配置是护理人力资源管理的重要环节。

1. 护理人员配置的依据 护理人力资源配置受许多直接、间接因素的影响,主要依据是我国卫生行政主管部门的相关政策和规定,如《中华人民共和国护士条例》(2008 年 5 月 12 日施行),国家卫生和计划生育委员会《中国护理事业发展规划纲要(2011—2015 年)》,国家卫生人事制度改革和各地卫生部门的要求,社会对护理服务的需求,医疗卫生的业务服务范围,护理单元承担护理工作量的大小,护理群体素质的数量和质量标准,组织支持系统及资源保障情况及其他有关因素。

2. 护理人员配置的方法

(1)根据卫生部 1978 年颁布的《综合性医院组织编制原则(草案)》(以下简称《编制原则》)配置护理人员,人员配置具体规定如下:

①医院人员总编制计算方法:《编制原则》根据医院规模和担负的任务,将医院分为 3 类:300 张床位以下的按 1∶1.3 ~ 1∶1.4 计算,300 ~ 450 张床位按 1∶1.4 ~ 1∶1.5 计算,450 张床位以上的按 1∶1.6 ~ 1∶1.7 计算。

②各类人员的比例:行政管理和工勤人员占总编制的 28% ~ 30%,其中行政管理人员占总编制的 8% ~ 10%;卫技人员占总编制的 70% ~ 72%,在卫生技术人员中,医师、中医师占 25%,护理人员占卫生技术人员总数的 50%,药剂人员占 8%,检验人员占 4.6%,放射人员占 4.4%,其他卫技人员占 8%。

③护理人员配置:护士和护理员之比以 3∶1 为宜,门诊护理人员与门诊医师之比为 1∶2,急诊观察室护理人员与观察床之比为 1∶2 ~ 1∶3,婴儿室护理人员与婴儿床之比为 1∶3 ~ 1∶6,手术室护理人员与手术台之比为 2∶1 ~ 3∶1,助产士与妇产科之比为 1∶8 ~ 1∶10;以上各部门每 6 名护理人员(助产士)增加替班护士 1 名。

(2)根据 2011 年卫生部发布的《中国护理事业发展规划纲要(2011 - 2015 年)》要求,到 2015 年,全国三级综合医院、部分三级专科医院全院护士总数与实际开发床位比不低于 0.8∶1,病区护士总数与实际开发床位比不低于 0.6∶1;ICU 护士与实际床位比不低于 2.5 ~ 3∶1,手术室护士与手术间比不低于 3∶1。二级综合医院、部分二级专科医院全院护士总数与实际开发床位比不低于 0.6∶1,病区护士总数与实际开发床位比不能低于 0.4∶1。

(3)根据 2012 年《卫生部关于实施医院护士岗位管理的指导意见》要求,护理管理岗位和临床护理岗位护士应占全院护士总数的 95% 以上。普通病房实际护床比不低于 0.4∶1，每名护士平均负责的患者不超过 8 个，重症监护室病房护患比为 (2.5 ~ 3)∶1，新生儿监护病房护患比为 (1.5 ~ 1.8)∶1。门（急）诊、手术室等部门根据门（急）诊量、治疗量、手术量等综合因素配置护士。《医院管理评价指南（2008 年版）》要求医院护士总数至少达到卫生技术人员的 50%。

（4）根据我国分级护理要求内容，计算每名患者在 24 小时内所需的直接护理和间接护理的平均时数，以"平均护理时数"为依据计算工作量，进而推算出护理人力配置。直接护理项目：是每日直接为患者提供护理服务的护理活动。如：晨间护理、肌肉注射，测生命体征等。间接护理项目：是为直接护理做准备的项目，以及沟通协调工作所需要的护理活动。如：抄写处理医嘱，交班，配液等。目前对患者直接护理的分级是根据其病情危重程度与生活自理程度而定，一级护理患者每日所需直接护理时数为 4.5 小时，二级护理患者每日所需直接护理时数为 2.5 小时，三级护理患者每日所需直接护理时数为 0.5 小时。间接护理 40 张床位每日平均护理时数为 13.3 小时。

计算公式如下：

$$护理人数 = \frac{各级护理所需时间总和}{每位护士每天工作时间（8h）} + 机动人数（17\% \sim 25\%，一般为 20\%）$$

各级护理所需时间总和 = 一级护理时数 × 患者数 + 二级护理时数 × 患者数 + 三级护理时数 × 患者数 + 间接护理时间

（二）护理人员配置的原则

1. 满足需要原则　任何管理系统的人员配置，都要以有利于组织的目标实现为基准。护理人员的质量、数量、技能、年龄和职称层次等都会影响护理服务目标的实现。因此，医院护理管理部门应该根据医院的等级、类型、科室设置、患者护理需求等科学合理地配置护理人员，以满足护理服务对象的需求，促进护理服务目标的实现。

2. 结构合理原则　研究表明，优化人力资源配置是取得良好组织整体效应的关键。根据医院的级别和医院发展的需要，合理配置医院护理人员的性别、年龄、护龄、学历、职称结构，以提高护理服务质量。例如，在性别上，重症监护室、手术室等岗位需要消耗大量的体力工作，适当安排男护士比较合适；在年龄上和护龄上，40 岁以上的护理人员具有长期从事临床护理的经验，发现问题和处理各种急危重症以及突发事件的能力强，但是随着年龄的增长她们的精力逐渐减退，因此更适合一些指导性、监督性以及科研方面的工作，而青年护理人员更适合一些基本护理技术操作方面的工作；在学历上，根据《中国护理事业发展规划纲要（2011—2015 年）》（卫医政发〔2011〕96 号）的规划目标：到 2015 年，三级医院大专以上学历护士应当不低于 80%。现代医院的发展，要求护理人员高级、中级、初级职称，学历和老、中、青年龄的比例结构从三角形向橄榄形发展，以保证护理服务质量的提高和护理服务目标的实现。

3. 成本效率原则　人力资源管理的出发点和最终目标都是提高组织效率。在市场经济条件下，医院护理管理部门应该根据护理工作的成本消耗和经济效益，科学预算、合理配置人力资源，在保证优质高效的护理服务的基础上减少人力资源成本投入。

4. 动态调整原则　随着护理专业发展、服务对象变化、医院技术和医疗设备的不断更新、医疗体制的不断改革，护理人员配置也要与时俱进，不断进行动态调整。护理人员的配置应不断吸引具有新观念、新知识、新技术的护理人员，并在用人的同时，加强对护理人员的规范化培训和继续教育。为适应医院发展的需要，护理管理部门不仅要发挥对护理人员的选择聘用、调整和培养的权力，还要提供护理人员配置的决策和建议。

二、护理人员岗位职责及任职资格

根据国家卫生和计划生育委员会等级医院标准要求，护理管理层次可以根据医院规模设置两个或三个层次。我国的三级医院管理要求三级管理体系，即护理部主任、科护士长、护士长。两级管理体系主要包括总护士长、护士长两个层次。

护理管理人员的基本要求：必须有临床和管理经验，能全面地履行护理管理者角色所固有的责任。护理管理者应掌握以下实践领域的知识和技能：①护理人员的行为基础、管理知识体系和管理程序；②护理实践标准；③临床护理工作指南；④护理工作相关法律法规；⑤护理常规和理论；⑥健康照顾和公共卫生政策；⑦关于护理服务的有关艺术；⑧护理服务和人员的评价和结果测评、财政管理基本知识等。

（一）护理部主任岗位职责及任职资格

1. 护理部主任职责　护理部主任的基本活动包括规划、组织、人事、合作、促进和评价，在医院的管理活动中，护理部主任与所有相关的管理者合作，履行下述责任：①以决策者角色参与医院的发展策略和远期规划的制定；②在实现临床护理和护理管理的目标和方向中起领导作用；③负责组织制定护理工作相关的政策和程序；④获取和分配相关的人力、物力和财力资源；⑤制定和评价护理服务标准和程序，推进护理服务预期目标的实现，并用评价性思维在护理组织中起领导作用；⑥负责护理人力资源的培养、使用和管理；⑦对护理服务单元和整体护理服务质量进行连续的评价和改革；⑧促进临床护理、健康管理和护理管理领域中科学研究的实践、总结和应用；⑨作为护理专业角色模范和顾问，激励、培养、招收和保留护理管理人才；⑩作为改革者帮助所有护理人员理解改革的重要性、作用及变革意义。

2. 护理部主任任职资格　护理部主任任职基本条件包括：①国家注册护士、护理专业本科或硕士学位；②接受过管理方面专业知识和技能的培训和教育，10 年以上工作经验、5 年以上护理管理经验；③具备良好的语言和书面沟通能力、出色的人际交往能力、高度的责任心和敬业精神、良好的组织才能；④身心健康、满足岗位需要。

（二）科护士长岗位职责及任职资格

1. 科护士长职责　根据我国医院等级评审要求，三级以上医院均需设置三级护理管理体制：护理部主任 – 科护士长 – 护士长。科护士长的工作职责和工作内容主要包括：①信息管理，确保对医院信息处理的及时和准确，负责将医院及上级护理管理部门的宗旨、目标、规划转为本部门护理人员的行动；②负责所管辖科室的护理质量，参与护理部门护理临床质量的监督与评价，护理人力资源管理，病室环境管理，所管辖科室相关护理活动的组织、沟通与交流，积极参与各级护理专业活动，负责管辖科室护理人员的专业发展、科室临床护理教学、意外事件和特殊任务的协调处理等。

2. 科护士长任职资格 科护士长的任职资格因医院要求和地区而异。建议任用的基本条件包括：①国家注册护士；②护理专业学士或硕士学位；③接受过护理管理专业知识和技能培训；④5 年以上护理实践经验；⑤至少 3 年以上护理管理经验；⑥具有良好的沟通能力和人际关系能力；⑦高度的责任心；⑧良好的组织能力；⑨身心健康，满足职位需要。建议具备国家级机构认可的护理管理证书。

（三）护士长岗位职责及任职资格

1. 护士长职责 ①对科室主任和护理部主任、科护士长负责，管理一个护理单元；②为上级护理主管提供相关信息咨询，以作为决策参考依据，同时也将上级的要求传达给下属；③护士长协调本护理单元的有关工作，协调护士之间、护士与其他工作人员之间团结合作；④护士长对本护理单元的护理工作目标、任务、计划和服务标准的实施负有主要的责任；⑤护士长有责任保障良好的护理环境，保证日常护理工作的正常进行，评论护理服务的质量和安全性；⑥为下属提供工作指南并对下属的日常护理服务活动进行督导；⑦以患者为中心，协调、配合相关的医疗服务；⑧根据需要参与护理人员的招聘、选拔和保留；⑨负责本护理单元护理人员的工作安排和排班；⑩负责本单元护理人员资格认证、培训、教育和专业继续发展；⑪评价本单元护理人员的绩效和工作表现；⑫参与并带领本单元护理人员参与临床护理科研活动；⑬参与护理教学和教学管理，为护理专业和其他专业学生创造有益的教育气氛。

2. 护士长任职资格 护士长的任职资格因医院要求和地区而异。基本条件包括：①国家注册护士，护理专业学士或硕士学位；②接受过管理专业知识和技能培训；③5年以上护理实践经验；④具备护理管理经验；⑤具有良好的沟通能力和人际关系能力；⑥高度的责任心，良好的组织能力；⑦身心健康，满足职位需要。具备省级护理行政机构认可的护理管理证书。

三、护理工作模式

护理工作模式是一种为了满足患者的护理要求，提高护理工作质量和效率，根据护理人员的工作能力和数量，设计出各种结构的工作分配方式。

1. 个案护理 个案护理也称为特别护理或专人护理，是由一名护理人员在其当班期间承担一名患者所需要的全部护理。主要用在 ICU、CCU 病房及危重、大手术后的患者，病情复杂、严重，需护士 24 小时进行观察、护理。其优点为护士及时、全面观察患者的病情变化，实施全面、细致、高质量的护理；增加与患者直接沟通的机会，及时解决患者身心方面的问题。护士职责明确，责任心增强；利于培养护士发现问题、解决问题的能力。缺点为护士轮换频繁，护理缺乏连续性，所需费用高，人力消耗多。

2. 功能制护理 功能制护理是以各项护理活动为中心的护理方式，护理管理者按照护理工作的内容分配护理人员，每 1～2 名护士负责其中一个特定任务，各班护士相互配合共同完成患者所需的全部护理，护士长监督所有工作。其优点为节省人力、经费、设备、时间，护士长便于组织工作；有利于提高护士技能操作的熟练程度，工作效率较高；分工明确，有利于按护士的能力分工。缺点为忽视患者的心理和社会因素，护理缺乏整体性；护患之间缺乏沟通和理解，易发生冲突；护理工作被视为机械性和重复性的劳动，护理人员不能发挥主动性和创造性，易产生疲劳、厌烦情绪，工作满意度降低。

3. 责任制护理 责任制护理是在生物—心理—社会医学模式影响下产生的一种新的临床护理模式。强调以患者为中心，由一位责任护士按照护理程序对患者从入院到出院提供连续的、全面的、整体的护理。在责任制护理中，责任护士是主导，可直接向医生汇报患者的病情变化，并与其他医护人员、家属沟通。其优点为患者获得整体的、相对连续的护理，增加了患者的安全感与归属感；护士工作的独立性增强；护士的责任感、求知感和成就感增加，工作兴趣和满意度增加；加强与患者、家属及其他医务人员的沟通，合作性增加。缺点为所需人力、物力多，费用高，也常受人员编制、素质等方面的限制，因而对责任护士的业务知识和技能水平要求高，需接受专业培训。

4. 系统化整体护理 系统化整体护理是以患者为中心，以护理程序为核心，并将护理程序系统化的护理临床业务及护理管理模式，按照护理程序的科学工作方式，为患者实施有效的整体护理。包括护理哲理、护士的职责与行为评价、人员组成、标准护理计划、护理品质保证等项目。它要求护士在当班的时间内，对分管的患者从生活护理到基础护理，从疾病护理到心理护理全面负责，并将出院后保健指导均纳入护理日程，将护理程序贯穿于护理业务和护理管理的各个环节中。整体护理的实施能充分发挥各层次护理人员的作用，建立了新型的护患关系，提高了护理质量。这种护理工作模式要求护理工作以人为中心，以解决患者的问题为目的。

5. 小组护理 小组护理是将护理人员分成若干小组，每组有一位管理能力和业务能力较强的护士任组长，在组长的策划和组员的参与下，为一组患者提供护理服务。其优点为便于小组成员协调合作，相互沟通，工作气氛好；护理工作有计划，有评价，患者得到较全面的护理；充分发挥本组各成员的能力、经验与才智，工作满意度较高。缺点为对患者的护理由小组负责，患者接受的仅是片面的整体护理；所需人力较多，对组长的管理技巧和业务能力要求较高。

6. 临床路径 临床路径是指针对某一疾病建立一套标准化治疗模式与治疗程序，是一个从控制医疗成本着手、以医疗团队合作为主的临床治疗综合工作模式。优点有：既可缩短住院天数，节约护理费用，又可以达到预期的治疗效果；可以避免传统工作模式中出现的同一疾病在不同地区、不同医院、不同的治疗组或者不同医生间出现不同的治疗方案的现象，避免了治疗和护理的随意性，提高了治疗和护理的准确性和预后的可评估性；规范了医疗行为，降低了医疗成本，提高了医疗质量。缺点是：使用范围有限，主要适用于诊断和预后明确、病情单纯的常见病和多发病，对于诊断不明确、病情复杂、并发症多、治疗和护理结果难以预料的疾病不适合采用临床路径。

四、护理人员排班的原则和方法

护理人员排班是护理管理者根据不同的护理方式，对护理工作的任务、内容、程序、人力和时间等影响因素进行全面考虑，做出的科学的、系统的安排，以充分调动护理人员的积极性，增强护理人员的责任心，提高护理工作效率。

（一）护理人员排班原则

1. 满足需要原则　满足需要是指各班次的护理人力在质量和数量上能够胜任该班次的所有护理活动。以患者的需要为中心，按照护理工作 24 小时不间断的特点，合理安排各班次，保持互相衔接，尽量使各护理人员的工作互不干扰，提高工作效率。此外，在满足患者需要的同时，护理管理者在排班过程中还应该考虑到护理人员的需要。

2. 结构合理原则　科学合理地对各班次护理人员进行搭配，是有效利用人力资源、保证临床护理质量的关键。护理管理者在排班的过程中，应根据患者的情况、护理人员的数量、专科水平有效组合，保证各班次护理人员在技术力量和危机应对能力上的均衡，以避免因人力安排不合理出现护理问题。保证患者安全，防范护患纠纷。

3. 效率原则　有效的护理人力管理是在保证护理质量的前提下把人员的成本消耗控制在最低限度。因此，护理管理者在排班时除了要满足需要之外，还要考虑人力成本问题。在具体排班时，护理管理者应结合本单元护理工作量对护理人员进行合理组织和动态调整。

4. 公平原则　在排班时对所有护理人员都应本着公平的原则，对有特殊需要的护理人员在不违背原则的前提下尽量照顾。排班时应对所有的护理人员一视同仁。

5. 按职上岗原则　护理管理者还应该结合护理人员的专业技术职称进行工作安排，其基本原则是：高级职称护理人员承担护理专业技术强、难度大、疑难危重患者的护理工作；低年资护理人员承担常规和一般患者的护理工作。这样可以从职业成长和发展规律的角度保证护理人才培养和临床护理质量。

（二）护理人员排班方法

1. 周排班法　以周为一个排班周期的方法称为周排班法。一般由病房护士长根据病房护理工作进行安排。周排班的特点是对护理人员的值班安排周期短，有一定灵活性，护士长可根据具体需要对护理人员进行动态调整，做到合理使用护理人力；一些不受护士欢迎的班次，如夜班、节假日班等可由护理人员轮流承担。但是，较为费时费力、较为频繁的班次轮转是周排班的局限。

2. 周期性排班法　周期排班又称为循环排班。一般以 4 周为一个排班循环周期。特点是排班模式相对固定，每位护士对自己未来较长时间的班次可以提前做好个人安排，排班省时省力。这种排班方法适用于病房护理人员结构合理稳定、患者数量和危重程度变化不大的护理单元。国外许多医院采用周期性排班。

3. 自我排班法　它是由护理人员根据个人需要选择具体工作班次的方法，这种方法适用于护理人员整体成熟度较高的护理单元，国外一些医院采用这种排班方法。自我排班法能较好地满足护理人员的个人需求，但也给管理者带来一些问题。因为一般情况下，多数护理人员更愿意上白班，不愿意在节假日和晚上值班。这种情况需要由护士长做好协调工作。

知识扩展

APN 排班模式

APN 排班总体思路是按 A 班（8：00～16：00）、P 班（16：00～0：00）、N 班（0：00～8：00）三班的原则安排班次，并对护士进行层级管理。这种排班方式的优点：①减少了交接班环节中的安全隐患。②加强了中、晚班薄弱环节中的人员力量，降低了以往中、晚班由于人员不足而存在的安全隐患。③在 A 班和 P 班均有 1～2 名护师以上职称的高年资护士担任责任组长，对护理工作中的高难度护理及危重患者的护理进行把关，充分保证了护理安全。④对护士本人来说，连续上班的形式，也有利于更好地安排自己的工作，避开上下班的高峰等。APN 排班既能为患者提供更优质的服务，又降低了年资低的护士单独值班潜在的安全隐患，是护理工作任务重的科室值得考虑的选择。从总体上来说，APN 排班，其优点应该是多于不足的。

第三节　护理人员培训

培训是指组织有计划、有组织地对组织成员实施系统学习和开发潜力的行为过程。护理人员培训是组织和部门优化护理人力资源结构，激发护理人力资源潜力，提高人力资源使用效率的有效措施。护理工作与科技进步、社会发展密切相关，护理必须适应社会发展的需要，作为护理人员必须不断吸取新知识，更新自己，以满足社会的需求。

一、护理人员培训的目的及功能

1. 护理人员培训的目的　对护理人员进行培训的主要目的是：帮助护理人员适应组织内外环境的变化、满足市场人才竞争和护士自身发展的需要、提高部门和组织效率、建立医院组织文化。通过培训使护士在知识、技能、能力和态度四个方面得到提高，保证护理人员有能力按照工作岗位要求的标准完成工作任务。护理人员培训可以使护理人员具有不断学习的能力，学会在工作环境中知识共享，并运用所掌握的知识技能优化护理服务过程。培训目标一般包括以下几点：使护理人员在工作数量和质量上得以提高，使护理服务工作得到不断改善，使护理工作成本消耗不断降低。

2. 护理人员培训的功能　护理人员的培训在医院和组织中发挥下列功能：帮助护

理人员掌握工作所需要的基本方法;帮助新上岗护理人员尽快进入所承担的工作角色,使护理工作更富有成效;帮助护理人员了解组织和护理工作的宗旨、价值观和发展目标;改善护理人员的工作态度,强化护理人员的职业素质;提高护理人员的工作效率;提高和增进护理人员对组织的认同感和归属感;协助护理人员结合个人特点制定职业生涯发展规划,使护理人员在完成组织任务的同时不断提高个人素质,个人潜能得到最大限度开发。

二、护理人员培训的原则

1. 因材施教,学用一致的原则 护理人员的培训要从护理人员的实际情况和岗位实际需要出发,注重将培训结果转化为实际生产力。培训内容要能够发挥和保持组织、部门和护理人员的竞争优势,使人员的职业素质和工作效率得到不断的提高,使组织培训效应达到最大化。

2. 与组织发展相适应原则 护理人员的培训首先要从组织的发展战略出发,结合医院和部门的发展目标综合设计培训内容、模式、对象、规模、时间等,以保证培训促进组织目标的实现。

3. 综合素质与专业素质培训相结合的原则 培训除了要注意与护理岗位工作内容相衔接,还应注重组织文化建设内容的培养和渗透,使护理人员从工作态度、文化知识、理想、价值观、人生观等方面都符合组织文化的要求,帮助护理人员在提高职业素质的同时,完成其在组织中的社会化过程。

4. 重点培训与全员培训相结合的原则 重点培训是指首先培训对护理工作的发展影响大的护理技术骨干力量,特别是护理管理人员。同时,管理者在制订培训计划时还要注意整体护理人员的培训,以促进护理队伍整体素质的提高。

5. 近期需要与长远需要相结合的原则 医学科学技术快速发展要求组织对人员的培训除了考虑当前还必须考虑长远需要。护理人员只有不断接受新知识,才能保证自己的专业能力适应发展的需要。另外,护理人员培训的目的是为了能更好地完成本职工作,如果岗位职责和工作内容发生变化,就应针对岗位所急需的知识和技能进行培训,以促进护理人员更好地适应岗位职责的需求。

三、护理人员培训程序

护理人员培训由 3 个阶段组成:前期准备、培训实施和培训效果评价。

1. 前期准备 主要是进行培训需求分析、培训前测试和确立培训目标。

(1) **培训需求分析** 培训需求分析从医院发展、工作岗位及护理人员 3 个层面进行。不同层次的护理人员,对培训侧重点的需求也不同。培训者要了解护士需要什么,现存的问题是什么及可以达到什么样的程度。护理人员学习需求分析主要内容有:回顾具体护理岗位的职责和绩效期望;确定目前和将来岗位需求的知识和技能的类别;确定护士在知识和技能方面与岗位要求之间存在的差距等。护理人员培训需求分析是确定培训目标、制订培训计划、评价培训效果的依据。

（2）培训前测试　培训前测试是在培训前对护理人员进行的相关测试，目的是了解拟受训的护理人员原有的知识和技能水平，可以采用书面测试或护理技能操作、临床案例测试等方法。培训前测试有利于寻找培训的侧重点，也是正确评价培训效果的基础。

（3）确立培训目标　即确定护理人员通过培训所要达到的知识和技能水平。管理者应注意培训的目标与医院的长远目标相吻合，培训的目标应具体、重点突出、可操作性强，不宜过多、过大、过空。

2. 培训实施　在确认培训需求的基础上，培训者根据培训目标制定出有针对性的培训计划，包括确定培训课程和教材、选择受训人员和培训教师、选择培训方式和方法、制订培训相关的活动安排及经费预算和培训规章制度等内容。

（1）设计培训课程　培训课程的设计应以培训目标为依据。在培训过程中，注意保证培训的知识和技能的代表性，学习了这种知识或技能即意味着掌握了一套知识或技能体系。因此，培训课程的设计一定要科学合理，既要考虑培训的系统性，还要考虑培训对象、时间和教材的适宜性。

（2）选择受训人员和培训教师　虽然全体护理人员都需要培训，而且大多数人都可以通过培训受益，但是由于护理人员自身特点和医院资源有限，所以必须有针对性地确定护理组织人才的培养计划，根据组织目标的需求挑选受训人员。培训教师的选择要注重资格（即选择受过专业培训、个人经验丰富的人员）和责任心。

（3）选择培训方法和形式　选择培训内容和培训方式是制订培训计划的关键。要根据培训目标、医院特点及受训人员特点选择有效的培训方法。如，帮助新护士掌握静脉穿刺技术，可以采用在岗技术操作培训，获得满意效果；而要提高护理管理人员的管理技能，培训的内容和方式就要比操作技能培训复杂得多，需要考虑是脱产还是半脱产学习，是理论学习还是实践训练，是理论考核还是实践考核，是以讲授为主还是采用案例分析等内容。

3. 培训效果评价　培训评价是保证培训有效性的重要环节，主要包括3个步骤。

（1）确立评价标准　以培训目标为依据确立评价标准，衡量指标要具体、可操作，与培训计划相匹配。

（2）培训控制　在培训过程中要不断根据培训目标、培训标准和受训人员的特点，调整培训方法和进程。培训过程中要关注培训相关信息，及时纠正培训过程中产生的偏差，使培训取得预期效果。

（3）评价培训效果　包括培训效果评价和费用的评估。常用的培训效果评价方法有：①通过调查问卷或讨论法了解受训人员的满意度，即受训人员对培训的效果和有用性的反馈。②以考试的形式测量受训人员在知识、技能及态度方面的收获。③通过患者满意度等指标评价培训对于受训护理人员的作用。④在培训结束一段时间后，评价受训人员在培训前后的差别，观察其是否在工作中运用了培训的知识。培训费用评估包括：受训人员和培训教师的薪酬、福利及其他奖励；教材、教学仪器、教室的费用；学费、住宿、交通、一般管理费用；由于培训而损失的工作时间等。培训结束后，不要忽视了培训效果的使用，最好把培训的效果转移到实际工作中。

四、护理人员培训形式和方法

1. 护理人员培训形式

（1）岗前培训　岗前培训是使新护士熟悉医院组织、适应医院环境和护理岗位的过程。培训内容包括护理人员的行为规范、道德要求、医院和护理部的理念、目标、组织机构、规章制度、纪律要求、环境介绍和基本技能要求等。

（2）在职培训　护理人员在职培训是指护理人员在不影响工作的前提下，一边工作一边接受教育、指导的学习过程。在职培训包括以下几种形式：工作实践培训、医院科室轮转、个人自学、各种培训班或学术讲座。

（3）脱产培训　根据医院护理工作的实际需要，选派不同层次有培养前途的护理骨干，离开工作岗位到专门的学校、研究机构或其他培训机构集中时间进行学习或接受教育，以提高护理管理人员和专业技术骨干的素质和专业能力。

（4）护理管理人员的培训　管理人员对组织生存发展具有重要意义。对管理人员的培训和提高是组织进行有效管理的关键环节。护理管理人员培训的主要目的是向管理人员提供管理岗位所需要的知识和技能，使管理人员的管理能力得以不断提高。虽然医院的培训提供了护理管理岗位需要的关键知识和能力，但培训目标的实现离不开每一位管理者的个人努力。护理管理人员的培养是一个长期、有计划的过程，不可能在短期内完成。

2. 护理人员培训方法　护理人员培训方法多种多样，培训人员应根据医院的自身条件、培训对象特点、培训要求等因素进行选择。常用的培训方法有：

（1）讲授法　是一种以教师讲解为主、学习对象接受为辅的传统知识传授方法。优点是有利于受培训人员系统地接受新知识，教学人员可以同时对数量较多的人员进行培训，信息量大，并且也能较好地控制学习进度。缺点是容易使学员对教师产生依赖性，不利于学员自主学习能力的发挥，而且学习效果也容易受到教师水平的影响。

（2）个人自学法　护理管理者可以根据护理工作的实际情况和发展需要规定学习内容，护士本人也可根据个人爱好自定学习内容。个人自学法是培养护理人员养成学习习惯非常重要而有效的方法。

（3）演示法　是通过实物和教具的实际示范，使受训者了解某种工作操作过程的一种教学方法，在护理人员培训中具有较大的实用性。如，皮试液的配置、床旁心电监护仪的使用等。优点是感官性强，能激发学习者的学习兴趣，有利于加深学员对学习内容的理解，效果显著；缺点是适应范围局限，要求条件高，准备工作较费时。

（4）讨论法　是一种通过受训人员之间的讨论来加深学员对知识的理解、掌握和应用，并能解决疑难问题的培训方法。优点是参与性强，受训者能够提出问题，表达个人感受和意见；集思广益，受训者之间能取长补短，利于知识和经验交流；促使受训者积极思维，利于能力锻炼和培养。缺点是讨论题目的选择和受训者自身的水平将直接影响培训效果，不利于学员系统掌握知识，有时讨论场面不能很好控制。

（5）工作岗位轮转法　是护理管理部门根据医院发展要求，有计划地、分批地对护理人员在医院内、外、妇、儿等主要科室进行轮转的培训方法。工作岗位轮转法近几年已被各医院广泛认可，并收到良好效果。通过岗位轮转，可以使护理人员在工作经历方面积累更多的临床护理经验，拓宽护理专业知识和技能，增强解决实际护理问题的能力，为今后个人的职业发展打下良好的专业基础。

（6）其他方法　视听和多媒体教学法、角色扮演法、案例分析法等均可选择性地运用到护理人员的培训中。计算机网络技术、远程教育手段等新教育技术为护理人员的培训提供了更加广阔的发展空间。

第四节　护理人员绩效评价

绩效（performance）是指员工的工作结果和工作过程。绩效评价（performance appraisal，PA）是指组织采取特定的方法和工具对组织成员的工作表现、个人的优缺点、工作完成情况等进行考查评价的过程。近年来，随着人们对人力资源管理认识不断深入，一些学者在绩效评价的基础上提出了绩效管理。绩效评价侧重于管理人员对员工的工作评价过程，而绩效管理则是依赖于管理人员与员工之间达成的协议来实现组织或工作目标的一个动态的沟通过程，即后者更强调通过员工的积极参与和上下级之间的双向沟通来提高员工绩效和组织效率。

护理人员绩效考评就是对各级护理人员工作中的成绩和不足进行系统调查、分析、描述的过程。由于护理人员工作行为和效果受诸多因素的影响，使绩效评价工作的客观性、准确性、公平性等均增加了难度。如何科学有效地对护理人员进行绩效评价，是新时期护理管理人员面临的挑战。

一、护理人员绩效评价的作用

1. 人事决策作用　通过业绩评价，有利于护理管理者对护理人员做出客观公正的评价，为医院和部门正确识别人才和合理使用护理人员提供了客观依据。

2. 诊断作用　护理管理人员可以根据绩效评价结果分析护理人员职业素质与岗位任职要求之间的差距，并对此进行诊断，进一步寻找导致绩效不良的主客观因素。问题诊断主要包括与绩效直接相关的组织因素、管理者因素、环境因素、部门管理因素、护理人员个人因素等几个方面，目的是寻求提高组织和个人绩效的措施和方法，促进绩效持续改进。

3. 激励作用　奖优罚劣是在护理人员管理中起重要作用的激励和约束机制，对调动人员的积极性具有促进作用。业绩评价结果可以帮助护理管理者确定护士对组织的贡献，以此作为组织奖惩决定的依据。根据客观的考核结果对成绩优异者给予奖励，进行成就激励，使组织期望行为得到强化和巩固；对绩效低劣者进行惩罚，进行危机激励，敦促不良工作表现者及时改进。

4. 教育和管理作用　护理人员绩效评价的主要目标是促进与维持组织的高效率。护理管理者在绩效诊断的基础上确定培训需求，制定有针对性的培训计划，通过对护理人员知识技能等相关培训，进一步提高他们的绩效水平，从而达到组织期望的绩效水平，实现组织绩效评价的教育作用。绩效评价的管理是管理者结合岗位要求和个人特点，对绩效水平持续达不到组织要求的人员采取调整、培训、转岗、留聘等多种措施，促进绩效改进的过程。

二、护理人员绩效评价的原则和程序

1. 护理人员绩效评价的原则　护理人员绩效评价需要获得的信息包括被评价人员在工作中取得了哪些成果，取得这些成果的组织成本投入是多少，以及取得这些成果对组织的经济效益和社会效益带来多大影响。换言之，就是考核和评价护理人员工作的效果、效率、效益。在进行护理人员绩效评价时应遵循以下基本原则：

（1）标准基于工作的原则　护理人员绩效评价标准应根据工作岗位内容来建立，用来评价护理人员绩效的标准必须与工作相关，如个人生活习惯、癖好之类的琐细内容不能包括在评价内容中，否则评价将失去意义。制定评价标准的依据是具体的岗位职责，如护士、护士长、护理部主任的岗位职责不同，其评价指标就应当有所区别。此外，制定评价标准时应尽量使用可衡量的描述，以便提高评价标准的可操作性。

（2）评价标准化原则　绩效评价的标准化有几层含义：第一，是指对同一负责人领导下从事同种工作的人员来说，应使用同一评价方法对其工作进行评价。第二，评价的间隔时间应该是基本相同的。虽然目前年度评价是最为普遍的间隔时间，但世界上许多具有创新观念的企业所进行的评价较为频繁。第三，定期安排所有人员的评价反馈会议和评价面谈时间。第四，提供正式的评价文字资料，被评价人应在评价结果上签字。

（3）评价公开化原则　评价标准以及考评结果都应该公开，使所有的参评人员清楚地知道评价的标准，以确立努力方向。考评结束后，应通过反馈面谈，使参评者了解考评结果，以监督评价的公平性，促进护理人员发扬成绩、克服缺点，朝着组织对他们期望的行为和业绩水平方向努力。

（4）评价激励原则　绩效评价的目的是激励下属更加努力工作，而不是让组织成员丧失工作的热情。对工作出色的护理人员要进行肯定奖励，实行成就激励，以巩固和维持组织期望的业绩；对工作表现不符合组织要求的护理人员要给予适当教育或惩罚，帮助其找出差距，建立危机意识，促进工作改进。通过绩效评价结果比较，使护理人员之间拉出区别差距，以此作为医院人事或管理部门使用、晋升、奖惩、培训的依据。

（5）公平原则　在考评过程中严格按考评标准进行，做到实事求是、公平合理地评价每个护理人员，避免考评者的主观因素和个人臆断造成评价上的偏差。

（6）评价面谈原则　评价面谈为管理者和下属双方提供了一个交流思想的极好机会，无论护理管理人员工作多么繁忙，都必须进行绩效评价面谈。面谈对护理人员本身的发展也是极为重要的。评价面谈一般包括三方面内容：讨论被评价人员的工作业绩；帮助被评价人员确定改进工作的目标；提出实现这些目标所采取措施的建议。评价面谈一般安排在评价期结束后不久进行。有效评价面谈的基本原则：建立和维护彼此信任；明确说明面谈目的；鼓励下属说话；管理者认真倾听下属陈述；沟通过程优缺点并重，避免对立和冲突；面谈焦点集中在绩效及工作方面，而不是被评价人员的性格特征方面；当面谈目的达到或交谈状况不利于继续进行时应适时终止面谈；谈话重点侧重于未来而不是过去；以积极的方式结束面谈。

2. 护理人员绩效评价的程序 绩效评价是一个系统的过程。一个有效的绩效评价系统一般由三部分组成：确定绩效标准，即界定绩效的具体评价指标及各指标的内容和权重；评价绩效，即制定出有效、可操作性强的考评方案并实施的过程；反馈绩效，即部门或管理人员与被评价者沟通和应用绩效评价结果的过程。

（1）确定绩效标准 护理绩效评价的标准一般包括两个方面：一方面应明确护理人员应该做什么，这类指标包括工作职责、工作的质和量以及一些相关指标；另一方面是明确护理人员做到什么程度，相应的指标有具体的工作要求和工作表现标准。由于各项评价指标对工作的影响存在程度上的差异，因此各项评价指标应赋予不同的权重数，以反映各个工作要素的重要性。

（2）评价绩效 绩效评价主要包括：制定绩效评价实施计划，落实评价人员，确定评价对象和时间；比较、选择科学实用操作性强的评价工具；将被评价对象的实际工作表现与所制定标准进行比较；评价信息的收集、处理、分析、综合总结，将所评价结果向相关领导和部门报告等。绩效评价不是一朝一夕的工作，而是一项长期复杂的工作过程。管理者对护理人员的绩效评价应注重将定期正式的综合评价、部门的过程或阶段性评价与经常性的日常工作表现等几方面结合起来，强调平时护理活动中护理人员的自我约束和规范，从而更准确、客观、公平地评价每一位护理人员。

（3）绩效评价结果反馈及应用 绩效评价结果的及时反馈是促进护理人员改进工作、提高业绩的重要手段之一，因此一旦绩效评价工作结束，管理者就应该将护理人员的整体评价结果提供给人力资源部门作为组织决策的依据，同时将个人评价结果告诉被评价者本人，然后听取他们的意见和建议，进行公开的交流，这样管理部门能够及时处理有关情况和吸收有关工作绩效评价的经验和教训，为下一次工作绩效目标的设立、评价方法的改进等提供可借鉴的经验。

> **知识链接**
>
> ### 绩效考核的六大错误
>
> ①追求高绩效，却奖励做表面文章的人。②考核以业绩为主，却往往凭主观印象。③鼓励创新，却在处罚敢于创新的人。④鼓励不同意见，却在处罚发表不同意见的人。⑤按章办事，却在处罚坚持原则的人。⑥鼓励勤奋工作、努力奉献，却在奖励不干实事的人。

三、护理人员绩效评价工具及评价责任

1. 护理人员绩效评价工具 护理人员绩效评价方法取决于绩效考评目的。为了达到评价目的，首先要制订评价标准（评价表格）。在公平和标准统一的基础之上统一时

间进行，采取面谈、提供资料、召开会议等方法。评价形式包括直接领导评价、同行评价、自我评价、下属评价、组织评价。一定要让护士了解自己的评价结果并允许他们询问。为了达到评价目的，评价方法必须具备可信度。

护理管理人员在选择评价方法时应注重保证绩效评价的有效性，基本要求如下：选择的评价方法应体现组织目标和评价目的；评价能对护理人员的工作起到积极正面引导作用和激励作用；使用的评价方法能较客观真实地评价护理人员的工作；评价方法简单有效，易于操作；评价方法节约成本。目前常用的绩效评价方法介绍如下：

（1）绩效评价表　是一种根据限定因素对员工表现进行考核的工作效率衡量方法。具体操作是根据评定表上所列出的指标，对照被评价者的具体工作进行判断并记录。护理人员所选的指标一般具有两种类型：一是与工作相关的指标，如工作质量、工作数量；二是与个人特征相关的指标，如积极性、主动性、适应能力、合作精神等。除了设计评价指标外，还应对每一项指标给出不同的等级，评价者通过指明最能描述被评价人及其业绩的各种指标比重来完成评价工作。对各项指标和等级定义的越确切，其评价结果就会越完善可靠。当每一个评价者对每个评价指标和等级都按同样的方法解释时，就会取得整个组织评价的一致性。

（2）排序法　是评价者把同一部门或小组中的所有人员按照总业绩的顺序排列起来进行比较的评价方法。排序法的特点是简单、省时、省力、便于操作。缺点是当护士业绩水平相近时难以进行平行排序。

（3）比例分布法　是将工作单元或小组的所有人员分配到一种近似于正态频率分布的有限数量的类型中去的一种评价方法。如对某病房的护士的工作业绩进行评价，优秀组的人员比例为5%，良好组的人员比例为20%，中等组的人员比例为50%，合格组的人员比例为20%，不合格组的人员比例为5%。

（4）描述法　是评价者用陈述性文字对组织人员的能力、工作态度、业绩状况、优势和不足、培训需求等方面做出评价的方法。这种方法侧重于描述组织成员在工作中的突出行为，而不是日常业绩。使用这种方法与评价者的写作技巧和能力关系较大。描述法由于没有统一的标准，在进行护理人员之间的评价比较时有一定难度，使用时应视被评价目的和用途结合其他方法。

（5）关键事件法　是将被评价人员在工作中的有效行为和无效或错误行为记录下来作为评价依据的方法。当护士的某种行为对部门或组织的工作和效益产生重大影响时，无论是积极还是消极的，护理管理人员应及时把它记录下来，这样的事件称为关键事件。使用这种方法进行的绩效评价应贯穿于整个评价阶段，而不仅仅集中在工作的最后几周或几个月里。在绩效评价后期，评价者应综合这些记录和其他资料对护士业绩进行全面评价。

（6）目标管理法　目标管理评价重视成员对组织或部门的个人贡献，是一种有效评价员工业绩的方法。运用目标管理评价可以将评价关注的重点从护理人员的工作态度转移到工作业绩方面，将评价人的作用从传统评价法的公断人转变为工作顾问或促进者；被评价护理人员在评价中的作用也从消极的旁观者转变成积极的参与者。护理绩效目标管理过程是护理人员同自己的直接主管（如护士长）一起建立绩效目标，但在如何达到目标方面，护士长会给予护理人员一定的自由度。

（7）360度绩效评价方法 又称为全视角评价，是由被评价者的上级、同事、下级和（或）客户（包括内部和外部客户）以及被评价者本人从多个角度对被评价者工作业绩进行的全方位衡量并反馈的方法。由于此种评价方法强调反馈，以达到促进行为改进、提高绩效的目的，因此360度绩效评价法又称360度绩效反馈评价、全方位反馈评价或多源反馈评价。360度绩效评价的出发点是扩大评价者的范围和类型，从不同层次的人员中收集关于被评价者的绩效信息，集中各种评价者的优势，多视角对组织成员进行综合客观评价，使评价结果公开、全面。360度绩效评价与传统自上而下评价的本质区别是信息来源具有多样性，由此保证了评价的准确性、客观性。

2. 护理人员绩效评价责任

（1）直接领导评价 护士绩效评价应该由那些能直接观察到护士工作业绩的人员来承担，护士的绩效评价一般由所在护理单元的护士长进行。理由是：直接主管－护士长对自己所辖的护理单元负有管理责任，通常处于最有利的地位观察其下属的工作表现和业绩；如果将评价下属的任务完全交由别人，护士长的威信就会受到削弱。直接领导评价的局限性是：一些管理者在评价下属绩效时会强调业绩的某一方面而忽略其他方面；另外，管理者操纵评价，对下属的奖酬分配、加薪、晋升等决策带来影响的现象也是时有发生，为了保证评价工作的可靠性和连贯性，护士长和参与评价的人员应接受必要的培训。

（2）同行评价 同行评价的形式长期以来在许多组织的员工绩效评价中得到广泛使用。其优点是：同工作部门的护理人员比其他人对彼此的业绩都更了解，能较为准确地做出评价；来自本部门护理同行适当的压力对护理人员自身的工作来说是一个积极的促进因素。同行评价反映的是众多人的观点，而不是某一个人的观点，相对来说较为客观。缺点：在实施评价需要的时间安排方面和区别个人与小组的贡献方面有一定的难度。另外，有些小组成员在评价自己的同事时处于两难的情况，如实事求是评价就会对同事不利，反之对组织或他人不利。

（3）自我评价 在让护理人员充分了解组织对自己工作岗位的期望目标和具体的绩效评价标准的基础上，让他们自己评价自己的工作业绩也是可行的评价方式之一。自我评价的好处是让护理人员随时对自己的工作进行反思，让他们更加了解自己在工作中哪些做得好，需要保持和发扬；哪些做得不好，需要改进。同时，自我评价对护士的职业发展也起到积极的促进作用，使他们在工作中更加积极主动。自我评价对护理人员本人的成熟度有一定的要求，应用前进行必要的培训是保证评价质量的基础。

（4）下属评价 一些管理者认为，由直接下属对管理者的业绩进行评价的形式是可行的。其理由是：直接下属处于一个很有利的位置来观察自己的领导的管理效果，如果管理者重视达到岗位职责的要求，会尽力将管理工作做得最好。反对下属评价的观点是：管理者会人为地采取一些行为以获得好的评价结果，而下属则会担心实事求是评价会遭到报复。使用下属评价方法时，应对评价人的姓名进行保密。

（5）组合评价　即多种评价方式的组合。上述介绍的评价形式并不是互相排斥的，许多组织都是采用多种评价方式的组合。事实证明，多种评价方式的组合可以提高绩效评价结果的可靠性和有效性，从而使评价工作更具有实质意义。多重方式评价比单一的评价会花费更多的时间和经费，管理者应根据单位的具体情况选用评价方式。但无论怎样，员工的绩效评价是任何组织都必不可少的管理环节。

【项目考核】

案例1：某市一所三级甲等医院有1200张床位，根据《综合性医院组织编制原则（草案）》的要求，该医院应配置多少工作人员？应设多少护理人员？

案例2：某二甲医院，病房护士长向护理部反映护士人手不够。经护理部调查发现，近半年来大部分新来的护士都跳槽到本市的一家私立医院，分析新来护士跳槽的主要原因有：医院护士编配不清，导致护士职责不清；医院管理氛围中存在论资排辈的现象，使新护士感觉无法体现自身价值，对自己的发展前景感到很渺茫；新来护士的奖金分配比例最低，更加加重了新来护士的离职意愿。

思考题：你能够对护理管理部门提供哪些有效措施来改善当前的状况？

第六章　领　导

⊙能说出领导的概念、作用和类型，激励的概念、模式和原则。
⊙理解代表性领导理论和激励理论。
⊙能运用领导理论和激励理论有效地开展护理管理工作。

【案例】

某医院心内科护士长陈女士在护理管理岗位上已经工作了近 15 年，具有丰富的临床管理经验。在医院迎接"三甲"医院复审准备过程中，她根据病区护理人员的工作能力及个人特点，将科室的部分管理工作进行分工。如病区治疗室药品的管理工作分给了骨干护士小李，病区护理人员的培训工作分给了主管护士小王，消毒隔离工作分给了医院感染控制兼职护士张某，通过分工，她有更多的时间与精力从事病区护理质量的管理及其他工作，提高了管理效能，使病区的护理工作井井有条，在复审工作中取得了优异的成绩。

【任务分析】

随着社会的日益进步、生物医学模式的转变、医学科学的飞速发展，医疗市场竞争日趋激烈，人们对医疗、护理工作提出了更高的要求。护理管理者是护理工作的领导者，其管理能力和水平直接影响医院的护理质量。作为护理管理者应该科学地运用领导艺术，让护理人员以积极、乐观、健康的状态全身心地投入到工作中，保证护理安全，提高护理质量，让患者满意，使护理管理工作有成效。

第一节　概　述

领导是管理职能之一，是实现组织目标的关键。领导工作就是对组织中的全体成员辅以指导和领导，进行沟通联络，运用恰当的激励手段，对下属施加影响力，以统一组织成员的意志，保证组织目标的实现。

一、领导与领导者概念

1. 领导的含义　领导是领导者通过影响下属达到实现组织和集体目标的行为过程。根据这一定义，可把领导概括为 3 层含义：领导的目的是指引和影响群体或个体完成所期望的目标；领导活动必须有领导者和被领导者；领导是一个动态的过程，此过程是由领导者、被领导者和所处环境之间的相互作用构成的。

2. 领导者的含义　领导是一个过程，而领导者是一种社会角色，特指领导活动的行为主体，即能实现领导过程的人。现代管理学家德鲁克认为："领导者的唯一定义就是其后面有追随者。"

3. 领导与管理　通常，人们把领导等同于管理，实际上，二者既有联系又有区别。

（1）领导与管理的联系　①从行为方式上，两者都以组织为基础，领导和管理都是一种在组织内部通过影响他人协调活动，实现组织目标的过程。②从权利构成上，两者都与组织层次的岗位设置有一定的联系，组织内部的管理岗位往往也是领导岗位。

（2）领导与管理的区别　①从侧重点上来说，领导强调的是提供方向，影响人和增强组织成员的凝聚力，以及激励和鼓舞人。②从层次上来说，领导具有战略性和较强的综合性，贯穿在管理的各个阶段。从整个管理过程来看，如果我们把管理过程划分为计划、执行和控制 3 个主要的阶段，领导活动处在不同阶段之中，集中起来就表现为独立的职能，即为了实现组织目标，使计划得以实施，使建立起来的组织能够有效运转、组织和配备人员，并对各个过程结果进行监督检查。③从功能上来说，管理的主要功能是解决组织运行的效率，而领导的主要功能是解决组织活动的效果。效率涉及活动的方式，而效果涉及的是活动的结果。

（3）领导者与管理者的区别　①领导者与管理者的产生方式不同。管理者是指上级指派的，有正式的职位及特定的合法职权，如护理部主任具有规划、组织、控制工作等职权。领导者是经上级任命或是群体内部自然产生的，领导者运用影响力指导、影响下属完成组织目标，并不需要以正式职位和合法权利为基础。领导者是致力于实现领导过程、引导追随者的人。如大学教授、医院的专家，由于品德高尚、业务精湛，受到群众追随。②领导者与管理者的身份统一性。身为管理者而不是领导者的情况可能是存在的，因为仅有组织提供给管理者某些正式权力并不能保证他们实施有效的领导，如某护士长管理严格，但不讲求领导艺术，发现护士的不足之处，不分场合的大发雷霆，护士惧怕她，但绝不会追随她。也有的人员具备领导才能却不一定成为管理者。

在现代组织中，领导者和管理者的角色是密不可分的。有时一个领导者或管理者可能要给追随者"充电"，引起成就、鼓舞、成长和适应，这时这个人无疑是在发挥领导作用；有时这个人必须参与日常的行政事务，比如修订制度和规章、分配资源、分派任务等，这时他就是在从事管理工作。组织既需要管理者也需要领导者，领导者可以创造变革，而管理者则能保证组织有秩序的运行。结合领导的管理可以创造出有秩序的变革，而结合管理的领导则可以令组织同环境协调一致。护理事业的发展需要将二者有效融合于一身的高级护理管理人才。

二、领导者的影响力

领导者重要的任务是"影响"个体或群体的行为。领导者影响力是指领导者以其身份和个性特征有效地影响与改变被领导者心理和行为的能力。领导者影响力的来源主要有两个方面：一是来自职位的权力，这种权力因领导者处于组织中的某一个管理层次，而由上级和组织赋予，并随职位的变动而变动。一般出于压力和习惯，人们不得不服从这种职位权力。二是来自个人的权力，这种权力是因为自身的某些特殊条件才有的。

1. 领导者影响力的来源

（1）法定权力　法定权力是根据个人在组织中所处的职位而被正式授予的权力，其内容包括任命权、罢免权等。其形式具有非人格性、制度性。法定权力通常具有明确的隶属关系，从而形成组织内部的权力等级关系。

（2）奖赏权力　奖赏权力是对依照其命令行事的作用对象拥有分配价值资源的权力。奖赏权力的实施方式包括物质性奖赏（如加薪、发奖品等）和非物质性奖赏（如表扬、授予荣誉称号等）。

（3）强制权力　强制权力是建立在惧怕基础上的，对不服从要求或命令的人进行的惩罚权力。组织中强制权的实施手段主要有批评、训斥、分配不称心工作、降薪、解聘等。

（4）专家权力　专家权力是由于具有他人承认的知识、技能而产生的权力。下属听从有专家权力的上级的意见是因为他确信这些意见将有助于更好地完成任务。

（5）参照权力　参照权力又称模范权，是由于具有他人喜欢、仰慕的人格特征而产生的力量。下属听从有参照权力的上级的指示是因为对其高度的认可，愿意学习、模仿他的言行，借以满足个人的需要。

2. 领导者影响力的种类　根据其性质可分为权力性影响力和非权力性影响力。权力性影响力是指与职位有关的影响力，与个人权力有关的影响力属于非权力性影响力。

（1）权力性影响力　权力性影响力是指社会赋予个人的职务、地位、权力等，具有一定的强制性，因此也被称为"强制性影响力"或"强制性领导影响力"。权力性影响力，对于领导者来说是外加的；对于被领导者来说，具有强制性与不可抗拒性。这种影响力主要由以下3种因素构成：①职位因素：处于某一职位的领导者由于组织授权，使其具有强制下级的力量，使被领导者产生敬畏感。领导者的职位越高，权力越大，下属对他的敬畏感就越强，其影响力也越大。由职位因素而获得的影响力是组织赋予领导者的力量，任何人只要处于领导职位，都能获得相应的影响力。②传统因素：指长期以来人们对领导者所形成的一种历史观念，认为领导者不同于普通人，他们有权、有才干，比普通人强，使人们产生了对他们的服从感。这些观念逐步成为某种社会规范，不同程度地影响着人们的思想和行为。这种影响力在领导者还没有确定之前就已经存在了，只要成为一个领导者就自然地获得了这种影响力。③资历因素：资历指领导者的资格和经历。资历的深浅在一定程度上决定着领导者的影响力。

权力性影响力的核心是权力的拥有，其特点是：对他人的影响带有强制性，以外力的形式发挥作用；在这种情况下，被影响者的心理与行为主要表现为被动服从，因此，权力性影响力对下属的心理和行为的影响是一种外在的因素，其影响程度是有限的。

（2）非权力性影响力 非权力性影响力也叫自然影响力。它与外加权力无关，与外化的威严也无关，是由领导者自身的个性、人格、知识、能力、情感、修养等特征凝聚而成的影响力。从领导者角度讲，非权力性影响力具有很强的内在性；对于被领导者来说，更多地表现为顺从和依赖。主要包括4种影响因素（图6-1）：①品格因素：领导者的品格主要包括道德、品行、修养、个性特征、工作生活作风等方面。领导者的品格反映在他的一切心理活动和言行中。高尚的道德品质会使领导者有较大的感召力和吸引力，使人产生敬爱感。②能力因素：领导者的能力主要反映在工作成效和解决实际问题的有效性方面。一个才能出众的领导者，不仅为成功达到组织目标提供了重要保证，还能增加下属达到目标的信心，使下属产生敬佩感，从而自觉接受领导者的影响。③知识因素：丰富的知识、扎实而先进的技术为实现组织目标提供了保证。领导者掌握的知识越丰富，对下属的指导就越正确，越容易使下属产生信赖感。④感情因素：感情是指人们对外界事物的心理反应。如果领导者和蔼可亲、平易近人，体贴关心下属，与下属的关系融洽，了解并尽力满足下属的需要，就能使下属产生亲切感，与其心心相印，甘愿与之一起为组织目标奋斗。一个成功的领导者，不仅要立之以德、展之以才，还要动之以情、以情感人。

非权力性影响力具有以下特征：对他人的影响不带有强制性，无约束力；这种影响力以内在感染的形式潜在地发挥作用；被影响者的心理和行为表现为主动随从和自觉服从。

在领导者的影响力中，非权力性影响力占主导地位，起决定性作用。非权力性影响力制约着权力性影响力。当领导者的非权力性影响力较大时，其权力性影响力也随之增强。因此，提高领导者影响力的关键在于不断提高其非权力性影响力。

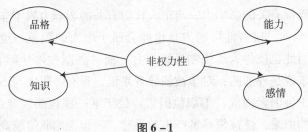

图6-1

三、领导者的素质要求

领导者的素质是指领导者所具有的、在领导活动中起作用的基本条件和内在因素。具体要求包括：政治思想素质、文化与专业素质、身体和心理素质。

1. 政治思想素质 是指领导者对其从事的事业所抱的态度和所持有的立场，是领导者素质中最基本、最重要的因素。护理领导者要求具有对护理事业和管理工作的热爱和献身精神；增强事业心、责任感和服务观念；做到公正廉洁，全心全意为人民服务；树立"领导就是服务"的思想理念，以实际行动来影响和团结群众，自觉地接受群众监督；不断提高自己的政治思想修养和道德品质水平。

2. 文化与专业素质 领导者应当具有文化知识和专业技术水平。护理领导者必须优化知识结构：一是要有扎实的文化基础和较广博的知识面；二是要通晓管理科学相关的知识；三是要有深厚的专业知识，要求护理领导者必须了解护理专业的现状、进展，能站在医学科学的前沿，把握护理学科发展的方向，并能预见可能出现的变化。

3. 身体和心理素质 领导者一是要有健康的身体和充沛的精力，才能承担繁重的体力和脑力劳动；二是要有健康、良好的心理状态。各级护理领导者面临的管理对象和管理环境是十分复杂的，需要应付来自各方面的压力，这就要求护理领导者具有良好的心理素质和稳定的情绪，既要经受得住荣誉、地位、利益和各种诱惑的考验，更要经受得住挫折的考验。

四、领导的作用

领导在影响组织中个体和群体，为实现组织目标而努力的过程中，发挥以下作用：

1. 指挥作用 在人们的集体活动中，需要有头脑清晰、胸怀全局、运筹帷幄的领导者帮助人们认清所处的环境和形势，指明活动的目标和达到目标的途径。领导者只有站在群众的前面，用自己的行动带领人们为实现组织目标而努力，才能真正起到指挥作用。

2. 协调作用 协调是一项重要的领导职能。协调的本质，就是协调各种关系，解决各方面的矛盾，使整个组织和谐一致，使组织成员的工作同既定目标保持一致。

3. 激励作用 领导者要为员工排忧解难，激发和鼓舞他们的斗志，发掘、充实和加强他们积极进取的动力。

4. 沟通作用 有效的领导可以促成上下级之间的有效沟通，使上级确定的组织理念、制定的计划等清晰准确地传达到下级，获得下级的积极配合，也可以使下级的工作成果、建议和意见等及时上报给上级。同时，良好的沟通可以促使员工积极交流思想和信息，认识组织共同的目标，使员工之间互相了解、互相信任，消除分歧，增强组织的凝聚力，提高组织工作效率。

五、领导效能

1. 领导效能的涵义 领导效能是指领导者在实施领导过程中表现出来的领导能力、工作状态和工作结果，即实现领导目标的领导能力和所获得的领导效率与领导效益的系统综合。领导效能主要包括以下几个要素：

（1）**领导能力** 即领导者的行为能力。它以领导者的身体、心理、知识、经验等综合素质为基础，是领导者行使领导权力、承担领导责任、胜任领导工作、完成领导任务所必备的基本条件。

（2）**领导目标** 是取得领导效能的前提，它和取得领导效能的途径——领导效率结合起来决定领导效能的大小。领导目标是领导效能的中心线，实现领导目标的程度是衡量领导效能的尺子。

（3）领导效率　是指已经实现的领导任务（或目标）与时间之比，即完成一定数量和质量的领导任务（或目标）的速度。

（4）领导效果　是领导活动对象化的直接反映，是通过领导效率所取得的直接结果，是领导效率向领导效益转化的中介体，领导效益要通过领导效果这个中介才能实现。

（5）领导效益　是指领导活动的最终结果，即领导活动投入与领导活动结果之比。它包括经济效益、政治效益、文化效益、人才效益以及社会效益等，是综合性的指标。

2. 领导效能的内容　领导效能主要包括以下4个方面的基本内容：

（1）时间效能　是领导者合理运用时间，尽量节省时间，提高工作效率方面的效能。主要从领导者、下属和组织整体的时间利用率进行分析。例如，护士长制定周密的日工作计划，减少了时间浪费，则提高了时间效能。时间效能是衡量领导者管理、利用时间的尺度。

（2）用人效能　是指领导活动中对人的选配、组织和使用所产生的效能。主要分析用人恰当数与总数之间的比例关系、下属能力发挥情况与潜在的能力之间的比例关系。例如护士长根据护理人员的工作特长合理安排岗位，使每位护理人员的能力得到最大程度的发挥，则用人效能就越高。

（3）决策办事效能　指其制定决策、处理事务的本领、效率和效益。主要分析已做的和应做的、已做的工作中正确和错误的、正确处理事件中重大事件和一般事件、应由下级处理而领导者包揽的事件这4种关系。领导者及时、正确地制定决策并有效地组织实施，是实现领导活动高效益的前提和基础。

（4）组织的整体贡献效能　指同一领导组织整体目标的实现程度。领导者的时间效能、用人效能、决策办事效能，最终都将体现为组织的整体贡献效能，因此，整个组织的总体目标实现程度如何，是衡量领导效能的最基本的尺度。

3. 领导效能的特点

（1）综合性　领导效能的高低优劣取决于多种因素，如领导者的自身因素，领导群体的因素，被领导者的自身因素，领导活动得以进行的客观环境因素。

（2）社会性　一方面，领导活动作为一种有组织的社会活动，是社会活动的有机组成部分，这就使领导效能不可避免地受到各种社会因素的影响与制约；另一方面，领导活动作为一种有目的的社会活动，其最终目标是为促进整体社会的发展服务。

（3）历史继承性　领导效能所反映和体现的是在某一特定的时间和空间里，某一个领导者或领导群体率领被领导者，在一定的环境与条件下改造客观世界所取得的工作成果与所释放的领导能力。然而，这些成绩的取得，无不是建立在前人或前任已进行的工作或已创造的条件的基础之上，同时现任领导者或领导群体在某一特定的时间和空间里所取得的，又会为后来者创造条件，提供契机。

（4）主观与客观的统一性　　总体来说，领导活动必须在一定的自然与社会环境中进行，因而，领导效能的取得必然受到所处客观环境的影响与制约。同时，人具有改变客观世界的主观能动性，在一定的时期和一定的条件下，在认识并掌握客观世界规律的前提下，人是可以利用并进一步改造客观环境因素的。

（5）动态变化性　　一方面，领导群体或个体的绩效随着时间的推移不断变化；另一方面，人的主观行为对社会经济发展的作用需要一定的时间才能显示出来。因而，领导者在不同时间的工作效能是有差异的。所以，要准确评价一个领导者的效能，必须对他在一段时间内的效能进行多次的评价和衡量，并且要根据工作性质的不同而改变效能评价的次数。

（6）形式多样性　　从事不同类型工作的领导者，其工作结果的表现是不同的，因而其工作效能的表现形式亦有很大的差异。进行效能评价时，应考虑不同类型领导者的特点。

4. 领导效能的类型　　根据不同的层次与标准，领导效能划分类型也不同。

（1）根据领导效能的层次划分　　可以分为宏观领导效能和微观领导效能。①宏观领导效能：是指领导活动在社会整体中所达成的效能，主要包括政治效能、经济效能、文化效能、社会效能。②微观领导效能：是指领导者在领导活动的具体过程中所体现出来的效能，主要包括决策效能、用人效能、办事效能、时间效能、组织的整体贡献效能。

（2）根据领导效能的性质划分　　可以分为正效能和负效能。①领导正效能：即领导者所从事的领导活动与社会经济沿着同一方向前进，并对社会经济发展最终起到促进作用。②领导负效能：即领导者所从事的领导活动与社会经济沿着相反方向行驶，并对社会经济发展最终起到阻碍作用。

无论是宏观领导效能还是微观领导效能，都有正负之分。通常意义上所说的领导效能一般是指领导正效能，而领导负效能则被称为领导无能。

5. 领导效能的测评　　领导效能的测评是特定的测评主体根据一定的标准，遵循一定的原则，按照一定的程序，通过一定的方法，对领导者实施领导活动的能力与效果进行综合测试与评价的过程。测评主体即指设计与主持整个领导效能测评活动的人员或机构。

（1）领导效能测评的意义　　领导效能测评是一切领导活动的出发点与归宿，是衡量领导活动成败得失的标尺，是改善领导者素质和提高领导水平的重要环节，是正确使用与科学培训领导者的重要依据，是对领导活动进行民主监督的有效途径。

（2）领导效能测评的内容　　①对领导者的道德、品质、作风、修养等方面的测评。②对领导者的文化程度、业务水平、工作能力以及身体素质与心理素质等方面的测评。③对领导者的事业心与工作态度的测评。④对领导者的工作实效的测评。

（3）领导效能测评的原则　　领导效能测评是对客观存在的领导效能状态的主观反映和认识，测评与测评对象的关系，就是反映与被反映的关系。因此，测评的基本原则和总要求就是"实事求是、客观公正、民主公开"。在这样一个总原则和总要求的指导下，还要根据具体情况，在测评工作中坚持 5 个原则：①主观与客观测评相结合的原则。具体地说，一是要分析时间因素；二是要分析空间因素；三是要分析人际关系因素。②静态与动态相结合的原则。通过测评的静态属性可以把握住效能的特定形态，才可以比较出成绩的高低。而动态属性则相应地要求我们的测评工作要有动态眼光，进行动态的考察。即从静态把握动态，从动态理解静态。③直接与间接相结合的原则。领导活动作为一种复杂的创造性活动，涉及许多复杂因素。它使领导活动的效能常常不表现为单一形态，而是表现为包含着直接效果和间接效果在内的复杂的"效果集"。这种情况，在测评中就要把握好直接与间接的辩证关系。④定性、定量测评相结合的原则。定性测评是指测评主体在民意测验、问卷调查、个别谈话与查看资料的基础上，主要根据经验和印象，对被测评的领导者的素质与效能的质的方面进行评价和确定的一种方法。定量测评是指测评主体运用现代科学知识与方法，将领导者的德、能、勤、绩分解为若干个指标，并根据各种具体指标，对领导者的德、能、勤、绩进行计量论质、评级计分，从而在数量上相对精确地反映领导者的效能，并利用计算机对测评结果进行整理、计算、分析。定性测评是定量测评的基础，定量测评是定性测评的深化和精确化，只有把两者结合起来，才能实现测评工作的科学化。⑤整体与局部相结合的原则。领导效能测评时，不但要看到局部，而且要看到整体。每一个组织都有自己"局部的"利益要求，但是它所属的大系统也会有更高一级的整体利益要求。这两个层次、两个方向的利益要求可能一致，也可能有矛盾。解决矛盾的基本原则是在服从整体利益的前提下尽量兼顾局部利益。

（4）领导效能测评的方法　①调查研究法：包含调查与研究两个阶段。调查就是搜集信息了解调查对象的客观情况；研究是分析调查获得的材料，从而取得对调查对象本质和规律的认识。调查研究既是领导测评的基本过程，又是领导测评的基本方法。②民意测验法：是通过投票法、对话法与问卷法等方式对被测评的领导者进行评议，以获得被测评领导者某一方面或总体的情况。③目标测评法：是根据领导责任目标进行考评，包括实施目标的进度、措施及其实现的程度。目标测评法的基本内容是以预定目标为尺度，测量目标实现情况，通过比较两者间的差距，对领导者作出一定的评价。具体包含两个方面的内容，一是领导目标的正确性，二是领导目标的实现程度。④比较测评法：是一种通过比较不同被测评人员而确定其各自优劣顺序的测评方法。不同领导者之间的差距是客观存在的，通过相互之间的比较，可以较直观地、相对容易地对他们作出评价。⑤模拟测评法：是让被测评的领导者进入一个模拟的工作环境，要求他按照既定的条件进行模拟操作，同时运用多种方法观察他的行为方式、心理素质、反应能力等，并根据这些观察的结果来评价他的领导效能。模拟测评法主要有情景模拟测评和文件处理测评。

四块糖

著名教育家陶行知在任校长时，有一次在校园里偶然看到王友同学用小石块砸别人，便当即制止了他，并令他放学后，到校长室谈话。放学后，王友来到校长室准备挨骂。可一见面，陶行知却掏出一块糖给他说："这奖给你，因为你按时到这里来，而我却迟到了。"王友犹豫间接过糖，陶行知又掏出一块糖放到他手里说："这块糖又是奖给你的，因为我教训你不要砸人时，你马上不砸了。"王友吃惊地瞪大眼睛，陶行知又掏出第三块糖给王友："我调查过了，你用小石块砸那个同学，是因为他不守游戏规则，欺负女同学。"王友立即感动地流着泪说自己不该砸同学。陶行知满意地笑了，掏出第四块糖递过去说："为你正确认识自己错误，再奖励你一块！我的糖发完了。"

结合这则小故事，谈谈你对领导力的认识。

第二节 领导理论

西方行为学家和心理学家十分重视对领导理论的研究，从 20 世纪 40 年代起，学者们从领导者的特征入手，对领导的行为和领导环境因素方面做了大量的研究，试图找出有效领导的途径。领导理论按照其发展阶段大致分成 3 种类型：特征领导理论、行为领导理论和权变领导理论。

一、特征领导理论

特征领导理论重点研究领导者应具备的人格特质或特征。该理论认为领导工作效率的高低与领导者的素质、品质和个性有密切的关系，由此确定优秀管理者应具备的特质。领导特质理论按照领导品质和特性来源认识的不同分为传统领导特质论和现代领导特质论。传统的领导特质论认为，领导特质是天生的。现代领导特质论认为，领导的品质和特征是后天获得的，在学习、实践的过程中培养形成的，是一个动态的过程。领导特质理论的主要代表有吉塞利的领导品质论、斯托格笛尔的领导个人因素论和鲍莫尔的领导品质论。

1. 吉赛利的领导个性特征理论 美国著名心理学家吉赛利（E. Ghiselli）在对 300 多名经理人员的研究中探索了八种个性特征和五种激励特征，并对这些特征进行了科学的研究，具体分析了每个特征对领导者的领导行为的影响，并且指出了这些特征的相对重要程度。他认为，这八种个性特征和五种激励特征与能否成为一个有效的领导者有关，这八种个性特征是：①才智：语言与文字方面的才能；②首创精神：开拓创新的愿望和能力；③督察能力：指导和监督别人的能力；④自信心：自我评价高、自我感觉好；⑤适应性：善于同下属沟通信息，交流感情；⑥判断能力：决策判断能力较强，处事果断；⑦性别：男性与女性有一定的区别；⑧成熟程度：经验、工作阅历较为丰富。五种激励特征具体包括：①对工作稳定性的需要；②对物质金钱的需要；③对地位权力的需要；④对自我实现的需要；⑤对事业成就的需要。吉赛利的研究结果表明，对领导的有效性影响最大的是才智、自我实现、对事业成功的追求等，而与对物质金钱的追求、工作经验等关系不大。其次，一个有效的领导者的监察能力和判断能力也是十分重要的，是驾驭事业航程顺利前进所必不可少的。最后，男性与女性的区别与事业成功与否关系不大。

2. 斯托格迪尔的领导个人因素论　美国管理学家斯托格迪尔（R. M. Stodgill）在全面研究了关于领导者应具备的素质要求的文献后，总结了领导者的个人特征：①五种身体特征：精力、外貌、身高、年龄、体重；②两种社会特征：社会经济地位、学历；③四种智力特征：果断性、说话流利、知识渊博、判断分析能力强；④十六种个性特征：适应性、进取心、热心、自信、独立性、外向、机警、支配力、有主见、急性、慢性、见解独到、情绪稳定、作风民主、不随波逐流、智慧；⑤六种与工作有关的特征：责任感、事业心、毅力、首创性、坚持、对人的关心；⑥九种社交特征：能力、合作、声誉、人际关系、老练程度、正直、诚实、权力的需要、与人共事的技巧。

3. 鲍莫尔的领导品质论　美国经济学家鲍莫尔（W. J. Baumol）提出领导品质理论，认为领导者应具备下列十种品质：合作精神、决策能力、组织能力、精于授权、善于应变、敢于创新、勇于负责、敢担风险、尊重他人、品德高尚。

特征领导理论试图从领导者的先天因素中找到成功领导的答案，忽视了领导者与环境因素的互动，所以，特征理论有其局限性。但是，这些管理理论内容为管理者培养个人特征提供了一定的方向。如果护理管理者能够具备以上领导特征，无疑有利于护理管理工作的开展。

二、行为领导理论

行为领导理论的重点在于分析领导者的领导行为和领导风格对组织成员的影响，由此期望确定最佳的领导行为和风格。主要代表有领导方式理论、领导行为四分图理论、管理方格理论。

1. 领导方式理论　领导方式就是领导者进行活动时对待下属态度行为的表现。该理论认为，领导方式分为3种：专制型、民主型和放任型。

（1）**专制型领导**　所有政策均由领导者决定；所有工作的进行步骤和技术的采用，均由领导者发号施令；工作分配及组合，多由领导者单独决定，领导者较少接触下属，如有奖惩往往对人不对事。

（2）**民主型领导**　主要决策由组织成员集体讨论决定，领导者采取鼓励与协助态度；分配工作时，尽量照顾到组织每个成员的能力、兴趣和爱好，领导者主要运用个人权力，而很少使用职位权力；领导者与下级间心理距离极小；在所设计的完成工作的途径和范围内，下属有相当大的自由，有较多的选择。

（3）**放任型领导**　组织成员或群体有完全的决策权，领导者完全放手，只负责给组织成员提供工作所需的条件或咨询，一般情况下不主动干涉，只偶尔发表意见。在这种领导方式下，工作几乎全部依靠组织成员个人自行负责。

社会心理学家勒温研究了这 3 种领导方式，他认为，放任型的领导方式效率最低，虽达到社交目的而未完成工作目标；专制型的领导方式虽然严格管理达到工作目标，但群体情绪消极，缺乏责任感；民主型的领导方式工作效率高，不但完成工作目标而且群体和谐，工作有积极性，充满创造力。

2. 领导行为四分图理论　领导行为四分图理论，又叫俄亥俄州试验，也称二维构面理论，是 1945 年美国俄亥俄州立大学研究人员设计的领导行为描述调查表，对列出的 1000 多种度量和描述领导行为的因素进行概括，归纳为两类，一是任务型领导，二是关心型领导。任务型领导是以工作为中心，注重组织目标的按期实现。关心型领导是以人际关系为中心，善于同下属建立相互信任、相互尊重的关系。以任务为中心和以人为中心的两种不同的领导行为方式构成 4 种领导风格（图 6-2）。

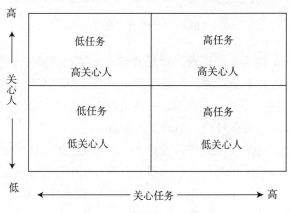

图 6-2　领导行为四分图

低关心人、高任务的领导者，最关心的是工作任务。高关心人、低任务的领导者，大多数较为关心领导者与部属之间的合作，重视互相信任和互相尊重的气氛。低任务、低关心人的领导者，对工作对人都漠不关心。高任务、高关心人的领导者，对工作对人都较为关心，一般来说，这种领导方式效果较好。

3. 管理方格理论　在领导行为四分图的基础上，美国管理学家布莱克和穆顿提出了管理方格理论。他们从用两维图表描绘领导风格的角度出发，设计了一个巧妙的管理方格图，用以表示领导者对生产的关心程度和对人的关心程度。管理方格图以坐标的方式表现了上述两种因素的各种组合方式，横坐标表示领导对生产的关心程度，纵坐标表示领导对人的关心程度。两种因素各划分为 9 个刻度，因此可以有 81 种组合，形成 81 个方格，每个方格代表一种"关心生产"和"关心人"这两个基本因素以不同程度结合的领导方式。这就是"管理方格"，其中有 5 种典型的组合，表示了 5 种典型的领导方式（图 6-3）。

（1）协作式管理（最有效）　即 9.9 型管理。管理者对生产和人的关心都有高标准的要求，上下级关系协调，充分调动员工的积极性，任务完成出色。

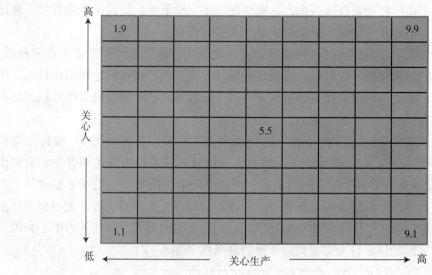

图 6 – 3　管理方格图

（2）中庸式领导　即 5.5 型管理。管理者对工作和人都保持中间状态的关心，不积极促使下属发扬创造力和革新精神，只是维持一定的工作效率与士气。

（3）俱乐部式管理　即 1.9 型管理。管理者对人高度关心，为员工创造友好的组织气氛，领导者和善待人、态度轻松，但对生产很少关心。

（4）权威式管理　即 9.1 型管理。管理者偏重任务完成，对生产高度关心，虽能达到一定的工作效率，但不注意人的因素，不关心人，很少注意下属们的发展和士气。

（5）贫乏式管理　即 1.1 型管理。管理者对工作和人都不关心，只是以最小的努力来完成必须做的工作及维持人际关系。

管理方格理论提供了一个衡量管理者所处的领导形态的模式，可应用于领导者的培养、选拔和评估。

行为领导理论虽然在特征理论的基础上有较大的发展，但仍然有局限性。人们发现领导者的成功远比仅仅具有某些特征和表现某些行为更为复杂，上面介绍的几种行为领导理论都忽视了环境因素对领导有效性的影响，科学家们开始进行环境因素对领导有效性影响的研究，形成了权变领导理论。

三、权变领导理论

权变领导理论重点强调有效的领导行为应根据情景因素的变化而做出适当的调整。领导行为模式与环境和被领导者的需要一致性越高，达到管理目标的可能性就越大。领导的效率取决于领导者所处的具体环境，如被领导者的素质、工作性质、时间要求、团队气氛等。权变领导理论主要有费德勒（Fred Fiedler）的 LPC 权变理论、情境领导理论和路径－目标理论。

1. 费德勒的权变理论　美国华盛顿大学心理学和管理学家费德勒（Fred Fiedler）在大量研究的基础上提出了有效领导的权变理论。他认为不存在一种"普遍适用"的领导方式，任何形态的领导方式都可能有效，其有效性完全取决于领导方式与环境是否适应。换句话说，领导和领导者是某种既定环境的产物。权变理论认为没有能适用于一切环境的唯一最佳领导风格，对应的环境不同，领导风格的有效性不同。

费德勒提出影响领导有效性的情景因素有三种：

（1）职位权力　这是指领导者所处的职位具有的权力和权威的大小。一个具有明确的并且高的职位权力的领导者比缺乏这种权力的领导者更容易得到他人的追随；如果领导者对下属的工作任务分配、职位升降和奖罚等有决定权，则属职位权力强，反之，则属职位权力弱。

（2）任务结构　即工作任务的明确程度和部下对任务的负责程度。任务清楚，工作的质量就比较容易控制，也更容易为组织成员规定明确的工作职责。

（3）上下级关系　指领导者受到下级爱戴、尊敬和信任以及下级情愿追随领导者的程度。如果双方高度信任、互相支持，则相互关系好，反之相互关系差。

费德勒发现，3 种环境因素的重要性并不相同，对环境影响最大的是上下级关系，其次是任务结构明确性，最不重要的是职权大小。根据 3 个主要因素，费德勒还分析了对领导效果最有利和最不利的环境因素，3 个条件都具备是最好的环境因素，3 个条件都不具备则是最不利的环境，并列出了 8 种环境类型（图 6-4）。不同的环境类型适合的领导风格不同，二者有良好的匹配，才能取得最好的领导。这个模型指出，要提高领导的有效性，或者改变领导方式，或者改变领导者所处的环境。费德勒认为领导风格是与生俱来的，你不可能改变你的风格去适应变化的情境。因此，提高领导者的有效性实际上只有两条途径：①你可以替换领导者以适应环境。比如，如果群体所处的情境被评估为十分不利，而目前又是一个关系取向的管理者进行领导，那么替换一个任务取向的管理者则能提高群体绩效。② 改变情境以适应领导者。领导者与下属之间的关系可以通过改组下属组成得以改善，使下属的经历、技术专长和文化水平更为合适；任务结构可以通过详细布置工作内容而使其更加定型化，也可以对工作只做一般性指示而使其非程序化，领导的职位权力可以通过变更职位充分授权，或明确宣布职权而增加其权威性。

对领导的有利性 环境类型因素	有利			中间状态				不利
	1	2	3	4	5	6	7	8
上下级关系	好	好	好	好	差	差	差	差
任务结构	明确	明确	不明确	不明确	明确	明确	不明确	不明确
职位权力	强	弱	强	弱	强	弱	强	弱
领导方式	指令型			宽容型				指令型

图 6-4　费德勒权变理论模型

2. 情境领导理论　情境领导理论，由行为学家保罗·赫尔塞（Paul. Hersey）和布兰查德（K. Blanchard）提出，认为领导者应随组织环境及个体变换而改变领导风格及管理方式。该理论的主要观点是：领导者的领导风格应适应下属的成熟程度。

成熟度（Maturity）是对下属特征的一个度量。保罗·赫尔塞和布兰查德将其定义为：个体对自己的直接行为负责的能力和意愿。它包括两个要素：①工作成熟度，包括一个人的知识和技能。工作成熟度高的下属得到良好的教育和培训，拥有足够的知识和能力，能够独立完成工作任务。②心理成熟度，指一个人做某事的意愿和动机。心理成熟度高的下属自信心强，工作积极主动。工作成熟度和心理成熟度高低的结合，可以形成4种类型的成熟程度构型：①M1型：工作水平低，工作意愿也低；②M2型：工作水平低，工作意愿高；③M3型：工作水平高，工作意愿低；④M4型：工作水平高，工作意愿高。在分析领导风格时，赫塞和布兰查德也从两个维度来进行考察：任务行为和关系行为，每一维度可以有高低之分，并可以组合成4种具体的领导风格。第一种为教练型领导，向员工解释工作内容以及工作方法，同时继续指导员工去完成任务；第二种为指令型领导，对员工的角色和目标给予详尽的指导，并密切监督员工的工作成效，以便对工作成果给予经常的反馈；第三种为支持型领导，领导者和员工共同面对问题，制定解决方案，并给予鼓励和支持；第四种为授权型领导，提供适当的资源，完全相信员工的能力，将工作任务交由员工全权负责、独立作业。

将员工的工作状态和领导类型两相对照，就是一个完整的情境领导模式。4种领导型态没有优劣之分，一切依情境而定，唯有领导者的领导型态能与员工的发展阶段相配合之时，他的领导才能够有效。使用情境领导模式可以帮助管理者理解领导与管理的差异，根据4种领导类型进行自我诊断，改变"一刀切"的传统管理模式，实现员工差异化管理。

3. 路径－目标理论　路径－目标理论由多伦多大学的组织行为学教授罗伯特·豪斯（Robert House）最先提出，后来华盛顿大学的管理学教授特伦斯·米切尔（Terence R. Mitchell）也参与了这一理论的完善和补充。路径－目标理论认为有效领导者通过明确指明实现工作目标的途径来帮助下属，并为下属清理各项障碍和危险，从而使下属的这一行动更为容易。路径－目标理论关心两大主题：一是下属如何建立工作目标和工作方法、路径；二是领导者所扮演的角色，即如何帮助下属完成工作的路径－目标循环。路径－目标理论认为有4种领导方式可供同一领导者在不同环境下选择使用：

（1）指导型领导　领导者对下属需要完成的任务进行说明，包括对他们有什么希望，如何完成任务，完成任务的时间限制等。指导型领导者能为下属制定出明确的工作标准，并将规章制度向下属讲得清清楚楚。

（2）支持型领导　领导者对下属的态度是友好的、亲近的，他们关注下属的福利和需要，平等地对待下属，尊重下属的地位，能够对下属表现出充分的关心和理解，在部下有需要时能够真诚帮助。

（3）参与型领导　领导者邀请下属一起参与决策。参与型领导者能同下属一道进行工作探讨，征求他们的想法和意见，将他们的建议融入到团体或组织将要执行的那些决策中去。

（4）成就取向型领导　领导者鼓励下属将工作做到尽量高的水平。这种领导者为下属制定的工作标准很高，寻求工作的不断改进。除了对下属期望很高外，成就导向型领导者还非常信任下属有能力制定并完成具有挑战性的目标。

在现实中究竟采用哪种领导方式，要根据部下特性、环境变量、领导活动结果的不同因素，以权变观念求得同领导方式的恰当配合。路径－目标理论提出影响领导方式选择的情景因素有两类：一类是下属的个人特点，另一类是工作场所的环境特点。个人特点主要包括下属对自身能力的认识和控制轨迹（指人们对自己行为所造成的结果究竟是受外因还是受内因控制的一种认识）。环境特点主要包括任务结构、职权制度和工作群体的特点。当任务结构明确时，就不需要采用指导型领导方式；如果正式职权都规定得很明确，则下属会更欢迎非指导型的领导方式；如果工作群体不能为个人提供支持，则支持型的领导方式就更有效。

第三节　管理决策

决策管理认为，管理工作的核心就是决策。决策是否科学，直接关系到护理事业的兴衰成败，科学的决策能避免管理的盲目性和减少组织运行中的风险。

一、决策的概述

1. 决策的概念　决策是指组织或个人为了解决当前或未来可能发生的问题，从确定行动目标到拟定、论证、选择和实施方案的整个活动过程。一切管理活动都以"决策"为中心，在护理决策过程中，应注意充分发挥护理领导、护理专家和全体护士的智慧和力量，以形成正确的决策。护理领导者是主导力量和决策中枢，看问题一般站得高；护理专家对问题的分析比较深入；护士具有"广角"的特点，直接与护理实践接触，观察分析问题的角度比较广。护理领导、专家和群众"三结合"，优势互补，可以汇集并产生新的功能，避免盲目或错误的决策。

2. 决策的理论基础　决策管理学派的代表人物是美国管理学家和社会学家西蒙（H. A. Simon）。西蒙因为在决策理论方面的杰出贡献而获得了 1978 年的诺贝尔经济学奖。这一学派基于社会系统学派的理论，将系统论、运筹论、计算机科学等综合运用于决策管理中，形成了一门有关决策过程、准则、类型及方法的较完整的理论体系。

该理论认为管理的关键在于决策，组织就是由作为决策者的个人所组成的系统，各项管理职能都是做出决策的过程。因此，管理必须采用一套制定决策的科学方法。该理论将决策分成搜集情况、拟定计划、选定计划和实施评价 4 个阶段。西蒙主张，决策的程序不能机械地执行，在选定计划阶段，如果出现了新的问题，就需要返回搜集资料阶段。西蒙认为，由于组织处于不断变动的外界环境中，很难收集决策所需要的全部信息和列举所有的行为方案，况且，人的认知能力有限，个人或组织的决策都是在有限理性的条件下做出的。在实践中，即使能求得最佳方案，由于经济方面的考虑，人们往往不去追求它，而是根据"令人满意"的准则进行决策。西蒙将一个组织的决策根据其活动是否反复出现分为程序化决策和非程序化决策。决策理论已经渗透到管理学的不同分支，成为了决策艺术的理论基础。

3. 决策的类型　按照不同的分类依据，可以将决策分为不同类型。

（1）按决策的重要性划分　可以分为战略决策和战术决策。战略决策指确定组织发展的方向和长远目标等有关重大问题的决策，具有全局性、长期性与战略性，解决的是"干什么"的问题，往往与长期计划相联系，常由高层领导做出，如医院机构改革、医疗网络的建立等。它是根本性决策。战术决策指为完成战略决策所规定的目标而制定的组织在未来一段较短的时间内具体的行动方案，解决的是"如何做"的问题，与中短期计划相联系，常由基层管理者做出，如医院护理质量控制、护理人力资源配置等。它是为战略决策服务的，是战略决策执行过程中在组织内贯彻的具体决策。

（2）按决策的重复性划分　可以分为程序化决策和非程序化决策。程序化决策，又称常规决策，是指对经常重复出现的活动的决策。处理这类问题可利用惯例、标准、工作程序或采用自动化决策系统做出，一般与战术决策相联系。越是基层管理者，程序化决策所占比重越大。非程序化决策，又称非常规决策，一般指涉及面广、偶然性大、不定因素多、无先例可循、无既定程序可依的决策，一般与战略性决策有关。多见于高层管理，其成败与决策者经验、学识、创造力有关，也受决策者主观性和随意性影响。如护理管理者遇到突发性紧急事件时，对护理人员的组织和调配。

（3）按决策条件的确定性划分　可以分为确定型决策、不确定型决策和风险决策。确定型决策指决策者确知环境条件，且决策问题只存在一种已知的自然状态，选中的方案执行后有一种确定结果的决策。这是一种完美理想化的决策。不确定型决策指决策者不能预先确知环境条件，发生概率也无法估计，成功概率无法衡量的决策。为了增加成功率，决策者应广泛收集信息资料，运用多种方案，灵活应变。风险型决策指决策者不能预先确知环境条件，每种方案都有风险性，但对其发生的可能性可预先估计出来或可凭借其知识、经验及利用历史资料查出。决策者需要周密考虑，并备好多种应对措施，以防可能发生的不测。

（4）根据决策的主体不同划分　可分为个人决策和团体决策。个人决策是领导者个人做出的决策。适用于日常事务性决策和程序性决策。个人决策的效果受决策者个人自信心、经验、价值观、专业知识、技术等因素影响。优点是速度快，效率高。团体决策由领导者组织集体做出的决策。决策较客观，适用于所有的决策活动，尤其是重大问题的决策。通过领导者集体或多人研究、讨论作出决策，避免了个人决策时出现的主观偏见，提高了决策质量。

二、决策的原则

科学的决策是在科学理论知识的指导下，通过科学的方法和程序所做的符合客观规律的决策。决策过程中需要遵循科学的原则。

1. 目标原则　决策或是为了解决某个问题，或是为了实现一定的目标。没有目标就无从决策，没有问题则无需决策。在决策时，要解决的问题必须十分明确，要达到的目标必须有一定标准可供衡量比较。

2. 可行性原则　管理者应该从实际出发，分析现有人力、财力、物力等主客观条件，研究可能出现的变化，预测决策实施后的影响，以保证决策可行。尤其是做重大决策前，更要审慎论证，周密审定、评估。切忌片面强调需要，单纯考虑有利因素或不利因素。

3. **对比择优原则** 每个可行方案都有有利的一面，也有不利的一面。必须对每个备择方案进行综合的分析与评价，以比较各方案的优劣，从中选择优秀的方案。因此，应制定两种以上的方案，给管理者提供选择的余地。

4. **集体决策原则** 管理者在决策时为克服个人在知识和经验方面的局限性，要集思广益，充分发挥集体的才智，调动他人的积极性。但集体决策并不排斥个人在决策中的重要作用，现代医院中的护理组织是一个复杂的系统，单凭一个人的智慧和经验难免决策失误，护理管理者要积极采取集体决策，保证决策正确进行。

5. **信息真实原则** 信息充分、准确是科学决策的基础。只有掌握了大量真实信息，并进行科学合理的归纳、整理、比较、选择，才能做出科学的决策。各级护理管理者必须高度重视信息工作，保证各种数据、资料的全面性和真实性。

三、决策的程序

管理决策是一个科学的过程，是由人类认识问题和解决问题的思维过程决定的，这一过程一般可分为 7 个步骤。

1. **确立问题** 确立问题是决策的前提，是确定目标的基础。确立问题首先要识别问题，所谓问题就是指现状与目标之间的差距，如科室护理人员不足，护理工作繁重，导致护理质量下降。

2. **确定目标** 决策目标是指决策实施后一定时期内所期望达到的成果。合理的目标是科学决策的首要条件。目标的内容、大小和决策者对目标的认识都会影响决策的顺利进行。同时还要注意两个问题，一是要尽可能地使目标定量化，以便于实施过程检验与评价。二是决策目标既要考虑经济效益，也要考虑社会效益。

3. **拟订方案** 制定能够达到目标的各种备选方案直接决定了决策的质量。制定者要具备丰富的想象力、创造力和完善的知识技术，需要应用现代科学理论和技术对方案进行详细的设计和论证，拟定出各种条件下的最佳方案。

4. **评价方案** 评价方案是对各种备选方案进行分析、论证，选出最有效、最恰当的解决问题的措施。评价方案要充分考虑方案实施的可行性，各方案的技术合理性、措施可操作性、经济时效性、环境适应性以及对社会和生态的影响，分析各方案可能出现的问题、风险、困难，综合权衡评价。

5. **选择方案** 选择方案是决策过程最关键的一步，是在各备选方案中选出最优方案，或者是在各方案的基础上，归纳出一套最优方案。最优的决策应当符合 3 个标准：全局性标准、适宜性标准、经济性标准。

6. **方案实施** 方案实施是将决策意图传递给有关人员并得到他们采取行动承诺的过程。实施过程是对决策的真正考验，在实施中要根据具体情况进行适当的调整，并进行相应的追踪决策。发现偏差，找出原因，及时纠正，保证决策目标的实现。

7. **追踪评价** 方案执行后，应根据决策目标，检查所实施的方案是否达到了预期目标，为今后的决策提供信息和积累经验。

决策是解决问题，达成目标的管理过程。正确的决策会带来高质量、高效率的工作。护理管理者要掌握科学决策的理论，运用自己的智慧和经验，结合护理工作实际，做出正确决策。

第四节　激　励

一、激励的概念

激励，从广义上讲就是激发、鼓励、调动人的热情和积极性。从心理学角度讲，激励是指影响人的内在需求或动机，从而加强、引导和维持行为活动的过程。这一概念运用到管理中，是指调动人的积极性，提高工作绩效，达到预期目标。从管理的角度来看，激励的本质就是在工作中调动人的积极性的过程。

激励由以下5个要素组成：

1. 激励主题　指施加激励的组织或个人。

2. 激励客体　指激励的对象。

3. 激励目标　指激励主体期望激励客体的行为所实现的成果。

4. 激励因素　又称激励手段或激励诱导物，指那些能推动激励客体去进行工作的因素，可以是物质的，也可以是精神的。激励因素反映人的各种欲望。

5. 激励环境　指激励过程所处的环境因素，它会影响激励的效果。

二、激励的模式

激励的起点和基础是需要。激励的过程就是需要被满足的过程。激励的过程模式表现为：在各种管理手段与环境因素的刺激下，被管理者产生了未满足的需要，当实现这种未满足的需要的欲望越来越强，就造成心理与生理的高度紧张，就会去寻找满足需要的目标，并产生实现这种目标的动机，由动机驱动被管理者采取努力实现上述目标的行为，目标实现，需要被满足，激励过程完成。当一种需要满足后，人们又随之产生新的需要，这种未满足的需要又导致新的激励过程的开始，这一循环过程如图6-5所示。

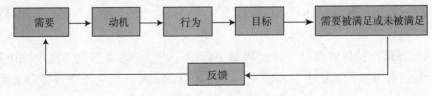

图 6-5　激励的基本模式

三、激励的原则

1. 目标结合的原则　在激励机制中，设置目标是一个关键环节。目标设置必须同时体现组织目标和员工需要。

2. 按需激励原则　激励的起点是满足员工的需要，但员工的需要因人而异、因时而异，并且只有满足最迫切需要（主导需要）的措施，其效价才高，其激励强度才大。

因此，领导者必须深入地进行调查研究，不断了解员工需要层次和需要结构的变化趋势，有针对性地采取激励措施，才能收到实效。

3. 物质激励与精神激励统一的原则　员工存在物质需要和精神需要，相应的激励方式也应是物质激励和精神激励相结合。随着生产力水平和人员素质的提高，应该将重心转移到满足较高层次需要即社交、自我实现需要的精神激励上去，但也要兼顾好物质激励。物质激励是基础，精神激励是根本，在两者结合的基础上，逐步过渡到以精神激励为主。

4. 公平公正的原则　在激励中，被管理者产生公平感时，会心态平和、努力工作，而产生不公平感时则会有思想包袱、满腹怨气，影响工作效率。因此，在进行激励时，应采取各种措施力争做到公平，必须坚持客观、公正、民主和科学，从而调动工作积极性。

四、激励理论

根据研究的重点不同，将激励理论分为内容型激励理论、行为改造型激励理论、过程型激励理论。

（一）内容型激励理论

内容型激励理论着重研究激发人们行为动机的各种因素。由于需要是人类行为的原动力，因此这一理论实际上是围绕人们的各种需要来进行研究的，故又把这种理论称之为需要理论。主要包括：马斯洛的需要层次理论、麦克利兰的三种需要理论、赫兹伯格的激励－保健理论等。

1. 马斯洛的需要层次理论

（1）需要层次理论的主要观点　需要层次理论是由美国心理学家亚伯拉罕·马斯洛于 1943 年提出来的。主要观点：①人类的需要是以层次形式出现，且由低到高排序，个人需要分 5 个层次：生理的需要、安全的需要、爱与归属的需要、尊重的需要、自我实现的需要。②需要的实现和满足具有顺序性，即由低到高逐级实现。当较低层次需要被满足后，就向高层次需要发展。③同一时期可能同时存在几种需要，但其中总有一种需要是占支配地位的。④人的激励状态取决于其主导需要是否得到满足。在不同的时期表现出来的各种需要的迫切程度是不同的。在各种需要中占统治地位的需要被称为主导需要。主导需要是激励人行为的主要原因和动力，即未满足的需要对人具有激励作用，需要若获得满足将不再具有激励作用。

（2）需要层次理论在护理管理中的应用　①了解分析护士的需要：根据需要层次理论的观点，护理管理者应该从了解护士的需要着手，激发护士的工作积极性。护士的需要具有复杂性和动态性的特征。首先，护士文化背景、学历层次、年龄、性格特征等方面的不同，会导致需要有很大的不同。如本科学历的护士可能更愿意获得继续深造的机会，而中专学历的护士可能更注重工作的稳定性。其次，护士的需要在不同时间和不同情况下也是不同的，管理者应深入把握其动态变化及调整激励的方式和强度，以达到更好的激励效果。②采用多种形式满足护士的需要：激励的方式有物质激励和精神激励两大类。物质激励满足了护士低层次的需要，而精神激励主要通过满足护士的自尊、自我发展等高层次的需要而起作用，其激励的深度更大，持续的时间更长。在满足护士需要时，管理者应注意根据护士的具体需要将物质激励与精神激励结合起来，以达到最佳的激励效果。③满足护士需要时注重需要的序列性和潜在性：管理者应从满足最低层次的需要出发，首先帮助护士解决生理、安全等方面的需要，且对这些需要的关注应该是持续的，然后再满足护士在社交、自我实现等方面的需要。同时，由于个体的需要具有潜在性，护理管理者要善于激发护士既有利于集体、又有利于个体的潜在需要，从而实现组织与个人的共同发展。

2. 麦克利兰的三种需要理论

（1）三种需要理论的主要观点　三种需要理论是由美国哈佛大学教授、当代研究动机的权威心理学家戴维·麦克利兰（David McClelland）提出的。他从 20 世纪 40 ~ 50 年代起就开始对人的需求和动机进行研究，提出了著名的"三种需要理论"，并得出了一系列重要的研究结论。主要观点：①麦克利兰认为个体在工作情境中有三种重要的动机或需要：成就需要、权力需要、情谊需要。②对以不同需要为主导的人采取不同的激励措施。③三种需要可以并存，而且可以同时发挥激励作用。

（2）三种需要理论在护理管理中的应用　①适当的授权：适当的授权在一定程度上可满足权力需要比较强的护士的欲望。②营造良好的人际关系环境：良好的人际关系可以满足情谊需要较强的护士的欲望。③布置挑战性的工作：对于满足成就需要较强的护士，护理管理者让其担任一定挑战性的工作，并随时给予反馈，以确认其工作的进步与成就。

3. 赫兹伯格的激励 - 保健理论

（1）激励 - 保健理论的主要观点　激励 - 保健理论简称双因素理论，由美国心理学家弗里德里克·赫兹伯格提出。主要观点：①影响人行为的因素分为激励因素和保健因素两大类。激励因素是指与人们的满意情绪有关的因素，是属于工作本身或工作内容方面的，这主要包括：成就、赏识、工作的挑战性、责任心以及未来成长和发展的机会。若激励因素处理得好，能够使人们产生满意情绪；若处理不当，就不能产生满意感，但也不会导致不满。保健因素又称为"维持因素"，是指与人们不满情绪有关的因素，是属于工作环境或工作关系方面的，如组织的政策、人际关系、工作条件等。若保健因素处理不好，就会产生对工作的不满情绪。但这类因素并不能对员工起激励作用，只能起到维持工作现状的作用。②两种因素在激励功能上有差别。赫兹伯格认为，调动积极性主要应用激励因素，使人们对工作产生感情，从工作本身来调动人的内在积极性。改善保健因素不能直接对人产生激励，即使有作用也只会暂时提高工作的满意程度，效果十分有限。③"满意—不满意"观念。满意的对立面是没有满意，而不是不满意；不满意的对立面是没有不满意，而不是满意。消除了工作中的不满意因素，并不一定能使职工感到满意。

（2）激励 - 保健理论在护理管理中的应用　①利用激励因素激发护士的内在动力：

从工作本身入手发挥激励因素的作用，是稳定护理队伍，激发护士工作积极性的一个重要途径。护理管理者应进行合理的工作安排和设计，使护士敬业、乐业；完善评价制度和激励竞争机制，体现公平性和合理性；同时，提供培训晋升机会，进一步拓宽个人发展空间。②提供充分的保健因素：管理者应从人性化管理的角度出发，尽力满足护士在保健因素方面的需要，如建立和谐的人际关系、良好的工作环境。③注意将保健因素转化为激励因素：保健因素和激励因素不是绝对的，是可以转化的，要注意发挥两种因素的激励作用。

（二）行为改造型激励理论

行为改造型激励理论是从分析外部环境入手来研究如何改造并转化人的行为。主要包括强化理论和归因理论。

1. 强化理论

（1）强化理论的主要观点　强化理论是美国的心理学家和行为科学家斯金纳提出的一种理论。该理论是以斯金纳的操作条件反射理论为基础发展起来的一种激励理论，着重研究行为结果对行为的反作用。主要观点：①人们为了达到某种目的，都会采取一定的行为，这种行为将作用于环境。当行为的结果对他有利，则这种行为就会重复出现；若对他不利，则这种行为就会减弱直至消失。②管理者要采取各种刺激方式，以使人们的行为符合组织的目标。③根据强化的目的，强化可以分四类，即正强化、负强化、惩罚、消退。

（2）强化理论在护理管理中的应用　①根据护士的工作绩效公正地运用强化手段。为了使行为强化有效果，强化应基于每个护士的工作绩效，要公正。没有奖励应得到奖励的护士或过度奖励了不值得奖励的护士，都会削弱奖励的效果。另外，公平不是平均主义，不要对所有的护士都给予同样的奖励，会影响强化效果。②尽量使用正强化，巧妙地运用负强化和惩罚。在强化手段的应用上，应以正强化为主，引导护士的正面情绪，激励护士的行为朝完成组织目标的方向发展。同时，还应根据不同护士的特点采取不同的正强化措施。

2. 归因理论

（1）归因理论的主要观点　归因理论也称认知理论，它是对人们行为活动的因果关系进行分析的理论，即通过改变人们的自我感觉和自我认识来改变和调整人的行为的激励理论。主要观点：①人们将成功与失败归因为四种可能性：能力、努力、任务的难度、机遇。②成就的获得有赖于对过去工作成功或失败的不同归因。不同的人对成功和失败有不同的归因，并导致不同情绪反应和行为表现。将成功归因于能力强，会增强个人信心和对工作的胜任感；归因于个人努力，会激发人的工作积极性。将失败归因于个人努力不够或任务难度大，会使人产生不胜任感，对工作丧失信心；归因于努力不够，会使人产生羞愧感而努力工作。

（2）归因理论在护理管理中的应用　①引导护士将成功归因于个人的能力和努力，将有助于提高护士的自信心，调动工作的积极性。当护士的工作有了进步，就应该告诉护士，是你能力的表现和努力的结果，存在不足的地方是因为努力还不够，鼓励其继续努力。②引导护士学会改变对失败的消极归因，调动下属的主观能动性，如将失败归因于机遇不佳或努力不够时，可能会使人产生更强的动机，为争取成功再试试。③归因于努力比归因于能力对成功或失败均会产生更强烈的情绪体会。护理管理者应让护士体验到因努力而成功的愉快。对于付出努力但实际工作效果不佳的护士，护理管理者应帮助其寻找原因，究竟是努力的程度不够，还是工作方法有问题。找到原因后，期望能在今后的工作中进行弥补，提高工作绩效。

（三）过程型激励理论

过程型激励理论着重研究从动机的产生到采取具体行动过程的激励理论。主要包括期望理论和公平理论。

1. 期望理论

（1）期望理论的主要观点　期望理论是由美国心理学家弗鲁姆于 1964 年提出的一种激励理论，是迄今为止，在员工激励方面最全面、最广为接受的一种理论。主要观点：预测一个人想做什么和他投入多大的努力去做，取决于三个变量：期望值，即个体对自己行为和努力能否达到特定结果的主观概率；关联性，即个体对于良好表现将得到相应回报的信念，即工作成绩与报酬的关系；效价，即个人在主观上对奖励价值大小的判断。激励水平的高低取决于三个变量的乘积：

激励水平（M）＝期望值（E）×关联性（I）×效价（V）

从公式可以看出，激励水平的高低取决于期望值、关联性、效价乘积的大小。只有三者都高时，才能真正达到高激励水平。

（2）期望理论在护理管理中的应用　①设置科学的激励目标：根据期望理论，人之所以努力工作，是因为他觉得经过努力可以完成工作任务，达到工作目标。这就提示护理管理者制订的激励目标既要有一定的挑战性，又要具有良好的可行性，既能满足精神和物质的需要，又要考虑到被激励者的能力，使护理人员觉得目标只要积极努力，就有实现的可能。②提高护士的工作能力：护士对激励目标实现的可能性同护士实现目标的工作能力相关。护理管理者要帮助护士实现最佳岗位定位，并通过一套完善的竞争和培训机制促使护士积极参与岗位竞争，从而不断提高护士的工作能力。工作能力和素质的提高会带来期望值与效价的不断提高与更新。③建立长效的沟通机制：长效的沟通机制是保证护士激励措施有效运行的关键，它能使管理者有效地获取信息，整合情感要素，充分尊重护士发展中合理的内心需求，使护士将心里话和内心情感尽量表达出来，同时把管理者对护士的关心、尊重、赞美等信息传达给护士，从而在护士内心深处激发起对组织的向心力、凝聚力和归属感，不断增强工作自信心。

2. 公平理论

（1）公平理论的主要观点　公平理论是美国心理学家亚当斯于 1965 年提出的。该理论侧重研究工资报酬分配的合理性和公平性对职工积极性的影响，也称平衡理论或社会比较理论。主要观点：①公平是指人们的贡献（投入）多少应与其所得报酬相当。

公平理论认为职工在受到奖酬之后，积极性是否增加，受需要是否得到满足的影响。同时，在奖酬与满足感之间，还有一个中介因素，那就是奖酬公正性的感觉。报酬多少固然影响员工的积极性，报酬分配是否公平也同样影响着员工的工作积极性。也就是说，人们的工作态度和积极性不仅受其所得的绝对奖酬的影响，而且还受其所得的相对奖酬的影响。②人们在衡量公平性时一方面是纵向比较，即以自己过去做过的工作或担任过的角色作为参考依据，把自己不同时间的情况进行比较；另一方面是横向比较，即把自己的投入与产出和有相同工作情况的他人的投入与产出进行比较。③当员工感到不公平时，他可能采取如下做法：曲解自己或他人的付出或所得；采取某种行为使他人的付出或所得发生改变；采取某种行为改变自己的付出或所得；选择其他的参照对象进行比较；离职。

（2）公平理论在护理管理中的应用　①护理管理者应综合考虑多方面因素，制定为大多数人所认可的分配细则，让护士清楚什么样的行为会得到什么样的奖励。②在强调"按劳取酬"的基础上，管理者应培养护士的奉献精神。要及时发现护士存在的不公平的心理现象。③公平不是平均主义。在管理中要注意公平问题，但不是提倡平均主义。如果实行人人有份的平均主义，实际上是造成了新的不公平。由于个人对组织的贡献大小不同，组织对个人的报酬也应有所区别。

不同类型的激励理论各有侧重，但没有一种激励理论和方法能够单一地、最大限度地增加员工的满意感和提高工作绩效。领导者在实践中应从具体问题出发，灵活运用。

【项目考核】

李女士是某三甲医院 ICU 的护士长，担任护士长工作 5 年了，她工作勤勤恳恳，尽职尽责，每天上班早来晚走，护士的分级培训执行严格，每周一、三、五晚上加班学习 1 小时，每周组织考试 1 次。交接班制度执行的非常认真，无论护士的资历如何，只要她发现问题，肯定会在晨会交班时进行严厉的批评，并予以扣发相应的奖金，科室许多护理人员对她的管理方式有意见，她与护士的关系也越来越紧张，许多护士提出调整科室的要求。

思考题：该护士长的领导风格属于什么类型？这种领导风格有何优缺点？她该如何改进？

第七章 控 制

⊙能说出控制的概念；说出控制的目的、对象、类型与过程。

⊙理解控制的原则，能举例说明其在护理实践中的应用。

⊙能运用控制的原理指导护理管理实践活动。

【案例】

王丽是今年 8 月新任的肿瘤科病房护士长，上任 1 个月后，病房先后有 8 例患者发生静脉滴注化疗药物外渗，其中 6 例表现为轻度红斑，局部疼痛、肿胀，2 例患者发生局部组织坏死，经久不愈，患者及家属到护理部进行了投诉。护理部主任与王丽沟通后认为是管理上出现了问题，要求王丽立即制定防止化疗药物外渗的管理方案，并组织实施。王丽回病房后与责任组长经过 3 天的讨论，制定了防止化疗药物外渗的工作流程，包括化疗前对患者宣教并进行静脉评估，化疗中定时巡视记录，化疗结束后进行评价等。王丽在周一的晨会上宣读了上述工作流程，要求各位护士立即执行，并指出化疗药物外渗率的控制目标应低于 < 0.1%。随后，王丽将制定的整改措施汇报给护理部。3 个月后，护理部又收到 3 例肿瘤科患者关于化疗药物外渗的投诉，遂派大内科护士长实地检查工作，发现护士并未完全按照之前制定的工作流程进行化疗药物静脉滴注。王丽得知检查结果后一直在思考，为什么她制定了严密的工作流程，最终却未实现既定目标？

【任务分析】

组织目标决定了组织发展方向，进一步决定了组织计划，但由于组织内部因素的改变和外部环境因素变化的影响，使得组织计划的完成绝不可能一帆风顺。每一个组织在实现组织的目标和既定的计划时，由于各种因素的影响，组织的行为可能会偏离目标和计划。此时，就需要并使用一项重要的管理职能——控制。在护理管理中，管理者通过控制职能才能保证各项护理工作按既定的计划和标准进行，计划为控制提供了依据，控制则是计划实现的保证。控制是管理活动的五大基本职能之一，目的是保证组织中的各项活动按既定的计划或标准进行。在护理工作中，各项业务活动要按照既定的方案、轨道运行，并确保能实现医院设定的目标，就必须进行有效的控制。控制在协调护理人员的行动、规范护理人员的行为、衡量计划完成情况、确保工作进展与计划目标一致、规避护理风险、提高护理质量、实现医院战略发展等方面有着极为重要的作用，是每一位护理管理者必须具备的管理职能。

第一节 概 述

一、控制的概念

"控制"一词在日常生活中使用频率很高，不同的场合下有着不同的内涵，如宏观经济控制、局势控制、汽车控制系统等。在管理学中，控制是管理的基本职能之一。法国管理学家法约尔指出："控制就是核实所发生的每一件事是否符合所规定的计划、所发布的批示以及所确立的原则。其目的就是要指出计划实施过程中的缺点和错误，以便加以纠正和防止重犯。控制在每件事、每个人、每个行动上都起作用。"美国管理学家斯蒂芬·罗宾斯认为，控制是对各项活动的监视，从而保证它们按计划进行，并纠正偏差的过程。因而在管理工作中，控制职能是指管理者监督、检查工作是否按既定的计划、标准和方法进行，发现偏差，分析原因，进行纠正，以保证组织目标实现的过程。值得注意的是，控制工作不仅仅意味着组织活动偏离计划时采取措施纠正偏差以保证计划的实施，而且还包括在组织内外环境发生重大变化、原计划不适应环境变化而无法实现时，对原计划做出重大修改，甚至制定新计划。

该概念包括 3 个方面的含义：①控制是一个过程，控制与计划紧密相连，计划为控制提供依据，控制是计划实现的保证；②控制是通过"监督"和"纠偏"来实现的，通过监督、检查发现偏差，并深入分析原因，纠正偏差，以确保组织目标实现；③控制的目的是保证组织中的各项活动按既定的计划和标准进行，具有很强的目的性。

二、控制的作用

1. 限制偏差累积 工作中出现偏差在很大程度上是不可完全避免的，关键是要能够及时地获取偏差信息，及时地采取有效的纠正措施。小的偏差和失误并不会立即给组织带来严重的损害，然而时间一长，小的偏差就会被积累、放大，最终变得非常严重，对计划目标的实现造成威胁，甚至给组织带来灾难性的后果。防微杜渐，及早地发现潜在的错误和威胁并进行及时处理，有助于确保组织按照预定的轨道运行下去。如夜班护士未按规章制度定时给昏迷患者翻身，时间一长，可能导致压疮发生，甚至出现感染、组织坏死等。医院护理部制定护士长夜查房制度，可及早发现护士工作的偏差并及时进行处理，以免造成严重不良后果。所以，有效的管理控制系统能及时获取偏差信息并及时采取纠正偏差的措施，以防止偏差的累积而影响到组织目标的顺利实现。能认识并纠正偏差是管理者管理水平提高的重要标志，也是组织发展的必要前提。

2. 适应环境变化 制订目标之后到目标实现之前，总是有一段时间。在这段时间内，组织内部和周围环境会发生很多变化。组织的环境具有复杂性、不确定性、非线性、动态性等特征，在组织的计划和目标实施的过程中可能遭遇环境的变化，使原有计划、方案、目标无法实现或即使实现也失去了意义。环境的变化会给组织带来挑战，也会带来机遇。因此，及时发现和捕捉环境的变化，调整组织的计划和目标，就能增强组织对环境的适应能力，组织在激烈变化的环境中生存和发展的可能性就越大。如医院的内外环境每时每刻都在发生着变化，竞争对手可能会推出新的医疗服务项目；医疗新材料和护理新技术不断更新，政府可能会制订新的卫生医疗法规或对原来的政策进行修订，医务人员的流失或流动等。这些变化不仅会妨碍目标的实现，甚至可能影响计划本身的科学性和现实性。因此，医院需要构建有效的控制系统，帮助管理人员预测和把握内外环境的变化，并对这些变化带来的机会和威胁做出正确、有力的反应，保证医院总体目标、计划更好地实现。

3. 处理组织内部的复杂局面　如果一个组织设计简单，并且结构稳定，那么它的管理者只需要一个非常基本和简单的系统就能保持对组织运行的控制。但现实中绝大多数组织规模日趋庞大，组织活动、组织机构日益错综复杂，所有这些都要求组织持续地、适当地应用控制系统来衡量各方面工作的成效，保证各方面协调，确保组织整体目标有效达成。此外，随着组织规模的扩大，管理高层受时间与精力的限制不可能直接地、面对面地组织和指挥全体员工的劳动，因此，授权势在必行。而建立完善的控制系统，每个层次的主管定期或者非定期地检查直接下属的工作，可以保证授予他们的权力得到正确的使用，使组织内部复杂的局面得到控制。

4. 降低成本　低成本优势是组织获得竞争优势的一个主要来源，它要求积极建立起能达到有效规模的生产设施，强化成本控制，减少浪费。为达到这些目标，就必须在管理方面对成本控制予以高度重视，注重成本的合理测算、效益的综合评价和市场的有效开发，因为只有通过有效的控制才可以降低成本，提高生产力。

三、控制的类型

按照不同的分类方法，控制可以分为不同的类型。如，按控制的方式，可分为正式组织控制、群体控制和自我控制；按控制对象的全面性，可分为局部控制和全面控制；按控制采用的手段，可分为间接控制和直接控制；按控制的对象或范围，可分为生产（作业）控制、质量控制、成本控制和资金控制；按控制点位于整个活动过程中的位置，可分为前馈控制、同期控制和反馈控制；按控制的性质，可分为预防性控制、检查性控制和矫正性控制。上述分类不是绝对的，有时一种控制可能同时属于几种类型，如医院对医务人员严格实行准入制度，杜绝无资质人员上岗，这一控制措施既是正式组织控制，也是事先控制，更是预防性控制。由于任何系统的运行过程均表现为输入－转换－输出的过程，以下重点介绍根据控制点位于整个活动过程中的位置而划分的前馈控制、同期控制和反馈控制。

1. 前馈控制　是指在系统运行的输入阶段进行的控制，也称预防控制或预备控制，其目的是提前识别和预防偏差。这是最为经济的一种控制方法，可起到事前把关的作用。在医院管理中，前馈控制是主要的控制方法之一，可有效降低医疗风险，提高医疗质量，如制定各项护理操作流程及质量控制方法，新护士进入工作岗位独立上班前进行岗前培训，购买大型医疗仪器设备前广泛的市场调查，节假日前医疗仪器质量的全面检查，夏季来临之前加强肠道门诊的医护人员力量等。

前馈控制的优点在于：①防患于未然：前馈控制的工作重点是对输入过程进行控制，在偏差发生之前就采取了纠正措施，有效限制了偏差的累积，避免了事后控制对已铸成差错无能为力的弊端。②减少矛盾冲突：前馈控制是在工作开始之前就针对计划所依赖的条件进行控制，而不是针对具体的人员。因此，在实施过程中不易造成管理者与被管理者的对立冲突，易于被职工接受并付诸实施。③适用面广：前馈控制适用于一切领域的所有工作，可有效防止人、财、物、时间等组织使用的资源在质和量上发生偏差。

前馈控制是理想的控制类型，但在实施过程中仍存在较多困难。首先，前馈控制的关键是对系统产生偏差的原因进行准确的预测。因此，收集的信息是否准确和及时，成为前馈控制的成败主因。其次，前馈控制中不仅要考虑影响计划实行的各种因素，同时还需注意"干扰因素"——一些意外的或无法预计的因素。因此，前馈控制系统是相当复杂的，这无疑对管理者提出了极高的要求。相对于复杂多变的世界，人的理性是有限的，往往只能获得决策上的满意解、次优解。因此，在管理实践中不能完全依赖前馈控制，还需同期控制和反馈控制两种控制手段加以补充。

2. 同期控制 是指发生在活动进行中的控制，也称过程控制、现场控制。在活动进行之中予以控制，管理者可以在发生重大偏差前及时发现并解决问题。这类控制工作方法主要为基层管理人员所采用，是所有控制工作的基础。同期控制的有效性取决于管理者的个人素质、决策能力、工作作风、沟通方式及下属对这些指导的理解程度。

同期控制最主要的方式是主管人员通过深入现场亲自监督检查、指导和控制下属人员的活动。控制的内容包括：①向下级指示恰当的工作方法和工作过程。现场监督可以使上级有机会当面解释工作的要领和技巧，纠正下属错误的作业方法与过程，从而提高他们的工作能力，如护士在操作过程中发生失误时，护士长有责任向其指出并做出正确的示范动作帮助其改正。②监督下级的工作以保证计划目标的实现。通过现场检查，可以使管理者随时发现下属在活动中与计划要求相偏离的现象，从而立即采取纠正措施，以保证计划目标的实现。如护士长夜查房发现护士未按时为患者翻身、未按时给药等情况，可要求护士立即改正，以保证护理质量。

同期控制的优点在于：①可以充分利用管理者的丰富经验来指导系统运行，从而提高工作效率和员工的业务水平；②能及时发现实际工作与计划的偏差，并采取相应的针对性的措施，控制损失进一步扩大；③有利于提高员工的自我控制能力，形成良性循环，提高组织绩效。

同期控制也有弊端。首先，容易受管理者的时间、精力、业务水平等因素的制约，管理者不能时刻对事事进行实时控制。其次，由于是现场管理，容易在管理者与被管理者之间形成对立，损害被管理者的积极性和主动性。再次，同期控制的应用范围较窄，如对护理操作容易进行实时控制，但对护理科研、护理管理很难进行实时控制。

3. 反馈控制   是指发生在计划完成后的控制行为，也称事后控制。反馈控制的注意力集中在行动的结果之上，并以此作为未来行动的基础。因此，反馈控制工作是一个不断提高的过程。如护理部每月收集各病区的压疮发生数、给药差错发生数等护理质量指标，比较预期目标与实际工作结果之间的偏差，并进行深入分析寻找原因，最后制定出纠正计划并实施，以不断提高护理质量。

反馈控制的优点在于：①可靠性大：许多事件只有在发生后才能看清结果，反馈控制为管理者提供执行计划结果的真实信息，各种报表和数据齐全，可靠性大。管理者通过对真实结果信息和计划信息之间的差异分析，为后续行动制定正确的纠正措施提供了条件。②利于总结经验：许多事物的发展是循环往复，呈螺旋形推进的，通过反馈控制，对前一阶段工作进行考核和分析，总结经验，是指导下一阶段工作的必要环节。

尽管组织中大量采用反馈控制，如护理质量检查考核、员工工作绩效考核、财务报表等，但反馈控制仍有较大的局限性，其最大缺点是只能事后发挥类似"亡羊补牢"的作用，无法改变和挽回组织已经形成的损失。此外，由于从发现偏差到纠正偏差存在一定的时滞，因此，无法对最新的情况做出应对。

以上3种控制各有特点，而在实际工作中往往是交叉使用的。预防控制虽然可以预先做好准备，防患于未然，但有些突发事件防不胜防，这时必须辅以现场控制，否则将前功尽弃。同样，无论是预先控制还是现场控制，都需要事后控制来检验。每种控制类型各有利弊，实践中不可能完全依赖单一的某一种控制手段。管理者应善于根据实际情况，将它们有机搭配、嵌套融合，才能设计出有效的组织控制系统。

管理小故事

和尚分粥中的控制原理

和尚天天喝粥，天天要分粥，但总是存在不公平的问题。一是粥有多有少，二是粥有稠有稀。于是最后决定沙弥烧好粥后由比丘们轮流分粥，但却依然重复着你多我少的历史问题。

这天，新住持要改变这种不公平局面，遂邀请寺里三位高僧出招。第一位法净说："在于测量，先测量所用碗之大小，再测量每次所用之粥的厚薄与多少，最后是测量分粥僧人的心理是否如止水。"第二位智平说："僧人之心如不如止水，其修为测也难矣。应该是教而化也，使之明白公平意义，批判以权谋私的持饭瓢者，逐渐培养起他们高尚的境界和习惯，才是根本办法。"第三位惠叶说："仍由比丘们轮流分粥，只是改变两点，一是分粥者最后取粥，二是和尚们的饭碗每次统一领取使用。"

新住持深悟这三计，法净爱技术，智平爱教化，惠叶爱控制管理。终极之法当属智平的培养高尚境界和习惯，但是远水不解近渴；法净的技术无法测量人心；由于不可高估僧人之心性，故采取惠叶的控制管理之法，才是上策。遂取惠叶之法，最终解决了问题。

四、控制的原则

控制和其他管理职能一样，要发挥作用，必须在执行过程中遵循一些基本的原则，具体包括：

1. 客观性原则 控制的客观性是指在控制工作中，管理者不能凭个人的主观经验或直觉判断，而应采用科学的方法，尊重客观事实。控制工作的客观性要求控制系统应尽可能提供和使用无偏见的、详细的、可以被证实和理解的信息，要求必须具有客观的、准确的和适当的控制标准。在整个控制过程中，主观判断不仅可能使绩效的衡量得不出准确的结论，而且还会使纠正偏差的力度难于把握，从而使现实工作更加混乱。

2. 重点性原则 组织中的工作活动往往错综复杂、涉及面广，谁也无法对每一方面、每一件事都进行控制。管理人员需从实际工作出发，找出计划执行过程中的关键点，把处于关键点的工作预期成果及其影响因素作为控制的重点，并加以严密控制，可收到有的放矢、事半功倍的效果。

3. 灵活性原则 有效的控制系统应具有足够的灵活性，以适应各种不利的环境变化或利用各种新的机会。通常在设计控制方案时，对各种可能出现的情况都应尽量准备好各种可选择的方案，以使控制更具有灵活性。一个灵活的控制系统能在计划变化以及发生未曾预见事项的情况下继续发挥作用。事实上，灵活的控制一般是通过灵活的计划而实现的。

4. 及时性原则 控制的及时性是指在控制工作中及时发现偏差并能及时采取措施纠正。信息是控制的基础，为提高控制的及时性，必须依靠现代化的信息管理系统，随时收集和传递信息，随时掌握工作进度，如此才能及时发现偏差，进而及时采取措施进行控制，避免更大失误。

5. 适应性原则 控制系统和控制方法应与计划及组织的特点相适应。控制的最终目标是实现计划，控制是实现计划的保证。由于任何一项计划和工作都有自己的特点。因此，在设计控制系统时也必须围绕计划进行，与之相适应。同时，有效的控制系统必须适应组织结构。众所周知，计划需要人来执行，控制也需要人来执行，组织结构决定了组织成员的职责和分工，因此，控制系统的设计必须符合组织结构的要求。只有组织结构明确、全面和完善，控制系统符合组织的职责分工，控制的效用才能充分发挥。

6. 经济性原则 任何控制都需要一定的费用，同时由于纠正了组织活动中的偏差，任何控制也都会带来一定的收益，但从经济学角度考虑，只有当控制带来的收益大于成本时，才有必要实施控制。因此，管理者应把握控制关键点，适度、适量地进行控制，尝试以最小的费用或其他代价来实现预期的控制目的，提高控制工作的经济性。

第二节 控制技术

一、控制系统

控制系统是由控制主体、控制客体和控制行为及控制目标等构成的一个有机整体。

1. 控制主体　组织中控制的主体是各级管理者、职能部门。控制主体控制水平的高低对组织内控制系统的作用及控制效果起决定性作用。一般而言，高层管理人员主要从事例外性的、非程序性的和重大的程序性控制活动，中低层管理人员集中从事日常的、程序性的控制活动。如护理部主任主要对医院护理工作发展的方向或护理工作发生的重大意外事件进行控制；护士长主要对护士的日常工作质量进行控制。

2. 控制客体　组织的全部行为构成控制的客体，横向包括各类资源，纵向包括各个层次。对组织计划的执行有重要影响的活动是控制的主要客体。在实践中，要特别强调抓住主要客体，着重寻找关键性问题，及时发现超过允许限度的误差，并努力修正。同时组织活动的控制必须具有整体性，要有全局的观念。只有从整体的角度进行统一的控制，组织才能实现整体优化的目的。如护理工作中主要的控制客体是人员与护理质量。

3. 控制行为　是指控制主体对控制客体实施的方法和手段。控制常用方法分为预算控制及非预算控制。非预算控制方法包括程序控制、专题报告和分析、统计报告、亲自观察等，组织应视具体情况而采用。如护理质量控制可采用亲自观察、程序控制、专题报告和分析等方法。

4. 控制目标　控制的主要目的是保证组织在多变的环境中实现组织目标。管理人员必须根据环境变化有弹性地实施控制，适当修正组织目标和计划方案，使组织的目标和计划更符合实际的要求。控制目标往往是根据总目标所派生出来的分目标及各项计划指标或制度要求来确定的。也就是说它是一个动态的、弹性的体系，与组织理念、目标相辅相成。

二、控制对象

控制的对象也称控制的内容，实际反映了控制过程中管理者控制的焦点和重心所在。一般情况下，控制的对象包括人员、财务、作业、信息和组织绩效等5个方面。

1. 对人员的控制　人是组织中最关键的资源，是生产力中最活跃的因素，而"管理就是通过他人完成一定目标的活动"。因此，从本质上看，对任何管理对象的控制，最终都可以落实到对人的行为的控制。掌握对人员的控制方法、技巧是管理者最基本的素质之一。人员控制最常用的方法是直接巡视、观察，发现问题，现场解决。此外，对员工进行系统评估，找出偏差，寻求系统解决方案也是人员控制的常用方法之一。在护理管理中，人员控制的对象主要包括：①各级护理管理者，包括护理副院长、护理部主任、总护士长及护士长等；②各级各类护理人员，包括主任护师、副主任护师、主管护师、护师、护士和护理员；③护理专业的学生，包括实习生、见习生、进修生等。控制护理人员行为的具体手段有甄选、职务设计、直接监督、培训与传授、制度化、报酬系统、组织文化、绩效评估等。

2. 对财务的控制　任何组织要生存发展，投入和产出之间必须实现一种平衡关系，而这种投入和产出平衡关系的实现依赖于对组织财务的控制。对财务的控制方法包括控制会计记录信息的准确性、定期审核财务会计报告、保证财务目标的实现等。对于学校、医院和政府等非营利性组织来说，预算控制是极为重要的财务控制手段。护理管理者可通过预算和成本核算实现对财务的控制。

3. 对作业的控制 所谓作业，就是指从劳动力、原材料等原始资源到最终产品或服务的转换过程。作业控制为组织的作业效率和效果提供了保证。对护理工作而言，作业是指护士为患者提供各项护理服务的过程。作业控制就是通过对护理服务过程的控制，来评价并提高护理服务的效率和效果，从而提高医疗护理服务质量的水平。护理工作中常见的作业控制有：护理质量控制、护理技术控制、医疗护理材料控制、库存控制等。近年来，作业控制中出现了许多新技术、新方法，如全面质量管理（TQM）、精益生产等。

4. 对信息的控制 随着信息社会的到来，信息在组织运行中发挥着越来越大的作用。对信息的有效控制和利用是形成组织核心能力的重要保障。对信息控制的主要方法是建立一整套运转有效的管理信息系统，解决组织内部对各类信息的获取、加工、传递和存储的要求。护理信息系统包括护理行政管理、业务管理、科研教学管理3个信息系统。护理业务管理系统又分为患者信息管理系统、医嘱管理系统和护理病例管理系统等。

5. 组织绩效控制 组织绩效是反映组织效能的一系列指标体系，是组织期望的结果，是组织为实现目标而展现在不同层面上的有效输出。组织绩效是组织上层管理者控制的对象，组织目标的达成与否都能从这里反映出来。绩效控制的目的是持续提升组织的绩效。实施对组织绩效的有效控制关键在于科学地评价、衡量组织绩效，即要根据组织完成目标的实际情况和按照目标标准来衡量组织的绩效。对医疗卫生服务行业的绩效评价，不仅要看其当前的经济效益，更要考虑长远的社会效益。

三、控制过程

如前所述，控制的对象有很多种，控制的目标和手段也千差万别，但控制过程基本上是一致的，一般包括3个关键步骤：确立控制标准、衡量工作绩效和评价并纠正偏差。

（一）确立控制标准

所谓标准，就是评定成效的尺度和准绳。控制活动始于标准的建立，标准来源于组织的计划，但又有别于计划。控制标准是从一个完整的计划中遴选出对衡量工作业绩具有重要意义的关键点，是控制过程的基础。没有标准，控制就成了没有目的的行动，衡量绩效或纠正偏差也失去了客观依据。标准的制定包括确定控制对象、选择关键控制点、确定控制标准3个步骤。

1. 确定控制对象 进行控制活动，首先要解决的问题是"控制什么"，这是在决定控制标准前需要思考的问题。一般情况下，管理者应对影响组织工作成效的全部因素进行控制，但这是不经济的，也是不现实的。在实际工作中，管理者应选择对实现组织目标有重大影响的因素进行控制。

2. 选择关键控制点 确立控制标准的过程，实际上是寻找关键控制点并明确工作标准的过程。在选择关键控制点时，需统筹考虑三方面的因素：影响整个工作运行过程的重要环节与事项；能在重大损失出现之前显示出偏差的事项，只有选择那些有细微偏差即可被检测出的事项，才有可能对问题做出及时和灵敏的反应；选择若干能反映组织主要绩效水平的时间和空间控制点，有利于管理者对组织总体状况形成一个比较全面的了解。

关键控制点的设置要充分考虑设置的合理性、可行性、均衡性、及时性和经济性，避免过多、过少或过滥，否则易出现"为控制而控制"的本末倒置现象。护理管理中常见的关键控制点有：①制度：消毒隔离、查对、抢救、安全管理等制度；②护理人员：护理骨干、新上岗的护士、进修护士、实习护士以及近期遭遇重大生活事件的护士等；③患者：疑难危重患者、新入院患者、手术后患者、接受特殊检查和治疗的患者、有自杀倾向的患者；④器材设备和药品：特殊耗材、监护仪器设备、急救器材与药品等；⑤部门：急诊科、手术室、供应室、监护室、产婴室、血液透析室等；⑥时间：交接班时间、节假日、午间、夜间、工作繁忙时。

3. 确定控制标准 将计划中的某一目标分解为具体可操作的控制标准，是确立标准的关键环节。控制标准可分为定量标准和定性标准。定量标准又分为实物标准（如产品数量）、价值标准（如成本、利润、收入）和时间标准（如生产周期、交货期）；定性标准具有非定量的性质，但应尽量将其进行定量化处理，如对患者满意度这一控制水平，可以设置患者投诉率、患者满意度等级评价等指标。确定控制标准的常用方法有3种：①采用历史性标准，即统计性标准，以分析组织各个历史时期状况的数据为基础，为未来活动建立标准；②依据专家的经验和判断建立标准，用于新从事的工作或统计资料缺乏的工作；③采用工程方法建立标准，即在对工作情况进行客观的定量分析的基础上制定标准，如：机器的产出标准是设计者计算出的在正常情况下的最大产出量。

制定标准是一个过程，科学制定控制标准应满足以下几个方面的要求：①控制标准的制定要方便对组织各部门的工作进行衡量。当出现偏差时，能找到相应的责任单位。②建立的控制标准要有利于组织目标的实现。因此，对每一项工作的衡量必须有具体的时间幅度、衡量内容与要求。③建立的控制标准应尽可能体现一致性和公平性，适用于执行该计划的每个组织成员。④建立的标准应该具有一定的弹性，能适应一定的环境变化，面对特殊情况可以做到特殊处理。⑤建立的标准要有可实现性，需考虑工作人员的实际情况，包括他们的专业技能与使用的设备等，是员工通过努力可以达到的。

（二）衡量工作绩效

衡量工作绩效是控制的第2个步骤，其过程包括收集信息、测定工作实绩、将实绩与标准进行比较，以便为下一步的纠正偏差奠定基础。

1. 衡量的项目 管理者应该针对决定实际工作成效好坏的重要特征进行衡量，但实际中容易出现一种趋向，即侧重于衡量那些易于衡量的项目，而忽视那些不易衡量的、较不明显但实际相当重要的项目。实际衡量应该围绕构成好绩效的重要项目来进行，而不能够偏向那些易于衡量的项目。如衡量护士的工作业绩，不能只重视护理操作合格率、护理缺陷发生率、医院感染发生率等容易衡量的项目，还应重视护士工作态度、社会对护理服务的满意率、患者满意度等不易衡量但实际相当重要的项目。

2. 衡量的方法 衡量工作绩效的方法较多，常用的有：①观察：管理者通过深入基层、自由接触员工的方式，获取有关实际工作的真实而全面的第一手资料，并能及时解决问题。其缺点是管理者需花大量的时间和精力，且易受个人偏见的影响。②统计报告：统计报告能提供大量的数据、图表，不仅一目了然，而且能显示出各项指标之间的关系。但其应用价值受两个因素的影响，即真实性和全面性，管理者往往难以判断统计报告所采集的原始数据是否真实，统计方法是否恰当，是否遗漏或掩盖其中的一些关键点，从而影响衡量的效果。③口头报告和书面报告：口头报告的优缺点与观察法相似，书面报告比口头报告更为正式和精确，且更为综合与简明，便于归档和查找。④召开会议：管理者汇报各自的工作和遇到的问题，有助于加强部门间的沟通与协作。⑤抽样调查：从整批调查对象中抽取部分样本进行调查，并把结果看成是整批调查对象的近似特征。这种方法可节省调查成本和时间。⑥现象推断：对部分无法直接测量的工作，只能凭借对某些现象进行推断来获取信息。如员工工作热情降低可能是管理不当所致。

在实际的管理控制中，应综合利用不同的方法来衡量工作绩效。此外，应特别注意所获取信息的质量问题，高质量的信息应具备准确性、及时性、可靠性、适用性等特征。

3. 有效衡量 在实际的管理活动中，工作绩效的衡量不仅仅是收集信息并进行比较分析的过程，还应提高衡量的有效性，以保证控制活动的顺利进行。

（1）运用预警指标 所谓预警指标是指能够预示可能出现较大问题的一些现象。如护理人员发生较多的离职现象，可能预示着工作条件的恶化或是护理人员出现了不满情绪；给药错误的发生率增加，可能预示着配药、给药工作流程有缺陷或工作安排不合理等。可见，充分利用预警指标就可以及时发现在实际工作中潜藏的一些问题，如果能及早解决就可避免发生较重大的问题。值得注意的是，对于预警指标的使用应该建立在经过认真分析的基础上，因为有时引起指标变动的因素可能不是组织内部的，而是组织无法控制的外部因素。

（2）确定合适的衡量频度 衡量的频度是指一段时间内对同一控制对象衡量的次数或频率。有效的控制要求确定适宜的衡量频度，对控制对象或要素的衡量频度过高，不仅会增加控制的费用，而且还会引起有关人员的不满，从而影响他们的工作态度；但衡量的次数过少则有可能造成许多重大的偏差不能被及时发现和纠正。因此，衡量频度过大或者过小都会影响衡量的有效性。一般来说，适宜的衡量频度取决于被控制活动的性质、控制活动的要求，如果控制对象处于不稳定状态，或是控制要求较高时，则衡量频度就应该相对高些；而当控制对象处于稳定状态，或是控制要求较低时，则衡量频度就应该相对低些。如，对新护士的工作检查频度应高，而对高年资护士的检查频度则可相对降低。

（3）及时处理衡量结果 当衡量结果出来以后，及时处理也是对衡量绩效有效性的重要保证。一般而言，衡量结果应该立即送达给有权对偏差做出纠正决策的管理者，便于及时采取措施；同时，还应该及时通知被控制对象的直接负责人以及相关的服务或配套部门，便于纠正措施能够较好地得到执行。

（4）建立信息反馈系统 担负控制责任的管理者只有及时掌握反映实际工作与预期工作绩效之间的偏差，才能迅速采取有效的纠正措施。然而，在控制过程中衡量绩效、制定纠偏措施和执行纠偏措施往往由不同的人员完成。因此，必须建立有效的信息反馈系统，使反映实际工作情况的信息实时地传递给相关的管理者，使之能与预定标准相比较，及时发现问题。同时将偏差信息及纠偏措施的指令传递给有关人员，以便对问题及时做出处理。建立这样的信息反馈系统，不仅可以保证预定计划的实施，而且能防止基层工作人员把衡量和控制视作上级检查工作、进行惩罚的手段，从而避免产生抵触情绪。

（三）评价并纠正偏差

对实际工作进行衡量之后，应运用科学的方法将衡量结果与控制标准进行对比分析，发现计划执行中的偏差，并分析偏差产生的原因，进而制定和实施纠偏措施。

1. 找出偏差产生的主要原因 在组织的实际运行中，并非所有的偏差都会影响组织最终目标的实现。有些偏差可能反映了计划制定和执行工作中的严重问题，而另一些则可能是偶然的、暂时的或由区域性因素引起的，不一定会对组织活动的最终结果产生重要影响。如大部分护士需要加班才能完成工作，可能不是护士们故意拖延时间，而是护理人员不足；神经内科病区某月的压疮发生率大大超出其他病区的平均发生率，可能不是护士未按时给患者翻身，而是该月收治了多位难治的压疮患者。因此，在制定纠偏措施之前，必须对反映偏差的信息进行评估和分析。首先，要判断偏差的严重程度，是否对组织目标的完成有重大影响；其次要寻找产生偏差的真正原因。同一偏差可能由不同的原因引起，这就要求管理者应透过表面现象找出造成偏差的深层原因，在众多的深层原因中再找出最主要者，为纠偏措施的制定指明方向。

2. 采取行动纠正偏差 控制过程最后一项工作是采取管理行动，纠正偏差。从管理的角度看，只有采取了必要的纠正行动之后，控制才是有效的。偏差的产生来源于标准与实际的工作绩效。因此，基于偏差原因分析报告，纠正偏差的方法可以从两方面入手，一是改进工作绩效，二是修订标准。

（1）改进工作绩效 如果偏差信息分析结果表明，问题不在于计划和标准，而在于工作本身，那么管理者就需要立即采取纠正行动。按照行动效果的不同，可以把改进工作绩效的行为分成两种模式：立即纠偏模式和彻底纠偏模式。立即纠偏模式是指发现问题后，管理者立即采取行动，在最短的时间内纠正偏差，此模式追求结果的时效性。如护士上班玩手机导致工作效率和质量下降，护士长应下达指令，纠正护士的不当行为。彻底纠偏模式则是指发现问题后，不是马上纠偏而是经过深思熟虑后找出问题的本质，提出较为系统的办法，彻底解决问题。如护理部连续多次收到患者投诉护士服务态度差，应深入寻找该问题的原因，提出较为系统的办法，如加强护士礼仪培训，解决护士缺编现象等，以彻底解决问题。在实践中往往两种模式共存。但应强调的是，作为组织的管理者，不应该仅仅满足于"救火队长"的角色，更应成为组织中的"系统思考者"，善于用后一种模式来解决问题纠正偏差。

（2）修订标准　工作中的偏差也可能来自不合理的标准。标准定得太高或太低，或者是原有的标准随着时间的推移已不再适应新的情况。如为了提高护理质量，护理部设定了考核目标——每个护士的静脉穿刺成功率达到100%，显然无论是护士或是护士长都不可能认同此项目标，因为它忽视了静脉穿刺成功的各种影响因素，这不仅无法实现，还会导致护士的不满情绪。这种情况下，需要调整的是标准而不是工作绩效。但应当注意的是，在现实生活中，当某个员工或某个部门的实际工作与目标之间的差距非常大时，他们往往首先想到的是责备标准本身。例如，学生会抱怨扣分太严而导致他们的低分；销售人员可能会抱怨定额太高致使他们没有完成销售计划。人们不大愿意承认绩效不足是自己努力不够的结果，作为一个管理者对此应保持清醒的认识。如果标准是科学的，就应该坚持，并向下属进行解释说明，反之则应做出适当的修改。

四、控制方法

控制的方式可以根据控制对象、控制内容的不同而有多种不同划分方法，但一般而言可以分为预算控制和非预算控制两类。预算控制主要以事先编制的较为系统的数字计划为控制提供依据，而非预算控制则更多依靠观察、报告等传统手段进行控制。

（一）预算控制

预算是以数字表述计划，并把这些计划分解成与组织目标相一致的各个部分，使预算与计划工作相联系，并授权给各部门而不致失去控制。换言之，预算就是把计划紧缩成一些数字以实现条理化，使主管清楚地看到，资本由谁来使用，用在哪些地方，涉及哪些费用，收入是多少，或实物投入量和产出量是多少。预算在形式上是一整套预计的财务报表和其他附表。按照其针对对象的不同，预算可以分为收入预算、费用预算、利润预算、现金预算、投资预算等。

（二）非预算控制

是指并不利用预算进行控制的控制手段。一般而言，传统的控制方法多与预算无关。

1. 程序控制　程序是对操作或事务处理流程的一种描述、计划和规定。它通过文字说明、格式说明和流程图等方式，把一项业务的处理方法规定得一清二楚，也就是我们常说的标准化，从而既便于执行者遵守，也便于管理人员进行检查和控制。凡是连续进行的，由多道工序组成的管理活动或生产技术活动，只要它具有重复发生的性质，都应为其制定程序。如护理工作中的各种技术操作流程、抢救流程、护理会诊流程等。

2. 专题报告和分析　如果说程序控制是对常规的例行的作业或活动的控制，那么专题报告则恰恰相反，它更着眼于非常规的具体问题。如，例行的护理质量数据统计报表虽能提供不少必要的信息,但在某些具体问题上的信息往往还是不足的。因此,医院可以成立各护理质量控制小组,如伤口护理质控小组、护理病历书写质控小组、静脉输液质控小组等,定期从事调查研究和分析,并向护理部进行专题报告,则可有效提高控制效率和质量。

3. 统计报告 这是管理控制中应用广泛的一种方法。它要求组织管理在具备良好的管理基础工作(如健全的原始记录和统计制度)上,使用统计学方法对大量的数据进行汇总、整理和统计学分析,最终以各种统计报表的形式,为管理者提供控制信息。管理者通过统计报表来衡量组织活动的状况和水平,揭示组织各种活动之间的数量关系和内在规律,并找出问题、分析问题,有针对性地采取预防和纠偏措施。

4. 亲自观察 又称为走动管理。无论上述哪一种方式,管理者面临的最大问题是信息的真实性,因为有可能下属人员投其所好,将管理者不愿听到的信息加以过滤;或采集信息时由于采集人员的主观判断能力有限而误解了信息,从而产生记录上的偏差。因此管理者决不应忽视通过亲自观察进行控制的重要性。管理者只有通过自己的现场观察,才能获取员工的态度、士气、工作环境等一些难以量化的准确信息。因此,即使在目前信息技术普遍应用的时代,很多组织也依然强调这种管理方式。

五、有效控制系统的特征

有效的控制系统存在某些共同特征,这些特征的重要性随环境的不同而有所区别。一般而言,有效的控制系统具有以下特征:

1. 准确性 控制系统产生的信息若不准确,将导致管理层在需要时无法采取措施,或对一个并不存在的问题作出反应。一个准确的控制系统是可靠的,并能生成有效的信息。

2. 时效性 控制系统应能使管理层及时注意到偏差,以防止其对组织业绩造成严重影响。即便是最好的信息,一旦过时就没有价值。因此,一个有效的控制系统必须提供及时的信息。

3. 经济性 控制系统必须在经济上是合理的,任何控制系统产生的利益都应大于其发生的成本,为了使成本最小化,管理层应将为达到期望结果所必须施加的控制减至最少。

4. 灵活性 控制系统必须具有足够的灵活性。以适应出现的各种问题或利用新的机会。几乎没有哪个组织面对的环境是稳定的、不需要任何灵活性的,即便是高度机械化的组织结构也要求控制能随时间和情况的变化而进行调整。

5. 可识性 无法被人理解的控制系统是没有价值的,所以有时有必要用简单一些的控制方法来代替复杂的控制方法。一个复杂得让人无法理解的控制系统会导致不必要的错误,使员工感到迷惑,并最终为人们所忽略。

6. 合理的标准 控制的标准必须是合理并可达到的,如果标准太高或不合理,就会失去激励作用,甚至会导致下属为完成目标采用一些不道德或不合法的手段。控制应强化具有挑战性的合理的标准,使员工通过调动工作积极性、主动性和创新性达到更高的水平，而不是使他们对工作变得消极，甚至采取欺骗手段。

7. 关键位置　管理者不可能控制组织中发生的一切事情，所以管理者应控制那些对组织业绩具有战略性影响的因素，控制的对象应指向组织中关键的活动、业务和事件，也就是说，控制应集中在最可能出现偏差或偏差会造成最大损害之处。

8. 纠偏行动　一个有效的控制系统不但能在重大偏差出现时发出警报，而且能就应采取的纠偏行动提出建议。也就是说，它应该在指出问题的同时，指明解决方法。这种形式的控制通常伴有"如果……那么……"指令。例如，如果收入下降超过5%，那么成本应减少相应数额。

【项目考核】

某三级甲等医院护理部为进一步提高全院护理质量，制定了以下措施：①重新修订各项护理规章制度；②举办护理质量管理骨干培训班；③修订护士长夜查房制度，安排每天查房主题；④开展护理业务三级查房活动；⑤各病区成立护理质量控制小组，每月收集病区护患纠纷、护理不良事件及患者的压疮发生率等情况，并作出书面总结上交护理部。

思考题：请分析该院护理部分别采取了哪些控制方法？比较各控制方法的优缺点。

第八章　护理质量管理

📖 学习目标

⊙能说出护理质量、护理质量管理的概念；能说出品管圈、临床路径的概念；能说出护理质量管理的原则。

⊙能正确运用护理质量管理方法；能正确阐述护理质量缺陷管理的内容；能正确开展护理质量评价和进行持续改进。

⊙能运用 PDCA 循环理论制定护理质量改进方案。

【案例】

一对年轻的夫妻带着自己刚满月的孩子来到一家社区医院进行乙肝疫苗注射，护士一边和别人聊天，一边拿出药物给小孩注射，可注射后不久小孩就出现不适的症状，父母马上找来医生查看，经过大夫的治疗，孩子的不适症状缓解，医院组织人员对此事进行调查，发现护士所注射的乙肝疫苗为过期药物。

【任务分析】

护理质量管理是医院质量管理的重要组成部分，护理质量的好坏与医院的质量建设和患者的健康息息相关，目前护理工作领域不断扩展，已经进入到家庭和社区，使护理质量的内涵和护理质量管理的内涵都出现了变化，对护理工作和护理人员都提出了更高的要求，也越来越突显出护理质量管理的重要性，但是护理质量管理并不是一人一时的主观意识所左右或主宰的，应当遵循一定的原则，建立一定的方法和标准，使护理工作有章可循，有据可依。同时，护理组织也应当加强护理人员的忧患意识和提高护理人员的职业道德素质，提升对护理差错事故的认识，防患于未然。

随着社会的发展，人们对健康的需求不断提高。这对护理工作者提出了更高的要求。如何保证护理工作的质量，如何进行护理质量管理成为护理管理者们最重要的课题。护理质量管理也成为护理管理者最重要的工作内容。

第一节 概 述

一、质量管理的相关概念

1. 质量 质量的概念产生于人们的社会生产或社会服务中，包含有狭义和广义两种层次。狭义的质量是指产品质量；广义的质量不仅包括产品质量，还包括过程质量和工作质量，即产品、过程或服务满足规定要求的优劣程度，也就是说广义的质量包含产品质量、过程质量和服务质量。质量既具有客观规定性又具有比较性，其客观规定性指质量是客观实际的需要，反映质量的标准必须符合客观实际。同时，质量的形成既有自身的客观规律又受客观因素制约。可比较性指质量是可分析比较和区别鉴定的。产品的使用有寿命的长短、加工的精细和粗糙之区别。服务项目的质量体现在用户的满意程度。这种比较可以是定量的，也可以是定性的。

2. 护理质量 是指护理人员为患者提供护理技术和生活服务的过程及效果，以及满足服务对象需要的程度。护理质量是在护理过程中形成的客观表现，是通过在护理服务的实际过程和结果中表现出来的，而不是以物质形态反映其效果和程度。护理质量的高低与护理人员的素质、护理人员与患者的关系、护理技能和护理设施有关。评价护理质量可采用下面的公式：

护理质量 = 实际服务质量 – 服务对象的期望值

差值若为零，表示服务对象的需求刚好得到满足，对护理质量满意；差值若为正，表示护理服务超过了服务对象的需求，对护理质量很满意；差值若为负，表示服务对象的需求没有被满足，对护理质量不满意。

3. 质量管理 是对确定和达到质量所必需的全部职能和活动的管理。其中包括质量方针的制定及所有产品、过程或服务方面的质量保证和质量控制的组织和实施。

二、质量管理的过程

1. 质量策划 是对相关的过程如服务、特定产品、项目或合同进行的一种事先的安排和部署，质量策划的目的是要确保质量目标的实现。质量策划包括：①建立质量目标，即根据质量方针或上一级质量目标的要求，以及顾客和其他相关方的需求和期望来设定。②确定达到目标的途径、方法和相关的职责及权限。③确定所需的资源，包括人员、设施、材料、信息、经费、环境等。④制定质量改进计划。

2. 质量控制 影响质量的要素很多，如策划、人力、操作方法、技术措施、管理制度、材料等。质量控制就是对这些影响产品质量的各种因素、各个环节制定监控计划和实施计划，及时发现问题并采取有效的措施进行纠正，达到满足服务对象要求、消除潜在问题、保证既定产品质量的目的。

3. 质量保证 是为满足顾客和服务对象的期望而做出的一种承诺，是在质量体系中实施并根据需要进行证实信任度的全部有计划的、有系统的活动，即保证体系运行有效、过程稳定可靠、产品质量合格。

4. 质量持续改进 对产品质量、产品过程、认证体系、增加顾客满意度和质量经济效益进行长期、不间断的改进过程和活动，强调提高体系、过程及产品或服务的有效性和效率。

第二节 护理质量管理技术

护理质量管理是护理管理的核心，它通过形成护理质量过程和规律，对构成护理质量的各个要素进行计划、组织、协调和控制，达到对护理工作中人、财、物、时间、信息等进行管理的过程。护理质量管理的目的是通过护理质量评价来衡量护理工作目标完成程度，肯定成绩，找出差距，进一步提高护理质量，以保证护理服务达到规定的标准和满足服务对象的需要，是一个不断完善和持续改进的过程。在医疗市场竞争日益激烈及人们生活水平不断提高的今天，如何把握护理质量管理的重点，确保护理质量的稳步提升，提高患者的满意度，是护理管理者的中心任务，也是医院护理工作的主要目标。

一、护理质量管理的基本任务

1. 建立质量管理体系 完善护理质量管理体系，明确各个部门、各个阶层、各个岗位和每名护士的任务和职权，能够保证护理服务质量不断提高。

2. 开展护理质量教育 通过质量教育，增强护士的质量意识，明确高质量对整个患者、医院及整个社会的重要意义，使护士在临床工作中自觉执行技术准则与程序方法，从而保证护理质量。

3. 制定护理质量标准 质量标准是质量管理活动的依据和准则，建立完善的护理质量标准是护理管理者的重要任务。制定完善的、具体的、具有可操作性的质量标准，规范护士的职责和行为，使各项工作有章可循。

4. 实施全面管理 护理管理者充分利用质量管理体系，依据质量管理标准，利用先进的管理技术与管理方法，对影响护理质量的各要素、全过程进行全面监控，保证护理工作按照标准的流程和规范进行，及时发现可能存在的隐患，并采取纠正措施。

5. 护理质量持续改进 护理质量管理工作的重点不仅要防止差错、事故的发生，还应该在原有质量基础上不断进行质量改进，进一步满足患者对护理服务的需求。

二、护理质量管理的基本原则

1. 以患者为中心 一切为了患者满意，患者满意是现代护理质量控制的最终目的。护理管理者应该注重洞察患者现存和潜在的需要。临床护理工作应建立尊重患者人格、满足需求、提供专业化服务、保障患者安全的文化与制度。

2. 预防为主 护理管理者应该明确，工作质量管理的重点是事先把关，而不是出现问题事后处理，对护理质量产生要素、实施过程中的环节和结果的风险进行识别，充分重视，做到"三预"，即预想、预防、预查，建立应急预案，采取预防措施，降低护理质量缺陷的发生。针对问题制定相应的对策并加以控制，切实把影响护理质量的问题消灭在萌芽之中。

3. 标准化"零缺陷"　质量标准化，是质量管理的基础和法规。护理质量管理中的第一步，就是制定各种规章制度、工作质量标准、操作规程等，使护士在工作中能按标准要求去做，使护理管理者能按标准去检查、督促，做到工作有标准，评价有依据，以达到工作质量"零缺陷"。

4. 全员参与　护理服务的各环节和每个过程都是护理人员劳动的结果，直接影响着护理质量。因此，护理管理者必须重视人的作用，对护理人员进行正确引导和培训，增强质量意识，充分发挥主观能动性和创造性，主动参与护理质量管理，不断提高护理质量。

5. 客观事实与数据并重　用客观事实和数据说话是质量管理科学性的体现。要正确地反映医院护理质量状况，必须以客观事实和数据为依据。护理管理中有的内容是不能用数据表达的，只能用客观事实做定性描述。因此，护理质量管理在强调数据分析的同时，不能忽略非定量因素，把定量与定性有机结合起来，更能全面地反映护理质量。

6. 持续改进原则　持续改进是全面质量管理的精髓和核心，是指质量管理是个不间断的过程，关注质量督导全过程，在原有质量的基础上不断达到更高的标准，使质量管理进入一个良性循环的轨道中。

三、护理质量管理的标准

护理质量标准是护理管理的重要依据，是用来衡量护理工作质量的准则，也是指导护士工作的指南。建立系统的、科学的和先进的护理质量标准有利于提高临床护理质量。

（一）与护理质量相关的概念

1. 标准（standard）　是指为在一定范围内获得最佳秩序，对活动或其结果规定共同和重复使用的规则或特性的文件。它以科学技术和实践经验为基础，经有关方面协商同意，由公认的机构批准，以特定的形式发布，具有一定的权威性。我国的标准分国家标准、行业标准、地方标准和企业标准4级。

2. 标准化（standardization）　是为在一定范围内获得最佳秩序，对实际的或潜在的问题制定共同和重复使用规则的活动。这种活动包括制定、发布、实施和改进标准的过程。这种过程是不断循环螺旋式上升的。每完成一次循环，标准水平就提高一步。

3. 护理质量标准（nursing quality standards）　是依据护理工作的内容、特点、流程、管理要求，护理人员和服务对象的特点、需求而制订的护理人员应遵守的规定、程序和方法。护理质量标准由一系列具体标准组成，如护理工作中的各种制度、岗位职责、医疗护理技术操作常规等，均属于广义的标准。《中华人民共和国护理管理办法》《综合医院分级护理指导原则》《基础护理服务工作规范》与《常用临床护理技术服务规范》等，均是正式颁布的国家标准。

4. 护理质量标准化管理　是指制定护理质量标准，执行护理质量标准，并不断进行标准化建设的工作过程。

（二）护理质量标准的分类

根据管理过程结构分为要素质量标准、过程质量标准和结果质量标准。

1. 要素质量标准　要素质量是指构成护理工作质量的基本元素。要素质量标准既可以是护理技术操作的要素质量标准，也可以是管理的要素质量标准，每一项要素质量标准都应有具体要求。如国家卫计委三级综合医院评审标准中对临床护理质量管理与改进的具体要求是：根据国家卫计委分级护理的原则和要求建立分级护理制度质量控制流程，落实岗位责任制，明确临床护理内涵及工作范围；有护理质量评价标准和考核指标，建立质量可追溯机制等。

2. 过程质量标准　又称为环节质量，是各种要素通过组织管理所形成的各项工作能力，服务项目及其工作程序或工作质量，是一环套一环的，在过程质量中强调协调的是医疗服务体系能保障提供连贯医疗服务，例如，急诊与入院的衔接，诊疗程序的衔接，科室之间的衔接，医院与社区的衔接。

3. 结果质量标准　也称为终末质量标准，是指患者所得到护理效果的综合质量。它是通过某种质量评价方法形成的质量标准体系。例如住院患者是以治愈率、死亡率、安全指标、患者满意率来衡量。

（三）制定护理质量标准的原则

1. 可衡量性原则　制定护理质量标准时要用数据来表达，对一些定性标准也尽量将其转化为可计量的指标。

2. 科学性原则　制定护理质量标准要符合法律法规和规章制度要求，同时能够满足患者的需要，有利于规范护士行为，提高护理质量和医院的管理水平。

3. 先进性原则　不断总结国内外护理工作正反两方面的经验和教训，以科学证据为准绳，在循证的基础上按照质量标准形成的规律结合护理工作特点制定标准。

4. 实用性原则　从客观实际出发，掌握医院目前护理质量水平与国内外护理质量水平的差距，根据现有护理人员、技术、设备、物资、时间、任务等条件，定出护理质量标准和具体指标，制定标准值时应基于事实，略高于事实，经过努力能够达到。

5. 严肃性和相对稳定性原则　在制定各项标准时要有科学的依据和群众基础，一经审定，必须严肃认真的执行，保持各项标准的相对稳定性，不可朝令夕改。

（四）制定护理质量标准的方法

1. 调查研究　收集国内外有关护理质量标准资料、相关研究成果、实践经验、技术数据的统计资料及有关方面的意见和要求等，要进行认真的分析、归纳和总结。

2. 拟定标准，进行验证　在调查研究的基础上，对各种资料、数据进行统计分析和全面综合研究，拟定护理质量管理标准，然后发给有关单位、人员征求意见，进行修改，形成文件。

3. 审批、公布、实行　对拟定的护理质量标准进行审批，必须根据不同标准的类别经各级相关卫生行政主管部门审查通过后公布，在一定范围内实行。

4. 标准修订　随着护理质量管理实践的不断发展，原有的标准不能适应新形势的要求，需要进行修订或废止，制定新的标准，以保证护理质量的不断提升。

四、护理质量管理的方法

护理质量管理常用的方法有 PDCA 循环、D×T×A 模式、QUACER 模式、以单位为基础的护理质量保证模式和质量管理圈活动等。其中 PDCA 循环是现代护理质量管理最基本的方法之一。

（一）PDCA 循环

1. PDCA 循环　又称"戴明环"（Deming Cycle），是美国著名的质量管理专家爱德华·戴明（W. Edwards Deming）于 20 世纪 50 年代初提出的，是管理学中的一个通用模型，即按照计划（Plan）、执行（Do）、检查（Check）、处理（Action）4 个阶段进行质量管理，并不断反复循环的一种质量控制的有效管理方法。

2. PDCA 循环的步骤　包括 4 个阶段 8 个步骤（图 8-1）。

①计划阶段：即分析现状，找出存在的问题；查找产生问题的各种影响因素，分析原因；从众多原因中，找出主要原因；针对主要原因提出解决方案。

②执行阶段：按照计划阶段制定的措施进行落实，实现计划中的内容。

③检查阶段：根据质量标准，对实际执行情况进行检查，明确效果，寻找和发现计划执行中的问题。

④处置阶段：对检查结果进行分析、评价和总结。分为两个步骤进行，一方面要把成果和经验加以肯定，并予以标准化，进一步巩固已取得的成绩；另一方面针对没有解决的质量问题或新发现的质量问题制定下一个 PDCA 循环，进入下一个质量提升阶段。

护理质量管理通过 PDCA 循环不断改进、不断提高，在周而复始的循环中不断进行经验总结，不断解决新发现的问题，实现整个护理质量管理工作循环整体化，以达到预期效果，提升工作质量。但是 PDCA 循环体系中缺乏激励被管理者创造性的内容。

3. PDCA 循环的特点

①系统性：PDCA 循环的 4 个阶段是一个有机的整体，4 个阶段紧密衔接，必须是完整的，缺少任何一个环节都不可能取得预期效果（图 8-2）。

②关联性：护理质量管理是医院质量管理循环中的一个子循环，而各护理单元又是护理质量管理体系中的子循环。整个医院的工作质量，取决于各部门、各环节的工作质量，而各部门、各环节必须围绕医院工作目标协调执行。通过 PDCA 循环把医院的各项工作有机地组织起来，达到彼此促进、持续提高的目的（图 8-3）。

③递进性：每一次的 PDCA 循环都能发现和解决一些新的问题，从而使产品质量螺旋式的逐步提高，不断上升（图 8-4）。

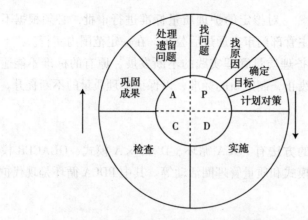

图 8 - 1　PDCA 循环八个步骤

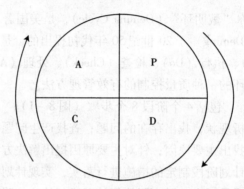

图 8 - 2　PDCA 循环过程

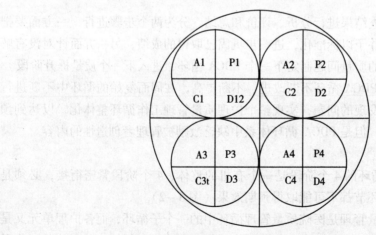

图 8 - 3　PDCA 循环大环套小环

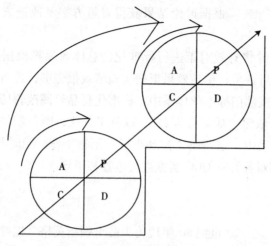

图 8-4　PDCA 循环不断上升

（二）品管圈

1. 品质管理圈（quality control circles, QCC）　简称品管圈或质量控制圈，是由日本石川馨博士 1962 年所创，20 世纪 90 年代被引入医院管理，品管圈是一项科学的现代质量管理的工具，是一种比较活泼的品管形式，指的是由同一部门的人员（一般 6 人左右）自动自发地组成小组，以全员参与的方式，在自我启发、相互启发的原则下，对自己工作场所进行品质管理活动，解决存在的问题，不断维持与改善自己的工作现场的活动。其核心思想是 PDCA 循环管理，在护理质量管理中开展 QCC 活动，倡导护士全员参与管理，共同发现问题，共同解决问题，使每位护士既是管理者，也是实践者，激发人的潜能，调动人的积极性，从而促进护理服务和护理质量的持续改进。

2. 品管圈活动步骤

（1）组圈　在"自愿参加、自愿结合、自愿组建"的基础上，根据同一部门或工作性质相关联、同一班次之原则，组成品管圈，确定圈名、圈徽、选出圈长。

（2）选定组题和制订计划　围绕一个明确的目标，以品管圈活动在 3 个月左右能解决为原则从品质、安全、服务、成本、效率、管理等方面提出问题点进行遴选，呈报部门审核，批准确定品管圈活动主题后，制定活动计划及进度表，明确圈员的职责和工作分工。

（3）目标设定　目标值不宜过多，最多不超过两个，应和主题保持一致，尽量要量化，从实际出发，既有挑战性，又有可行性。

（4）数据收集与整理　围绕选定的主题，设计适合本圈需要的、易于进行数据收集和整理的查检表，决定数据收集的周期、收集的时间、收集的方式、记录方式和责任人，并用该查检表进行数据的收集，数据要真实，不得经过人为修饰和造假。将收集的数据做成柏拉图形式，找出影响问题的关键项目。

（5）原因分析　针对选定的每一关键项目，找出具体、明确的主要影响因素。

（6）制定和实施对策　根据讨论结果获得对策方案及改进方案，修改计划，并收集改善后的数据。

（7）效果确认　并将有效对策进行标准化，总体效果将根据已实施改善对策的数据，绘制总推移图进行评价；单独效果根据实施绩效报告书，进行效果确认后，把品管圈有效对策纳入公司或部门标准化体系中，标准化是品管圈改善历程的重要步骤。

（8）成果发表　依照"成果报告书"，以分工方式，圈员制作各类图表，并进行讨论交流。品管圈在活动中，定期向"推动小组"汇报工作，及时与之沟通联系，"推动小组"成员也将定期对各科室 QCC 实施进行监管和指导。

（三）临床路径

1. 临床路径的引入　20 世纪 80 年代美国波士顿新英格兰医疗中心制定出第一步护理临床路径，揭开了临床路径应用的新篇章，以后此种模式受到美国医学界的高度重视并将这种模式称为临床路径（clinical pathway，CP），美国政府为实现医疗保险的预付制度在美国推广应用了临床路径。从此临床路径逐步发展了起来。1996 年我国大陆医院开始引入临床路径的理念。从 2003 年起，对临床路径的关注程度逐渐提高，各地专家学者开始致力于临床路径的研究，全国范围内开展临床路径实践的医院也在逐渐增多。2009 年卫生部制定了《临床路径管理指导原则》，可以看出我国政府对临床路径的推广实施越来越重视，社会各界也越来越认识到临床路径的价值和重要性。

临床路径强调时间性、有效性，完整性和合作性，关注实践性和费用的合理性，是由临床医师、护士及支持临床医疗服务的各专业技术人员共同合作为服务对象制定的标准化诊疗护理工作模式，通常情况下，临床路径用工作流程图的方式表示。

2. 临床路径的实施与护理　临床路径的实施过程是按照 PDCA 循环模式进行的，包括 4 个阶段。

（1）前期阶段　成立临床路径小组，收集相关的基础信息，分析和确定实施临床路径的病种或手术。

（2）制定临床路径　制定临床路径的方法包括专家制定法、循证法和数据分析法等方法，确定临床路径的样式（电子病历、表格病历、医院信息系统或其他记录系统）、相关标准（流程图、纳入标准和排除标准、临床监控指标和评估指标、变异分析）和绘制临床路径表，同时，还需要确定临床路径的效果评价指标（住院天数、住院费用、治疗效果、护理质量、患者满意度等）。临床路径有医生版、护士版和患者版。各版本内容相似，侧重点不同，有利于促进医生、护士和患者的沟通。临床路径护士版是针对特定的患者群体，以时间为横轴，以各理想护理措施为纵轴的日程计划表。

（3）实施临床路径　按照既定路径在临床医疗护理实践中落实相关措施。

（4）测评与持续改进　根据 PDCA 循环的原理，定期对实施过程进行评估，对遇到的问题及最新进展，结合实际对临床路径进行修订、补充和完善。

护士是执行临床路径团队的核心成员之一，在临床路径管理模式下，医护关系由从属配合关系变为平等合作关系。在执行临床路径过程中，护士的职责主要包括：①与患者及家属沟通，介绍临床路径的特点，取得患者和家属的配合；②依据临床路径表完成护理任务；③协调医生、患者和护士三者之间关系；④及时发现变异情况，及时通知医生；⑤负责对患者进行满意度调查；⑥作为个案护理者，提醒、监督每日进程，保持病历完整性。

（四）六西格玛管理

西格玛（σ）在统计学中为标准差，以此描述总体中的个体偏离均值的程度。六西格玛管理模式是系统地解决问题的工具，使管理成为一种可测量的过程，是一种高度重视数据，依据数字和数据进行决策的管理方法，是一种统计评估法，它以顾客满意为关注点，注重数据和事实，重视产品和流程的质量改进，有预见性的主动管理，倡导无界限合作，追求完美的质量水平。用于护理工作中，改进护理工作流程模式，通过预防控制和过程控制不断改善每一个工作环节，使工作目标达到"零缺陷"水平，最终提高患者满意度。强调护理工作质量安全以预防为主，而不是出现问题如何去纠正。

（五）JCI 的认证与我国等级医院评审

JCI（Joint Commission International）是联合委员会国际部的简称，创建于 1998 年，是美国医疗机构认证联合委员会的国际部，也是世界卫生组织认可的全球评估医院质量的权威评审机构。JCI 认证是一种医院质量管理和改进的有效手段，属于国际医院质量评审方法。JCI 标准则是专门用于医疗机构认证的国际医疗行业标准，它要求每三年对被认证单位进行复审，以确保质量。

我国在 20 世纪 80 年代末，借鉴国外评审经验建立了中国医院评审制度，在全国范围内开展医院分级管理与医院评审工作，2005 年颁布了《医院管理评价指南（试行）》，2011 年颁布了《三级综合医院评审标准（2011 年版）》，该标准突出以患者需求为导向，关注患者就医的感受，以"质量、安全、服务、效绩"为重点，以过程质量指标和结果质量指标并重，规范了医疗机构的运行体制，进一步提高了医务人员工作效率和服务质量。

五、护理质量缺陷管理

护理质量缺陷是引发医疗纠纷的重要因素，指由各种原因导致的一切不符合护理质量标准的现象和结果。随着 2002 年《医疗事故处理条例》的颁布与实施，护理管理者应充分理解领会《条例》中提出的新管理规定，有效应对新的变化。为准确体现《医疗事故处理条例》的内涵及减少差错或事故这种命名给护理人员造成的心理负担与压力，科学合理对待护理缺陷，国内外护理界以"护理不良事件"来表述护理缺陷。

（一）与护理不良事件相关的概念

1. 护理不良事件（Nursing adverse events） 是指与常规治疗护理所产生的预期结果不相符合的非正常事件。美国将护理不良事件定义为与护理相关的伤害，指在诊疗护理过程中任何可能影响患者的诊疗结果，增加患者痛苦和负担，延长治疗时间，并可能引发医疗纠纷或医疗事故的事件。凡患者在住院期间发生护理事故、护理缺陷、护理投诉以及其他与患者安全相关的非正常的护理意外事件如跌倒（坠床）、给药错误、非计划拔管、院内压疮等，均属于护理不良事件。

2. 护理差错 指在护理工作中，因责任心不强，粗心大意，不遵循规章制度或技术水平低而发生的护理过失，对患者产生一定的影响，但未给患者造成死亡、残废、组织器官损伤等严重不良后果。护理差错可分为一般差错和严重差错。

（1）*一般差错* 未对患者造成影响，或对患者有轻度影响但没有给患者造成不良后果。

（2）*严重差错* 因护理人员的失职行为或技术过失，给患者造成一定痛苦，延长了治疗时间。

3. 护理事故 是指在护理工作中，因护理人员工作过失，直接造成病员死亡、残废、组织器官损伤，导致功能障碍的严重质量缺陷。根据《医疗事故处理条例》护理事故分为四级：

一级事故 造成患者死亡、重度残疾的。

二级事故 造成患者中度残疾、器官组织损伤导致严重功能障碍的。

三级事故 造成患者轻度残疾、器官组织损伤导致一般功能障碍的。

四级事故 造成患者明显人身损害的其他后果的。

4. 护理纠纷 指患者或家属对护理过程、内容、结果、收费、服务态度等不满而发生争执，或护患双方对同一护理事件的原因、结果、处理方式或轻重程度产生分歧，发生争议。护理纠纷不一定是护理差错。

5. 患者投诉 凡是因护理服务质量、服务态度、服务收费等原因引起患者及家属不满，并以书面或口头的方式反映到护理有关部门的意见，称之为患者投诉。

（二）护理质量缺陷的管理

严格实施以患者安全为核心的管理与控制，及时查找护理工作中的缺陷，不断改进工作环节与流程，是规避不良事件风险的必要手段。

1. 建立非惩罚性护理不良事件报告系统 目前国内护理不良事件的报告方式遵循的是国务院2002年9月颁布的《医疗事故处理条例》，其中明确规定发生不良事件必须在规定时间内向上级主管部门汇报；卫生部2008年《医院管理年活动指南》中明确要求各卫生机构积极上报不良事件；中国医院协会自2006年开始连续3年在《患者安全目标》中倡导实施非处罚性不良事件上报系统等不良事件报告制，即指在差错发生后，不是惩罚犯错者，而是寻找导致差错发生的原因，改进相应的流程，避免护士在护理过程中再次发生护理不良事件。报告方式包括网络报告、电话报告、书面报告等。

2. 制订护理质量标准 护理质量标准是规范护士行为的依据，是进行质量管理的准则，护士在执业过程中按照护理质量标准进行工作，能够最大限度地降低护理不良事件的发生。

3. 建立科学的护理质量控制系统　实施预警机制，制定可行的防范护理缺陷预案，做好风险管理，加强质量监督，有效地控制管理过程。

（三）护理投诉的处理

随着社会的发展，人们对健康含义的认识不断深入，维权意识和法制观念也不断增强。护理投诉事件有不断上升趋势，而一旦出现护理投诉，对护患双方身心健康都会造成极大影响。因此，如何减少护理投诉是新形势下护理管理者所面临的新问题。

当患者因不满而投诉时，首先要耐心接待，认真受理并记录；其次，采取纠正措施，如解释说明、向患者道歉等；第三，对投诉问题进行调查，了解其原因，评估问题严重性，分清责任，做出适当补偿；第四，采取长效纠正措施，防止问题再次发生；第五，跟踪调查。

（四）护理投诉的防范措施

1. 重视护士的法制教育，加强护士法制观念　深入学习《医疗事故处理条例》《中华人民共和国护士管理办法》《广东省护理病历书写规范》《传染病防治法》等相关法律、法规，使护士学法、知法、守法、用法，时刻以法律为准绳严格要求自己的言行，用法律维护服务对象及自己的正当权益，做到守法和用法。

2. 加强护士责任心，严格执行查对制度　护士在处理医嘱和执行医嘱时，一定要严格执行查对制度，确保无误后方可执行。对责任心不强，违反操作规程而发生差错者，应给予一定的处罚。

3. 加强护理人员职业道德教育，培养"慎独"精神　护理人员在实际工作中，应熟知医疗护理行为规范，从患者的角度和利益着想，维护患者的权利，并不断加强自身建设，具有高度的工作责任心和"慎独"精神。真正做到"以患者为中心"的诚信服务。

4. 严格带教，加强护生管理　安排护师以上职称的护士担任带教教师，做到"放手不放眼"；带教教师应以身作则，严格执行各项操作规程，按照护理程序实施整体护理，做好健康教育和心理护理。

5. 合理调配护理人力资源，避免护士长时间工作，过度疲劳　护士长在排班时，应合理安排护理人力资源，使工作量与劳动力相匹配，各班次力量均衡、结构合理，并设有机动人员，能够应对突发、紧急事件。

6. 加强服务意识，注意语言表达及工作态度　医护人员应言行举止得体，学会慎言、能言、善言，将对患者的爱心、同情心和真诚互助的情感融入一言一行中，减少医疗纠纷。

六、护理质量评价与持续改进

护理质量评价是由一系列质量评价的组织、方法、内容等构成的系统工程，依据相关的护理质量管理标准，通过对护理活动有组织地调查分析，对护理质量做出客观的评判。通过护理质量评价可以了解和掌握护理工作流程、效率以及护理服务对象需求的满足程度，从而发挥护理质量管理的职能，达到护理质量持续改进的目的。

（一）建立护理质量管理评价组织

成立护理质量监督部门是进行护理质量评价的保证。护理质量监督部门包括各级护理质控中心、医院护理质控组。医院护理质控组由医院分管护理工作的副院长或护理部主任担任组长，根据医院的等级成立护理部、科护士长、护士长三级管理体系或科护士长、护士长二级管理体系。

1. 一级质控 以病区护士长为核心，成立由护士长和 2~3 名护理骨干组成的一级质控小组，制定病区的质控职能，包括质控人员职责、分工、质控项目和质量标准，每周对各项质控项目进行全面监控并总结。

2. 二级质控 以科护士长为核心，成立由科护士长和科内各病区护士组成的二级质控小组，制定质控职能，包括质控人员职责、分工、质控项目和质量标准，每月进行全面监控，检查各病区护理质量并进行总结。

3. 三级质控 护理部成立由护理部主任和护理专家组成的三级质控组，根据医院质控标准，每季度进行质量大检查，发现问题并提出整改意见。

（二）护理质量评价的时间

1. 定期评价

（1）综合性全面定期检查评价 各级质控中心组织可按半年、一年进行全面检查评价，检查时有所侧重，注意重点单位、重点问题。医院护理质量监督组按医院等级的各级管理体系进行周、月、季度质控检查。

（2）专题对口检查评价 根据每个时期的薄弱环节，组织对某个专题项目进行检查评价。时间随任务内容而定，质量管理人员按质量标准定期检查评价。

2. 不定期评价 各级护理质控中心、护理质控组根据临床实际和相关检查评价标准，随时组织其成员深入临床科室进行检查评价。

（三）护理质量评价的方法

由于护理质量影响因素和环节较为复杂，合理选取评价指标，将质量问题分解转化为可测量的指标，通过统计学原理，结合临床工作实际情况进行集中、比较、筛选、分析，有针对性地制定纠偏措施，可提高护理质量评价的准确性，同时也能指导管理者作出正确决策，使护理质量不断提高，以达到护理质量评价的最终目的。护理质量评价常用的方法有调查表法、流程图法、因果图法、排列图法、直方图法和控制图法等。

（1）调查表法 对于某一项护理工作的数据进行系统地分类收集，然后进行整理分析制成的统计表。如血标本采集溶血的原因分析（表 8-1）。

表 8 - 1 血标本溶血的原因

原因	例数	频率（%）
穿刺困难和操作不当	53	63.9
分离血清时操作不当	11	13.3
保存和运送不当	10	12
标本容器不合格	7	8.4
溶血性疾病	2	2.4
合计	83	100

（2）流程图法　用规定的符号将过程按步骤进行流向连接，以图的形式表现出来一种图示方法，如停电的护理预案（图 8 - 5）。

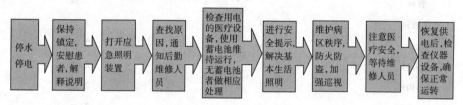

图 8 - 5　停电的护理预案

（3）因果图法　通过分层次地将各种可能出现的原因列出，分析某一结果（或现象）与其原因，特别是关键原因之间关系的一种工具，进而寻找解决问题的措施。例如医院护理部对手术感染率增加进行因果分析（图 8 - 6）。

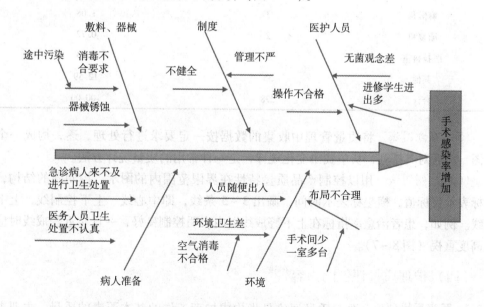

图 8 - 6　手术感染率增加因果分析图

（4）排列图法　它是找出影响产品质量主要因素的一种简单而有效的图表方法，将影响产品质量的众多影响因素按其对质量影响程度的大小进行顺序排列，从而找出主要因素，如患者投诉科室列表（表8-2）。

表8-2 某医院患者投诉科室列表

被投诉科室	例数	频率（%）
心血管内科	33	11.87
妇产科	29	10.43
肾内科	26	9.35
儿科	23	8.27
泌尿外科	11	3.95
普外科	11	3.95
眼科	10	3.60
骨科	9	3.24
血液科	9	3.24
急救中心	8	2.88
胸外科	8	2.88
神经内科	7	2.52
消化内科	6	2.16
口腔科	6	2.16
呼吸内科	6	2.16
皮肤科	6	2.16
耳鼻咽喉科	4	1.44
麻醉科	3	1.08
康复科	2	0.72
医技科室	26	9.35
其他	35	12.59
合计	278	100.00

（5）直方图法 将质量管理中收集的数据按一定要求进行处理，逐一构成一个直方图，然后对其排列，从中找出变化规律，是一种常用的质量统计方法。

（6）控制图法 用以控制产品质量特性在界限范围内的图示。控制图的结构，纵坐标表示目标值，横坐标表示时间，画出3~5条线，即中心线、上下控制线，上下警戒线。例如，患者治愈率指标在上下警戒线以内表明控制良好，一旦靠近警戒线时应引起高度重视（图8-7）。

（四）护理质量评价的内容

1. 要素质量评价 要素质量评价是指构成护理工作的基本要素的质量，主要着眼于执行护理服务的背景方面，评价内容包括：①人力资源，即护理工作人员的数量、质量和护理方式的选择，包括编制人数、护理人员的执业资格、护理技术合格程度、业务培训和考核、在职教育情况和护理排班方式等，应满足临床护理工作需求。②环境及资

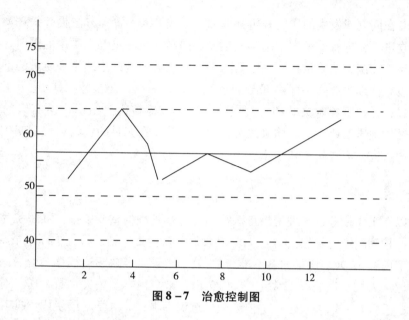

图 8 – 7　治愈控制图

源成本，包括病区的建筑结构和设施、医疗护理活动空间、空气质量、卫生条件、仪器设备、药品、器材等，是护理质量的基础性内容。③组织结构和系统，可根据医院规模，设置二至三级质量管理组织，以满足质量目标要求，并能定期进行质量控制活动。④各种规章制度的制定及执行情况，即有无各项工作质量标准。

2. 环节质量评价　环节质量是指护理全过程中各个环节的质量，既包括从就诊、入院到出院等各个阶段的技术操作、急救、健康教育、心理护理等规范的工作质量和服务质量；也包括护理管理过程中护理排班满足患者需求、护士身心健康和护理工作的安全有效运行。环节质量评价主要评价各项护理标准的实施情况，从而反映出护理活动的过程是否达到质量要求。加强环节质量能够及时有效地反映护理工作问题，促进质量持续改进。护理环节质量评价应该集中在一些关键环节和重点对象。如正确执行医嘱情况，手术安全核查程序执行情况，患者身份识别准确性，危重症患者抢救、交接程序执行情况，以及病情观察、健康教育实施情况等，以确保患者安全。

3. 终末质量评价　终末质量即护理服务的最终结果，是要素质量和环节质量的综合反映，终末质量评价是对患者得到的护理效果的质量，即在接受服务之后生理、心理及社会健康状态的改变进行评价。因此，终末质量评价要从患者的角度出发，一般通过患者满意度问卷调查、与患者直接沟通等方法进行评价，评价内容包括病区环境、医德医风、工作态度、服务态度、技术水平、满足患者生活需要、健康教育、护士长管理水平等。此外，还可以通过新闻媒体报道、权威机构的调查、行业协会调查等方式获取患者满意度评价的信息。

在实际工作中一般将要素质量评价、环节质量评价、终末质量评价三者相结合进行评价，实施全过程质量管理。

（五）护理质量持续改进

护理质量持续改进不是一项独立的工作，而是贯穿于整个质量过程，通过护理质量评价确定潜在问题或发生问题，分析其原因，实施 PDCA 管理方法提高护理质量。护理质量持续改进是在现有质量水平基础上逐步的提高，在注重终末质量的同时，更注重过程管理、环节控制，使质量达到一个新水平，它强调管理的连续性和质量的不断提升。

护理质量持续改进是一种不间断的过程，必须遵循以下要求：① 是为了把护理工作做得更好；②把服务对象的利益放在第一位；③应该得到组织内所有人的认同与参与；④通过护理质量评价抓住质量改进的契机，建立在充足的资料和数据基础上；⑤是一个持续的过程，不能间断和停止。

【项目考核】

完成以下工作任务：护理记录是医疗纠纷进行处理的重要依据，某医院为提高护理质量，防范护理纠纷的发生，对"护理记录"进行检查，结果检查护理记录230 份，其中存在漏记内容32 处、记录内容不准确25 处、记录内容缺乏连续性5 处、涂改40 处、报告医生记录未按规定书写22 处、重抄37 份、缺少内容及丢失页数1 份。对以上问题进行分析，发现存在以下问题：①护理记录意识不强；②医学术语使用不准确；③存在错字或笔误；④记录内容不连续性；⑤报告医生记录未按规定书写在护理工作中；⑥重抄；⑦内容记录不全或丢失页数。

思考题：如果你是护理质量管理者，请运用护理质量管理方法对以上问题进行整改。

第九章　护理业务技术管理

⊙说出护理业务技术管理的范围。

⊙描述护理业务技术管理的概念和意义。

⊙能阐述护理业务信息系统的组成、管理过程和发展趋势。

【案例】

　　早产儿，李某，出生后第3天，发现皮肤出现硬肿症，给予热水袋保温处理。但在给早产儿热敷后的第2天，护士发现小儿大腿外侧出现皮肤红肿及水泡，面积1.5cm×1.8cm。及时使用无菌注射器抽出水泡液，用烫伤膏涂抹患处，使用无菌纱布块覆盖。皮肤红肿逐渐消失，于第7天恢复正常。针对这一事件，护理部开展了以下工作：请当事人重新操作热水袋使用程序，结果发现护士操作无误。但对热水袋进一步检查发现，热水袋有慢性渗水现象，因这一原因导致小儿皮肤烫伤。护理部对热水袋全部进行检查后发现绝大部分热水袋使用已经超过3年，但是医院并没有制定热水袋定期报废制度。调查完毕后，护理部采取了以下措施：①报废全部过期的热水袋；②加强护士技术操作训练，严格进行岗前培训和技术操作定期考核；③建立热水袋专人保管和定期检查制度。

【任务分析】

　　护理业务技术活动是影响护理质量的决定性因素，是提供护理服务的主要手段。护理业务技术管理是应用管理手段对护理业务技术活动进行科学的管理。在现代护理管理中，护理业务技术管理水平直接影响到护理服务的效果和效率，对提供高质量、安全的护理和促进护理学科的发展具有重要的意义。

第一节　概　述

一、护理业务技术管理的概念

　　护理业务是指护理专业范围内为完成护理任务和实现组织目标所开展的各项专业活

动的总称。护理技术即实施业务活动所凭借的能力或方法，属专业技能。护理业务技术内容丰富、涉及范围广，包括在医疗机构内执行的护理技术和业务，也包括社区护理和家庭护理工作中的护理技术和业务。护理业务技术是直接为人服务的技术，所以，对责任性、技术性、协作性和服务性要求很高。

护理业务技术管理是按照护理业务技术的特点和规律，对护理业务技术进行组织、计划、控制和领导，使这些技术合理、准确、安全、有序、及时、有效地应用于各项护理活动中，高质量、高效率地完成护理活动目标的过程。其研究对象是各不同专科护理工作和基础护理工作的特点、任务、组织实施方法和技术要求。护士是具体实施护理业务技术工作的专业人员，对护理活动的过程负有管理责任。因此，认真贯彻各项管理指标，积极参与业务技术管理，是履行护士职责的重要内容。

二、护理业务技术管理的意义

护理工作服务的对象是患者，需要良好的护理技术和服务态度。这就要求护理技术服务有别于其他的生产技术工作，除了要先进高效外，还要安全、及时、可靠，连续性和协调性好。随着医学科学的发展，现代科学技术成果广泛应用于护理工作领域，护理工作的科学技术性要求越来越高。而提高护理技术的水平必须靠管理。只有对护理工作实行科学的管理，才能发挥和调动护理人员的积极性，合理使用技术力量，有效协同合作，提高护理工作的效率和质量，高水平的、有效的护理技术管理是使患者获得最佳健康水平的重要保证。

通过对护理业务技术的科学管理，充分发挥人的知识、技能和技术以及仪器设备的效能，优化并充分利用人、财、物、时间、信息、技术等资源，调动和发挥护理人员的积极性，促进各部门之间的协作，提高技术综合水平效应，保证护理人员成为有效的合作者，良好地完成护理工作；对护理业务应做到规范化、标准化、科学化的管理，从而提高护理业务技术水平，提高护理服务的效率和效果，达到提升护理质量的目的；同时，应通过新技术、新业务的开发和应用进一步促进护理学科的发展和学科体系的完善。

高水准的护理业务技术活动是完成护理任务的基本保证，也是培养护理专业人才、促进护理科研、护理教育和护理学科发展的基本条件。护理业务技术水平也是评价护理人才是否合格的重要标准之一。

三、护理业务技术管理的特点

1. 科学性和技术性 护理学是自然科学、社会科学、人文科学等多学科相互渗透的一门综合性应用学科。从 1860 年南丁格尔创办第一所护士学校——南丁格尔护士训练学校（Nightingale Training School for Nurses）起，护理学经历了四个过程：简单的清洁卫生护理、以疾病为中心的护理、以患者为中心的护理、以人的健康为中心的护理。护理学通过不断地实践、教育、研究，得到积极充实和完善，逐渐形成了自己特有的理论和实践体系，成为一门独立的学科。在护理工作中要积极开展技术培训，积极引进护理新技术。

2. 责任性　护理技术服务的对象是患者，目的是维护、促进和恢复患者的健康。护理技术工作一旦发生失职或失误，就有可能增加患者的痛苦，甚至造成患者的死亡。因此，不论在医学道德方面或是在法律方面，其责任是重大的。所以加强护理人员的责任心教育，健全各种岗位责任制是重中之重。

3. 服务性　护理工作是为患者提供护理服务的，时刻都应谨记全心全意为患者服务，要以患者利益为重。护理技术管理者要明确，护理工作是为患者服务的，单纯地为了练就技术而不考虑患者的意愿及感受，或只顾经济效益不管患者利益的行为都是不被允许和不道德的。

4. 社会性和集体性　社会环境、人际关系、经济规律等各方面均影响或制约着医疗护理技术管理。随着现代医学的发展，医院中的各种工作不可能由一个人去完成，而是需要多学科、多部门相互配合，密切协作。护理业务技术管理必须协调好内部和外部的联系。

第二节　护理业务技术管理的范围和方法

一、护理业务技术管理的范围

护理业务技术管理的范围主要包括基础护理管理、专科护理管理、急重症护理管理、新业务新技术管理和医院感染管理等。

（一）基础护理管理

基础护理是指运用护理基本理论、基本知识和基本技能，满足人民群众的生理、心理和社会需要，是护理中最常用的、带有普遍性的基本业务活动和技术操作，是专科护理活动的基础和提高护理质量的重要保证。是医院等级评审中的内容之一，也是衡量医院管理和护理质量的重要标志。

1. 基础护理内容

（1）满足生理需要的护理活动　从生理学的角度，通过护理技术来实施。主要是对患者的体温、呼吸、循环、营养、排泄、环境、活动、休息、体位等诸多方面的护理援助。如患者因患病不能自行进食时，通过喂食或静脉输液来满足患者的营养需求。

（2）满足心理需要的护理活动　主要指患者由于周围环境、生活习惯的改变，加上疾病的痛楚，从而产生一系列心理反应，如焦虑、恐惧、依赖、受挫等。此时，护理人员就必须了解患者的心理改变，开展心理护理，消除患者的心理压力和不利于治疗及康复的心理反应。

（3）满足治疗需要的护理活动　护士对患者生命体征的观察、标本的收集、给药医嘱的及时执行等，都是通过基础护理技术来满足患者治疗的需要。

此外，根据护理活动对患者的重要程度，可分为一般护理技术、常用急救护理技术以及基本护理常规和制度。一般护理技术包括患者出入院护理，床单位的准备，患者的清洁与卫生，生命体征的测量，各种注射技术、无菌操作、消毒隔离、洗胃术、导尿术、灌肠术，各种标本采集方法，给药法，尸体料理法，护理文件书写等；常用急救护理技术包括给氧、吸痰、输血、洗胃、止血包扎、固定、心电监护、心肺复苏、呼吸机的使用等；基本护理常规和制度包括基本护理操作规程、病房工作制度、门诊护理工作制度等。

2. 基础护理管理措施

（1）提高护士对基础护理的认识 基础护理是应用频率最高、使用范围最广，同时也是最琐碎的护理技术活动，是每位护理人员每天护理工作所涉及的主要工作内容。护理人员对基础护理的认识水平直接影响基础护理的质量。因此，要对护理人员加强基础护理重要性的教育，强化护理人员重视基础护理的意识，使护理人员具备高尚的职业道德和以患者为中心的思想，从思想上和行动上重视基础护理工作，自觉、主动地提供高质量的基础护理。

（2）规范基础护理操作 制定基础护理技术操作规程是基础护理技术管理的基本任务，目的是使技术操作达到规范化，便于管理者检查、考核和评价，便于护理人员学习和掌握。制定基础护理技术操作规程是一项技术性很强的工作，应该由经验丰富的资深护理人员编写，结合护理工作的实际水平及医院的具体情况来制定。技术操作规程一般包括操作细则、流程及评价标准。

（3）加强基础护理培训 对护理人员应进行严格的培训及考核。通过培训及考核，使每位护士熟练掌握每项技术的操作规范，同时自觉地应用于护理工作中，实现规范化的技术操作，提高护理工作的效率与质量。定期开展基本知识、基础理论、基本技能的培训。培训内容可从浅到深、从易到难、先骨干后普遍。培训方法可采用集中与分散结合，以达到护理人员"四会"，即会讲解、会操作、会指导、会检查。医院还应设护理技术操作的示教室、培训室，为护理人员提供技能训练的场所。

（4）加强基础护理质量控制 为了确保基础护理的效果，提高工作质量，应该建立健全质量监控制度，对护理工作进行检查、考核、评价，及时发现问题，采取纠正措施，提高基础护理的质量。

各级护理管理人员应该经常深入临床，以基础护理质量标准、操作规程和规章制度为依据，采取督促、考核、指导、检查等方法，将随机抽查与定期检查相结合，垂直检查和横向检查相结合，严格地进行基础护理质量管理。对普遍存在的问题和薄弱环节，要加强管理，常抓不懈。要建立评价反馈制度，及时评价、分析并反馈检查和考核的结果，以达到不断改善护理质量的目的。

（二）专科护理管理

专科护理技术是指临床各科特有的护理知识和技术，在基础护理的基础上，根据不同专科护理的需要，结合专科疾病的特点而形成的特定护理工作。传统的专科通常分为外科、内科、儿科、妇产科、五官科等。随着医学的发展，各个专科又进一步细化，如内科又分为消化、血液、呼吸、内分泌、肾内、心血管、神经内科等，外科又可分为胸外科、泌尿外科、腹部外科、肿瘤外科、神经外科、小儿外科等。由于专科的细化，专科护理的方法和内容向纵深发展，对专科护理提出了新的要求。各专科疾病临床表现不同、诊疗方法各异、患者对护理的要求也不一样。因此，它具有专科性强、内容多、范围广、技术操作复杂等特点。

1. 专科护理管理的内容

（1）专科护理技术　包括内科护理技术、外科护理技术、妇产科护理技术、儿科护理技术和手术护理技术等。近年来还相继出现了老年护理、临终护理和康复护理等。随着科学技术和护理理论的不断发展和完善，专科护理技术分工越来越精细化。

（2）专科诊疗技术配合　专科诊疗技术主要指运用于专科疾病检查、诊断和治疗的技术。护士需要掌握一定的专科诊疗技术，配合医生或者有关部门完成各项检查、诊断和治疗工作。

（3）健康教育　随着医学模式转变，医院的服务模式从单纯的医疗型向预防、医疗、护理、保健相结合型转变。对患者的健康教育成为医院卫生工作的首要环节，是整体护理的重要内容。护理人员要根据患者的具体情况，积极开展健康教育，教会患者自我保健，促进患者早日康复。

2. 专科护理管理措施

（1）制定落实护理常规和操作规程　现代护理发展的早期阶段，已经形成了专科疾病的护理常规和专科护理技术的操作规程。随着人类健康需求的变化、社会的发展以及医学科学的发展、新技术的开发、新的疾病的出现，疾病的护理常规、专科护理技术的操作规程和规章制度等有待进一步的完善和更新。护理部应该组织科护士长、护士长和专科护理人员，结合专科护理的情况，修订护理常规、规章制度和操作规程。操作规程的内容除了规定禁忌证、适应证、操作方法及注意事项外，还应该指出容易发生差错的环节，以便于防范。同时，还应该抓好疾病的护理常规和操作规程、护理规章制度的落实。加强管理的力度，制定切实可行的检查方案，定期对护理工作进行督促、指导、评价和检查。

（2）组织学习与培训　随着医学和科技的发展，专科护理也得到快速的发展，单纯依靠学校的护理教育已经不能满足专科护理的工作需要。因此，专科护理理论知识和技术的学习培训成为专科护理技术管理的重点，专科护理学习培训的对象应该是全体护理人员。护理部应该结合医院专科的建设和各专科护理队伍的实际情况，制定专科护理学习的培训计划，同时建立相应的管理制度，以保证计划的落实。

学习培训内容包括：①专科护理业务技术的管理要求与特点；②专科医学基本理论和知识；③专科护理技术操作规程；④开展健康教育的理论、技能和知识；⑤仪器设备的使用和保养等。可采取多样化的培训形式，例如多媒体教学、观看视频、模拟训练等。同时应建立激励机制，培养护理人员自主学习的能力，树立终生学习的理念。

（3）提高合作的能力　各专科疾病的检查、治疗和护理是由多部门共同完成的，部门与部门之间和医护人员之间的配合是提高专科护理质量的基础。因此，护理人员应该加强人文社会科学知识的学习，同时提高交流沟通能力。护士长及责任护士要通过参与医生查房，来共同探讨治疗护理方案，以利于合作。应该鼓励护理人员参与相关的科研活动，积极参加专科护理新技术、新业务的学习，掌握专科护理发展的新趋势。此外，还可以借助计算机网络系统等现代化工具来获得医学发展的新信息，更新知识和观念，开拓护理人员视野，提高合作能力。

（三）急重症护理的管理

急重症护理指对急、重症或病情突然变化的患者，利用救治设备和监护设备实施全面的监护及救治的护理工作。急重症患者有发病急骤、变化迅速、随机性大等特点，急重症的护理具有多学科性。急重症的护理技术水平直接影响患者的生命安危，加强急重症的护理管理是进一步提高抢救成功率的重要保证，也是护理业务技术水平的具体体现。随着医学科学技术的发展，急重症的护理有了较快的发展，各种监护病房患者的救治和护理技术发展迅速。

1. 急重症护理管理的内容

（1）急诊护理　急诊护理是指护理人员配合医生对病情紧急的患者及时进行诊疗和护理工作。业务的内容有预检分诊、辅助诊疗和护理等。

（2）急救护理　对于生命受到威胁的急重症患者、伤员，应立即组织人力、物力进行及时和有效的抢救。必要时需成立抢救小组，同时制定抢救方案。

（3）重症监护　对于危及生命但仍有可能被挽救的重症患者，在初步的急救处理后，立即对其进行集中的、全身的治疗和监护，从而提高救治的水平，挽救生命。监护技术包括体温监测、呼吸功能监测、心血管功能监测、神经系统监测、肾功能监测、胃肠系统监测、血液系统监测、细菌学监测等。

2. 急重症护理管理措施

（1）建立健全的规章制度　包括各级护理人员的岗位责任制、交接班制度、急重症患者抢救制度、抢救药品管理制度、抢救仪器设备管理制度、重症病例讨论制度、重症患者观察记录制度等，严格的管理制度是抢救急重症患者的基本保证。在整个急重症患者的护理过程中，要积极落实急救工作的法规和制度，让患者和家属满意。

（2）制定急救的护理常规和技术操作规程　科学、规范、标准的抢救程序是救治急重症患者和提高抢救成功率的重要措施。护理人员一定要熟练掌握各项抢救技术的操作程序和护理常规，并严格执行，才能应急处理急重症的患者，争取抢救的时间，挽救生命。为了保证护理工作的质量，要指导护理工作人员用科学的工作手段和方法对每项护理技术操作过程的重要环节进行预防性质量控制，消除各种不安全因素，从而确保患者安全。制定护理方案时，要预知可能发生的问题，明确提出注意要点和防范措施，注意观察，及时发现差错或事故苗头，及时处理。

（3）加强护理人员救护（急救）能力的训练　救护（急救）能力的培养是一个长时间的过程，不是一朝一夕就可以完成的，需要制订详细的业务培训计划，严格按计划执行，才能保证培训目标的实现。培训形式多样化，可进行设题讨论、多功能电脑护理模型人的模拟训练、真人模拟训练，也可进行录像回放分析，来给患者提供高质量、高标准、零缺陷的服务。培训中树立以患者为中心的原则，善于和急重症患者的家属沟通，以实现相互理解、诚信相待的护患合作关系。实现患者从就诊到离院全过程的满意，杜绝护理差错事故的发生。

（4）加强急危重症护理的质量检查　管理者应该深入临床一线，与有关的护理人员进行有效的沟通，交流思想，了解临床动态，实施全方位的质量监控。还应定期对各级护理人员进行检查、考核，对各项规章制度的落实进行督促，使护理人员养成良好的习惯，具有高度的自律性。对于管理中的疑难问题可以组织护理人员积极开展讨论，加强认识，统一思想，进行预见性分析，提高护理人员的抢救能力、科学管理能力、应急能力等，以满足患者及家属的需求。

（四）新业务、新技术的管理

护理新业务和新技术具有狭义和广义两种含义。从广义上讲，护理新业务、新技术是指在国内外的护理领域具有发展新趋势的新项目和取得的新成果。从狭义上讲，是指本地区或者本单位尚未开展过的业务或技术。护理的新业务、新技术是护理学科发展的重要标志之一。它的开发与应用，可以促进护理业务、护理技术的发展，提高护理质量。各级护理管理人员应该把新业务、新技术的开发引进作为护理业务管理的重点，建立激励机制，提倡开拓、创新，积极引进和学习国内外的护理新业务、新技术。

1. 新业务、新技术的内容

（1）护理领域的新业务和新技术包括观念更新、护理模式转变带来的护理工作制度与程序的改变和新型的护理仪器设备、护理技术、护理工具的应用等。

（2）由于医疗新业务和新技术的开展，在护理中为了配合新的手术项目、诊疗项目、新药和新的医疗仪器设备的应用而形成的配套的新业务和新技术。

2. 新业务、新技术的管理措施

（1）成立管理小组　新业务和新技术的应用提高了医疗和护理的水平，它的成功和失败有赖于严密的组织和管理。护理部应该组织成立护理新业务和新技术管理小组，让专业水平高、开展新业务和新技术较多科室的护理人员参加。对要引进的新业务、新技术进行论证，制定实施方案、组织落实、积极推广和不断总结。

（2）建立申报审批制度　护理新业务、新技术立项后，应该上报到护理部和医院学术委员会等相关部门审批，经过同意后方可组织实施。

（3）科学论证　一般来讲，对即将要引进开展的新业务、新技术，应该进行查新，详细地了解新业务、新技术的原理、效果、应用范围，请学术机构和权威专家进行论证，评估新业务、新技术的效益和风险，以保证新业务、新技术的科学性、先进性和安全性。

（4）加强培训　护理部和相关护理单元应该鼓励和组织护理人员参加新业务、新技术的培训与学习。培训内容应该包括与新业务、新技术有关的理论知识、技术和技能，使有关人员掌握新业务、新技术应用的理论知识和技能，掌握仪器设备的操作方法和性能，从而保证新业务、新技术的顺利开展。培训工作应在新业务或新技术引进之前进行。

（5）选择实施者　实施者的选择直接关系到新业务、新技术推广应用的成败。实施者包括实施科室护理单元与实施人员。选择时，应该从其对新业务、新技术的兴趣以及专业思想、设备条件、技术力量、应用对象等方面加以考虑。一个科室不能独立完成的项目，可成立多科室共同组成的协作小组，合作完成项目。

（6）周密计划与实施　对于一项新业务、新技术的推广和应用必须要有明确的目标和周密的计划，保证物尽其用，人尽其才，以达到预定目标。护理部要组织护理人员共同商讨制定管理制度、工作计划、操作规程，共同设计工作分工、商议仪器设备引进等工作。并严格按照计划执行和进行有效的质量监控。

（7）加强效果评价　在开展新业务、新技术的过程中要不断地进行总结和效果评价，以促进新业务、新技术的不断改进和创新。通过不断的评价和逐步地完善，建立标准的护理常规和操作规程，合理的新仪器、新设备的应用和保管制度，以利于进一步的推广和应用。

（8）建立档案　护理新业务、新技术管理小组应该经常了解国内外医疗护理技术的新进展和本医院的开展情况，收集有关医疗、护理情报资料，配合医院开展新业务、新技术。对本院开展的新业务和新技术要有详细的记录，以进行资料积累和分类存档。

（五）医院感染管理

医院感染随着现代医学的飞速发展而日益复杂，已经成为各个医院共同关注的问题之一，目前已经将医院感染的发生率作为评价医院管理水平的重要标志。医院感染直接威胁着医务人员、患者，甚至全人类的健康。因此，医院及其工作人员一定要加强医院感染的管理，有效地预防并控制医院感染，保障医疗安全，同时提高医疗护理质量。

1. 医院感染管理的内容　根据国家卫计委《医院感染管理规范》的要求，为了有效监测和科学管理医院内感染，各级医院均应建立医院感染的管理组织机构，同时结合医院的实际情况制定本医院感染管理的制度、规范和标准，严格进行质量监控，不断地总结改进，积极地预防各类医院感染的发生。

（1）提出医院感染控制管理的总体规划　医院医务部和护理部应根据国家卫计委《医院感染管理规范》的要求，结合本院工作实际提出医院管理的总体规划方案，报告院办公室通过后实施。规划方案应该包括组建医院三级感染监控组织和感染监控的各种规章制度以及各级监控组织的职责。

（2）制定年度的工作计划　医院感染管理委员会应根据医务部和护理部的年度工作思路，制定医院年度感染控制总工作计划，感染管理科和科室感染小组应该组织专题学习，并结合工作实际情况制定本科室年度的感染控制计划。

（3）开展全员教育和感染管理员的培训　医院感染管理委员会应组织开展对医院全员的医院感染教育，不断提高全院人员医院感染预防意识；感染管理科应该对各个科室感染管理小组成员进行有计划的在职培训，使他们掌握各种消毒灭菌方法、医院感染的基本理论和各项监测技术与标准。

（4）开展全面的感染监测与控制

①科室感染管理小组：各科室感染管理小组应该遵照规范要求全方位做好各个科室医院感染管理的自查、自测、自控的工作，包括医护人员执行无菌技术和消毒隔离技术的情况、相关资料的整理与上报、环境卫生学自控监测、传染病及感染病例的及时填报与防治管理及科室感染控制问题的改进及建议等。

②感染管理科：感染管理科的工作一是定期对重点环节、重点部门进行细菌学监测。经验证明，抓好医院重点环节、重点部门的医院感染的监测和管理十分重要。重点部门一般包括产房、新生儿室、手术室、母婴病房、临床各科的 ICU 及血液透析室等，但不同性质的医院还可以根据监测信息，确定本院的重点科室。重点环节一般包括全麻下的大手术、各种内镜和牙钻的使用、接触血液制品和血液的医疗器械等。二是加强对重点人群的感染监控。对全院和各科室医院感染病例的发生率、感染部位、病原体构成及高危因素进行统计分析与全面的持续监测。长期应用广谱抗菌药物或者联合应用抗菌药物使患者免疫功能受损的，也应视为重点人群。三是对医院细菌耐药性及抗菌药物应用现状的监测。四是根据有效的监控结果，指导科室做好基础感染的预防与监控工作，以切断传播途径、控制感染源、保护易感人群，从而最大限度地降低医院感染的发生率。五是对医院内发生的暴发感染的途径、感染源、发病情况等开展流行病学调查，以有效地控制感染。六是对科室自查自控自测结果进行定期的全面检查，以确保各项感染控制工作的落实到位。

③感染管理委员会：感染管理委员会及医务部和护理部要定期对医院感染的监控工作进行抽查和监控；每季度组织专家抽查出院病历和抗生素应用情况。

（5）感染控制工作的汇总、报告　科室每个月要将卫生学自控自测的结果上报感染管理科；感染管理科负责每个月汇总全院各科感染监控结果的资料，每季度进行分析、编写医院感染监控简讯通报，并下发全院各个科室；对于感染监控的结果，职能部门要严格掌握，同时主管领导要定期在医院周会上讲评医院感染监控的工作，并提出整改意见。

（6）定期研究改进感染监控工作　对每个科室感染监控管理中存在的问题和困难，各个科室感染管理小组一定要定期反馈给感染管理科，感染管理科也要定期主动收集相关的信息并研究解决的办法。同时对于新近颁发的相关文件要进行学习和研究，并向感染管理委员会提出实施办法。感染管理委员会对感染管理科提交的问题定期召开会议进行研究，同时形成正式文件提交院办分会或职能部门研究审定。对于医院的决定，感染管理科要抓好落实，并且进行效果评价。

（7）做好感染监控工作的总结、表彰　每年年底各科感染管理小组应做好科室感染监控的工作总结，同时上报感染管理科；感染管理科将各个科室上报情况及全院重点监测情况汇总后写出总结报告，上报医院感染管理委员会；医院感染管理委员会召开会议对全院年度医院的感染管理工作总结进行审议，同时召开三级监控网会议，对本年度医院感染监控工作进行总结讲评；根据医院感染管理委员会工作总结的相关情况，医院在年终总结大会上对全院感染管理工作进行专项的总结表彰。

2. 医院感染管理中的护理管理措施　医院感染和护理工作密切相关，它是护理活动的基础，也是护理质量控制的重要指标，所以护理管理措施在医院感染管理中起重要的作用。

（1）组织管理措施　护理部一定要加强组织领导，由护理部主任或者副主任负责此项工作，明确质控职责和相应的监督措施，认真落实医院感染的管理办法，按切实可行的预防感染的计划进行严格的管理。达到控制医院感染源，保护易感人群，切断传播途径的目的。

（2）完善各项医院感染管理制度　依据国家卫计委《医院感染管理规范》和《消毒技术规范》的要求，护理部一定要及时修订和完善相应的制度和措施。例如消毒、灭菌与隔离制度，护理操作技术和质量标准，一次性医疗用品的使用、回收和保管制度等，并且要采取多种形式组织护理人员学习，使各项医院感染管理制度得到严格的执行。

（3）加强护理人员的教育与培训　护理部要不断进行有针对性的教育与专业培训。无论是医学院校的在校教育还是毕业后的继续教育，都要求医生护士掌握医院感染的专业知识，同时，还要增强全体护理人员医院感染管理的意识与责任心，增强医院感染管理的防范意识，增强预防和控制医院感染的自觉性，切实控制及防止医院感染的发生。

（4）有效控制　护理部要积极参与医院感染的监督检查工作，尤其是对灭菌、消毒、隔离、无菌操作工作的监督，要求做到以下几点：①各个护理单元要实行监控护士和护士长负责制，积极开展自查，并监督消毒隔离制度和无菌操作的执行情况，做好记录。②护理部要深入临床一线，对消毒隔离的各项措施的落实情况进行定期和不定期的检查和监督，控制护理质量。③医院感染科每月检查检测的结果中与护理有关的部分，护理部要纳入护理质量的评分中。通过层层监控，保证消毒和灭菌的质量，让医院感染的预防工作处于良性循环状态，以达到有效的控制。

二、护理业务技术管理的方法

1. 贯彻整体护理的思想　医院工作的基本任务是为患者提供更好的医疗护理技术服务，护理工作是医院工作的一个重要组成部分，护理过程中的每项护理技术操作、每个工作环节都直接关系到患者的安危。护理业务技术管理和医院管理以及医院其他部门的管理应该协调一致，充分地发挥医院的整体功能，才能全面提高医疗护理的质量。因此，必须将全面质量管理及整体护理作为护理业务技术管理的指导思想，让每一位护理人员都能够以满足患者的需要为目的，主动提供护理服务，同时确保所有的技术操作安全、准确地应用于每位患者，避免和减少患者不必要的痛苦。

2. 加强护理技术的基础建设　护理技术的基础建设主要包括：①护理队伍建设：要有目标、有计划地开展全员培训及技术骨干培养，提高护理专业理论水平及技术水平，造就综合素质高的护理队伍，来适应护理工作的需要；②仪器设备建设：仪器设备的管理一定要达到"四固定"的要求，即固定品种数量，固定放置地点，固定专人管理，定期检查维修、灭菌、消毒，护理人员应该掌握仪器的使用方法、性能、操作规程及注意事项；③科研及实验室建设：开发引进新业务、新技术；④规章制度与技术操作规程建设。

3. 管理方法现代化　护理业务技术管理应该运用现代科学管理的思想、理论及方法，建立严格的管理目标、管理系统、管理措施，实施全面的质量管理，不断地提高护理质量。其次，护理业务技术管理还应该运用现代化的管理手段来提高管理水平及效能。例如，应用质量管理的基本方法来加强护理质量控制。应用计算机技术及网络技术，解决护理业务技术管理工作中的信息传输、计算、统计分析、存储、信息共享等问题。

4. 不断改革创新　护理新业务、新技术的开发及应用不仅反映护理技术水平，而且对于提高护理质量具有十分重要的作用。所以，护理业务技术管理应该不断改革创新，抓好新业务、新技术的引进及开展，充分发挥新业务、新技术的先锋作用，促进护理科学技术的发展。

5. 建立护理业务技术档案　护理业务技术档案是护理管理工作的重要组成部分，同时也是科学技术档案的组成部分。护理业务技术档案是开展护理活动、制定护理工作计划和评价护理工作的科学依据，是考核部门和个人护理工作质量，实施晋升、奖惩等手段的重要参考依据，也是护理科学研究的重要材料及数据。因此，建立完整的、系统的护理业务技术档案，是护理业务技术管理及护理学科发展的需要。护理业务技术档案主要包括：①临床护理资料，例如护理记录单、体温记录单；②护理技术档案，例如护理常规、质量标准、操作规程和护理科研技术资料及国内外护理信息资料等；③护理业务工作档案，例如工作计划和总结、护理大事记、人员管理、规章制度、质量控制等资料；④护理人员业务技术档案，例如护理人员个人的技术档案、继续教育、考核成绩等。

第三节　护理信息管理

一、护理信息的内容

1. 护理信息的收集　收集护理信息是护理信息管理的基础。护理信息主要从医院内采集，例如护理工作的各种报表及其他辅助科室的统计数字等。

2. 护理信息的处理　是在收集护理信息的基础上进行的，通过对原始信息进行整理、加工、分析，做到去伪存真、去粗取精，从而有利于信息的储存、传递和利用。

二、护理信息的管理方法

1. 护理部应该组织学习护理信息管理的有关知识及制度，加强认识护理信息管理的重要性，自觉地参与护理信息管理。

2. 护理部应该健全垂直的护理信息管理体系，一定要做到分级管理，实行护理部主任－科护士长－护士长－护士负责制。

3. 加强护理人员的专业知识和新业务、新技术的学习，提高护理人员对信息的分析、收集、判断和紧急处理能力。

4. 各级护理管理人员应及时传递和反馈信息，经常督促和检查信息管理工作。

三、计算机在护理工作中的应用

随着以通信技术、计算机技术、网络技术为代表的信息技术的快速发展，人类正在从工业时代迈进信息时代。信息、能源和物资共同构成人类社会发展的三大资源，人们也越来越重视信息资源的开发和利用。信息化已经成为一个国家经济和社会发展的关键环节，信息化水平的高低已经成为衡量一个国家、一个地区及一个单位现代化水平的重要标志。在医疗卫生领域引进信息化概念后，尤其是对医院信息系统的不断推广，极大地改变了医院的管理模式及工作流程。以计算机为代表的信息技术在医院日常工作的各个环节得到了广泛应用，在很大程度上对提高医院的经济效益、管理水平、社会效益及质量效益发挥了积极的作用。

（一）基本概念

1. 信息 信息一词对于我们来说并不陌生，在人们的实际生活及工作中，每个人都在不断地接收信息、利用信息和加工信息。信息是事物的特征、本质、运动规律及事物之间相互联系、相互作用状态的反映，也是表现事物特征的形式。资料、情报、知识、数据以及新闻、消息等均是以不同形式反映事物运动状态或者特征的信息。管理学家将人类和信息的关系比喻为人和空气的关系，以说明人和信息之间关系的重要性。信息与组织的决策密切相关。正确的决策有赖于可靠的信息，信息又通过决策来体现自身的价值。因此，信息能给组织带来收益，可以影响甚至决定组织的生存。随着社会经济及科学技术的迅速发展，信息在管理中的位置越来越重要。

信息类型的划分形式很多，按信息发生的领域划分，可分为社会信息、生物信息和自然信息。按信息的来源划分，可分为外部信息和内部信息；按管理的层次划分，可分为控制信息、计划信息、作业信息；按信息的获取渠道划分，可分为非正规渠道信息、正规渠道信息以及民间社团信息、官方信息等；按信息的表现形式划分，可分为文献信息和口语信息等。

2. 管理信息 管理信息是指在整个管理过程中人们加工、收集和输出、输入信息的总称，也是反映参与控制管理活动的经过加工的数据。具体地说，管理信息包括两方面的内容：一是为了达到管理目的和形成管理行为所加工或收集的信息，主要是指能够反映可能影响管理客体运行状态的各种信息；二是经过加工并在管理过程中得以运用以及反映管理者管理行为的信息。管理信息具有以下特征：

（1）客观性 客观的事实是信息的主要价值。任何与事实不符的信息不仅不能带来正面作用，而且有危害性。失真的信息将会给决策带来损害，造成决策的失误，使组织遭受损失。

(2) 时效性　信息的时效性是指信息从发送到被利用所经历的时间及其效率。信息往往有很强的时效性，其值和时间有密切的关系。事物在某一段时间所发出的信息随着时间的变化常常改变了原有的价值。有的信息随着时间的推移价值会上升，而有的信息随着时间的推移则会变得一文不值，甚至可能会起到截然相反的作用。一般情况下，时间越短、利用信息越及时，时效性就会越强。

(3) 依附性　信息是摸不着、看不见的，必须要通过载体存储，借助某种载体的形式表现出来，例如文字、声音、语言、图像、光波和磁盘等。没有载体就会没有信息，但信息内容不会因为载体形式的改变而改变。

(4) 可传递性　信息在运动中产生，并在传递中发挥价值。任何的信息都是可以传递的，人们不仅可以通过表情、语言、动作传递信息，还可以通过杂志、电视、报纸、互联网等传递信息。信息的利用、获取以及信息的反馈，一定要借助于信息的传递。

(5) 可加工性　要发挥信息的作用，一定要对信息进行加工处理。把信息从一种形式转变为另一种形式，从一个载体转化到另一种载体。例如人们在接收到原始信息后，对其进行索引、组织、分类等有序化处理，以便于检索；通过分析、综合、筛选、归纳及总结会发现信息蕴含的规律，让信息适用性得到提高。原始信息经过加工变成二次信息，例如题录、文摘等；二次信息经过研究、分析、综合可以加工成三次信息，例如综述。每次加工，都可改变原有信息的结构，同时赋予其新的价值。

(6) 存储性　信息所反映的内容是客观的，信息生成后客观存在，所以任何信息都具有可存储性。有的信息并非是立即就用，有的即使用了以后仍需要参考，于是人们就对信息进行存储。信息的这种特性让人们能够对信息进行全面的、系统的研究和分析，使信息得以继承和延续。信息储存的方式多样化，可以存入人脑中，也可以储存于计算机中，或以录像、录音、记录、摄影等方式储存。

(7) 共享性　信息技术和网络技术的飞快发展，使各种资源的共享与利用成为可能。共享性主要表现在不同层次、不同部门、不同领域、不同单位都可以共同使用某种信息资源。例如人们可以利用各种网络工具检索、查阅网上药店、就医信息、远程会诊等信息。国际互联网的建立和信息高速公路的诞生，让信息资源的国际共享变为可能。正确顺应和认识这一趋势，对于建立管理信息系统并且发挥其作用有重要的意义，也可以避免在信息的加工、传输、收集、储存等方面的重复劳动。

(8) 等级性　管理信息是分级的，处于不同层级的管理者对同一事物所需的信息是不同的，从信息需要的重要性上可分为管理级、决策级和作业级。决策级信息主要是被高层管理者需要的，关系到长期利益和全局的信息，例如决定医院的新建、改建和扩建等；管理级信息主要是被部门的负责人需要的，关系到局部与中期利益的信息，例如护理部对每个月护理业务工作的运行情况与计划进行比较分析；作业级信息是指关系到基层护理业务的信息，例如每天门急诊与住院人次和各种工作量的统计数据、考勤等。

(9) 经济性　所谓信息的经济性就是指信息存在着投入和产出的问题。获取及利用信息时通常要花费一定的成本，信息利用者一定要考虑成本投入所带来的效益是否合算，再决定是否要获取及利用该信息。管理者要重视信息管理的经济投入，也要注意信息的实用性，尽量做到花费成本少而获取信息数量和价值尽可能大。

3. 信息在医院管理中的作用 医院信息主要包括医疗信息、管理信息两大类。医疗信息主要是指医护人员从患者和家属身上获取的关于病情发生和发展变化的信息，例如体格检查的结果、采集的病史、实验报告等。管理信息是指反映控制及管理情况的可传送的经过加工的数据，是管理工作一项极为重要的资源。这两大类信息对保证正常诊疗和护理工作及医院管理都是必不可少的。没有信息，医务人员将无法进行诊疗护理工作；没有信息，管理者也将无法进行有效的管理。信息在医院管理中的作用主要有以下几点：

（1）信息是构成各个医院管理系统的基本要素 医院管理的活动离不开信息，例如对人的管理，无论从其行为、目的或职能来说都是信息形态的表现，管理的指导、指挥和控制等职能，也都是以信息为媒介的。管理过程是通过信息的输入、输出和反馈来进行的，信息是管理者与被管理者关系的中介。对管理环境来说，医院内外环境对医院所产生的各种影响，其表现形式就是各种信息的交换关系。所以，信息是各个医院管理系统的基本要素及中介。

（2）信息是医院有效管理的重要因素 医院管理过程是指信息的输入、输出及反馈的过程。计划与决策是医院管理的重要环节，决策的前提是信息及科学的预测，从而形成"预测信息"，控制的过程中对各种信息作出反馈，从而形成"反馈信息"来保证整个管理活动能够按规定的目标进行。诊疗护理工作是以医疗信息处理为中心的一项工作。医疗护理工作的过程就是不断地从患者（包括其亲属）身上获得最多的信息以及掌握信息的变化情况及规律的过程，根据评估和收集的信息资料结合医务人员的知识和技能，作出诊断与诊疗护理计划。正确及时的诊断来源于足够的信息，所以说诊疗护理工作的原点是"医疗信息"，诊疗护理工作的过程就是医疗信息的处理过程。医院的部门及科室较多，24小时连续运转，对各部门、各科室及各专业人员之间的协调合作要求非常高。而这种沟通与联络都是靠一定的信息内容反映出来的，正确、及时及有效传递的信息是沟通和协调医院各部门之间的纽带及桥梁。因此，掌握信息、重视信息、运用信息既是保证每个医院管理有效的基本前提及依据，又是能够保证医院管理活动达到预期目标的重要因素。

（3）信息是提高每个医院效益的重要资源 效益是医院生存发展的核心问题，信息已经成为效益高低和事业成败的关键。医院各个系统在物资、能量及信息交换的过程中形成两种"流"，即"物流"（material flow）与"信息流"（information flow）。"物流"指的是物资原材料的投入消耗，经过性质、形态的变化而转换产出产品与提供服务的运动过程。"信息流"即对各种记录、数据资料及统计报表等进行加工处理、收集和传递。"物流"的运动需要"信息流"的引导，即"信息流"起着引导物流及保证物流有规律运动的重要作用。因此，信息的质量、时效、数量、传递速度都将会直接影响到经济效益及社会效益的提高，信息资源已经成为比物质资源更为重要和更为关键的资源。在信息管理过程中，应该注意管理信息的结构化程度、信息量程度、精确程度、使用频度等。

（二）医院信息系统

医院信息系统是由人及计算机设备或者其他信息处理手段共同组成，是对各个医院信息进行统一管理、集中使用、分散收集、全员共享的计算机网络系统。它是网络技术、计算机技术和现代管理科学在医院管理中的应用，是利用先进的网络通讯技术和计算机技术手段实现信息的加工、储存、传递、收集、利用和反馈，并在标准化、自动化、网络化的基础上科学有效地支持医院全方位的管理与运作，包括医疗、教学及科研等。一个良好的医院信息系统通过卫生资源共享，提高信息利用能力，以提升经济效益、工作效率和科学管理水平，促进医疗、教学和科研工作的开展，达到提高整体医疗质量及医院信誉度的目的。

1. 医院信息系统的发展过程 医院信息系统的发展过程大致分为四个阶段：①单机、单任务阶段：是单个项目、相对独立的信息管理；②部门信息管理阶段：是指多个项目的综合信息管理；③集成医院信息系统阶段：是指医院各个部门共享的信息系统；④大规模一体化的医院信息系统阶段：它实现了医学影像处理系统、医院信息系统、人工智能和图书情报检索等功能的一体化。这些阶段的划分与计算机芯片的发展紧密地结合在一起。

我国计算机在医院中的应用始于 20 世纪 70 年代，但用于医院的信息管理主要是在 1984 年微型计算机在全国推广、应用以后，现已经广泛应用于药品、统计、病案首页、器材、人事、财务等项目的信息管理。目前我国医院信息系统虽落后于发达国家，但处在迅速发展中，全国多数大中型医院已经采用计算机建立医院信息系统。

2. 医院信息系统的组成 医院信息系统主要是由硬件系统和软件系统两大部分组成的。硬件是由中心电子计算机或存贮装置、服务器、用户终端设备及数据通信线路等组成的信息资源共享的计算机网络；软件包括软件系统（系统软件、应用软件和软件开发工具等）、医院信息数据库以及数据库管理系统。医院信息系统是一个复杂的大系统，它的组成、功能、子系统的划分和规模的大小及实施途径可以是多种多样的。一般医院信息系统可分为 3 个部分。

（1）**管理信息系统** 主要的功能是满足管理要求，支持医院对日常信息的处理。如医疗概况、护理概况、财务收支、人事管理、物资供应等。

（2）**临床信息系统** 为满足医疗要求的医疗信息系统。为医务人员提供临床数据及通讯支持，包括医生工作站、护士工作站、临床检验、医学影像、门诊工作站、重症监护等子系统。

（3）**人工智能系统** 又称为专家系统，是满足管理及临床两种要求的信息服务系统。包括患者信息、医疗费用查询、管理信息、业务过程信息等。此外，许多承担临床科研、教学、社会保健及医疗保险等任务的医院，在医院信息系统中还可以设置相应的信息系统。

3. 医院信息系统结构

（1）作业层　是第一线主管或工作人员，他们负责对特定对象的信息进行收集和输入。例如医生在计算机终端输入患者信息及治疗方案。该层管理信息的基础资料，主要是临床一线每天每时每刻发生的事件。

（2）管理层　是为中级管理人员提供管理信息的系统。信息在这里汇总、整理、分析，同时决定信息的流向。

（3）决策层　是为最高管理阶层提供管理信息的系统。最高管理人员可根据传递来的信息作出相应决策，同时反馈给原对象。例如，医院院长可根据各部门的年度预算对整个医院的预算做出决策，再反馈给每个部门。

4. 医院信息系统的功能　结合一般信息系统应该具备的功能属性及医院自身的特点和需求，医院信息系统应具备以下的基本功能。

（1）收集及存贮功能　由于医院信息特别是患者信息具有动态数据结构及数据快速增加的特性，医院信息系统应该具备能够及时收集信息和大容量存贮医院所需的全部数据的功能。

（2）数据共享功能　要能够快速地、准确地提供医院工作所需要的各种数据，同时支持医院运行中的每项基本活动。

（3）持续运行功能　为了保证医院工作和医疗活动不间断地运转，系统应该具备可扩展性和持续运行的功能，还应具备数据管理及数据通信的有效功能，从而确保数据的可靠、保密、准确、安全。同时，系统一定要具有良好的运行环境。终端用户的操作和应用应简单、易学、方便、易懂；具备支持系统开发及研究工作的必要软件和数据库；具有切实有效的安全及维护措施，从而确保系统的安全性。

（4）辅助管理功能　具有综合事务处理、单项事务处理及辅助决策功能。医院信息系统是计划和决策的基础，是组织、领导和控制的手段、工具，是联络的中枢神经及纽带，也是医院的重要资源。

（三）护理信息系统

护理信息系统是医院信息系统的一个子系统，具有储存、处理、收集、检索、输出等功能，广泛应用于护理临床、护理管理、护理科研与教学及其他护理活动领域。

1. 护理信息系统的组成　护理信息主要来源于护理科研、护理教学、护理业务活动及国内外护理情报等。它的信息收集包括护理业务活动的核心内容，日常工作的数据，护理新知识、新技术和护理学相关的医药知识等。一般来讲，护理信息系统又是由护理管理系统、护理业务信息系统、护理专家系统3个子系统组成，每个子系统又可以细分为若干个子系统。

（1）护理管理系统

①护理行政管理子系统：护理行政管理子系统一定要提供以下信息：护理人员管理信息（护理人员技术档案、人员编制、人员配备、护理人员基本情况、排班、出勤情况、人才队伍建设、人员考核评价、奖惩情况及晋升情况等）、护理管理制度（护理质

量标准、岗位职责、分级护理制度、规章制度、护理操作规程、奖惩制度等）、管理工作文件（护理工作重点、工作计划、总结、会议记录等）、各种工作报表（质量检查结果、开展新业务新技术情况、护理人员工作质量、护理工作报表及护理差错事故分析报告等）。

②物资管理子系统：建立物资管理子系统的主要目的是使各类物资充分发挥作用，减少资金的占用，用最低的成本，最大限度地满足诊疗护理工作的需要。物资管理子系统又可以根据各医院的实际情况，分为设备、药品、仪器、各类消耗性物品等子系统。

③护理成本核算子系统：护理经费的管理目前还没有受到足够的重视。在医院，护理成本核算子系统依据有关的经济核算规定，以护理收入与护理成本数据为基础，核算出护理成本和护理收入，从而提供科学管理决策所需要的信息。护理收入主要包括护理费、输血、治疗、手术护理费、处置等收入；护理成本主要包括护理人员的培训费、工资福利、护理器材消耗费、护理设备折旧及维修、管理费等。

④护理教学科研管理子系统：主要包括护理人员在职教育的档案管理（外出进修、接纳进修生、在职培训、人员考核等）、临床教学档案的管理（临床教师、使用教材、所授课程、教学效果评价、教学大纲、见习生及实习生等）、科研项目管理（课题负责人、经费及使用、项目内容、研究进度及成果推广应用等）、成果管理（护理科研取得的成果和获奖、申请专利与转让、论文发表与专著撰写等）等。

教学科研管理子系统中的数据是用于评价护理人员业绩、学术水平及学科水平的重要依据，它与护理行政管理子系统的关系非常密切，其中人员的基本信息可直接从护理行政管理数据库中查阅，而教学科研管理子系统中有关人员的各种业绩记录也构成了护理行政管理子系统中人员业绩内容的一个重要部分。

（2）护理业务信息系统 护理业务信息系统之下可以设病区信息、患者信息、医嘱处理、护理文件记录、护理成本核算等子系统。特殊的护理单元如 ICU、手术室、门诊、急诊、供应室等，可以根据各个单元的特点设置。

①病区信息子系统：病区是患者接受诊疗护理和康复休养的场所，病区信息系统可为实施科学管理提供依据与支持。如患者从入院到出院的全过程，包括入院信息、转科信息、护理过程信息、出院信息、护理资料信息及病床使用信息等，可以通过计算机将患者信息进行输入、整理、复制、分类、检索及输出等，让本病区相关人员及各级管理人员全面地了解病区动态，实现及时、准确的信息交换和资源共享。

②医嘱处理子系统：护士可在计算机系统上直接接收与处理医嘱。

③患者信息子系统：包括患者基本情况、心理状况、生理状况和社会家庭状况、健康评估资料、检查、治疗、用药、诊断、饮食、护理级别、手术、医疗费用等信息。

④护理文件记录子系统：该系统可供护士随时记录患者信息、调整护理计划及记录护理效果评价情况，使之与同行和相关人员共享。

（3）护理专家系统 也可以称为护理咨询系统。主要是指各种护理资料，包括科研情报、护理期刊、护理情报、护理书籍等。

2. 护理信息收集的原则

（1）全面性　一定要防止重要的信息遗漏，同时要重视信息的现场收集，收集时动作要敏捷，思路要开阔，要拓宽信息收集领域，以保证收集信息的新颖性和全面性。

（2）可靠性　保证信息收集的可靠性是信息管理的最基本的要求，可靠的信息来源是保证信息真实性的关键。护理信息可以从患者、家属、相关专业人员、护理同行或医院的相关部门来获取。在收集的过程中认真辨别真伪，要实事求是，确保信息的准确、真实、可靠。

（3）系统性　对于护理信息管理来说，信息收集的连续性和系统性特别重要，诊疗护理工作是一个动态的发展过程，要实现对诊疗护理工作的动态观察和监测，就要进行系统性的、连续性的信息收集。

（4）价值性　不但要求信息量要足够大，而且还要求有较高的信息价值，即具有适用性、针对性、经济性。信息的收集不只是追求数量，还要注意质量，特别是要注意捕捉那些对未来发展有着指导作用的预测性信息。收集信息时要避免人力、财力、物力上的浪费，适当地选择收集范围、途径及方法等，做到有重点、有目的、有选择。

3. 护理信息收集的方法及步骤　信息收集的方法很多，对于护理部来说可以要求各护理单元做出统计报表、调查问卷、原始记录、出院患者的随访记录，还可以利用各种座谈会进行收集，在收集信息的过程中要遵循以下基本步骤：制订信息收集计划，包括明确信息收集责任者及其收集范围和来源，明确规定信息收集的方式和要求；设计信息收集形式，不同的信息可以有不同的表现形式，常用的形式有文字、图片、数据、录像、照片、录音等。应该预先设计信息收集的形式，例如数据信息应该设计数据结构要求及调查表格的格式。收集信息包括收集原始信息及对其进行筛选、分析及整理。应该在必要的范围内使用恰当的方式来提供所收集的信息资料，常用的有统计报表、资料汇编、调查总结、情况汇报、会议记录、定期通报等形式。

4. 护理信息加工　护理信息加工是指将收集的信息资料通过排序、比较、分类、计算、选择及分析等工作，进一步加工成为有价值的信息，为管理人员决策提供参考，是护理信息管理的中心环节，信息只有经过加工处理才能进行传递和贮存，同时在管理中发挥作用。

（1）护理信息加工过程

①分类：把收集取得的原始信息资料，按问题类型、部门区别、时间顺序、管理要求等进行分类、排列。

②鉴别：分析、判断、比较信息是否符合收集加工的要求，是否能反映医院管理状况，并对信息的准确性、可靠性、价值性进行鉴别判断。

③筛选：是在鉴别的基础上，对各种信息资料进行取舍的过程。

④去伪存真：剔除不确切的、不可靠的和无价值的信息，保留参考价值大及有启发作用的信息。对不符合要求的信息必须要再补充收集。

⑤综合：对信息进行研究及编纂。从大量的信息中通过深入研究分析，让信息资料成为新概念、新结论、新含义等知识形态的信息；对一部分信息（主要是数据信息）

按需要计算出新的数据。

⑥编纂：就是将加工处理的信息编写成新的信息资料，以便于存储及利用。要求对信息的格式、文字、内容、结构等做到规范化、系统化及标准化。

（2）护理信息加工方法　信息加工的方法有很多，必须要根据信息的类型加以选择。可以采用归纳法、汇集法、推理法等方法。最常用的是归纳法，归纳要说理清晰、全面系统、反映原意和全貌，也可采取浓缩法、对比法、替代法及图表法等，对数据信息进行分析、核对、转换和表达。

（3）护理信息存储　护理信息存储是对整理加工后的信息进行储存和管理，它包括情报存储与体系建立等工作。信息存储需要考虑信息载体的选择、冗余度大小（即重复存储量的多少）、存贮位置的分配等问题，还需要注意的是数据的更新以及一致性、安全性、使用方便性及节约成本等问题。存储时首先要按照一定的规律记录在相应的信息载体上，然后把这些载体按照一定特征与内容性质组织成系统化的检索体系。检索体系有数据检索、文献检索、事项检索 3 种类型。目前护理信息存储常用的方法有书面保存与电子化存储两大类。

（4）护理信息利用　护理信息利用是指有意识地运用存储的护理信息，解决护理管理中具体问题的过程。信息的有效利用能够使有用的信息得到正常的流通，从而避免发生"数据爆炸但知识贫乏"的现象；也可以缩短空间，节约时间，避免人力和物力的浪费，提高效率及效益。管理人员也可以通过网络技术等方法进行信息的处理及使用。一般来讲，有效利用信息的对策有：①提高决策者对信息的认识程度和处理能力；②系统地学习与掌握有关信息学和文献检索的基本知识和技能；③提高决策者的实际操作能力，努力扩大信息容量，开辟信息源泉；④注意"去旧吸新""去假存真""忌多取精"，以增强决策的科学性；⑤加快信息网络建设的进程，促进信息共享，为决策者利用信息创造客观的条件；⑥建立合理的信息利用、信息流动和信息服务机制。

（5）护理信息传递　信息的价值在于传递。信息管理的最主要环节是信息加工、信息收集和信息利用，想要完成这个管理过程必须靠信息传递。护理信息传递指的是以护理信息提供者为起点，通过传输媒介或载体，把信息资源传递给护理信息接受者的一个过程。护理信息传递常用的方法有口头、书面及电子计算机网络等。信息传递的速度与质量直接影响了信息管理的效率和效益。

（6）护理信息反馈　护理信息反馈是指将输出的护理信息的作用结果返送回来的全过程。通过信息反馈不但可提高信息的针对性，还可以加强信息发送者与接收者之间的沟通，调动护理人员参与管理的积极性。因此，一定要建立快速而灵敏的信息反馈系统，严格规定及落实反馈制度，通过检查、监督及反馈等多种渠道，定期对各种数据和信息进行深入的分析，评估信息管理效率、效果，促进信息管理水平的提高。

5. 护理信息管理发展趋势　计算机网络技术发展飞快，信息高速公路的建立及多媒体技术的应用，给医疗护理工作带来了深远的影响。主要表现在以下几个方面：

（1）护理行政管理微机化　计算机给护理行政管理方面带来的影响主要是实现行政办公自动化。通过办公自动化系统全面提高护理人员及管理者的工作效率，通过多种渠道获取及时、准确、详实的资料，及时做出科学决策。

（2）护理业务管理网络化　计算机技术的发展，使临床护理工作及社区护理工作等业务实现网络化。在临床护理领域，护理人员可以通过此系统完成护理程序各个环节的工作，使护理工作开展得更加省时省力、得心应手、快速无误，更有利于实施以人为中心的护理。另外，社区护理信息管理的现代化程度将会逐步提高。计算机网络系统的应用将会在社区医疗护理服务系统中发挥重要的作用。人们可以通过社区医疗护理服务系统建立健康档案，以得到必要的系统的服务，也可以通过社区的计算机网络获取医疗护理信息，进行预约、就诊。

（3）护理教育网络化　护理教育网络化指的是利用计算机网络辅助教学和进行教学管理。将来学生对部分课程的学习将会利用计算机及多媒体系统实现图、文、声并茂的教学活动。网络教育及远程教育进一步开展，人们的学习将不再会受到时间和空间的限制。

（4）护理研究微机化　大量储存的原始资料为护理研究、资料统计及分析奠定了基础；护理研究者可以通过文献检索迅速获取各种资料；通过统计软件这个工具快速得到统计结果，节省了人力、财力、物力。

总之，护理信息管理将会受到越来越多的重视与青睐，面临的挑战也会越来越多。随着我国医院管理信息系统的广泛应用，护理信息管理系统也将快速的推广，使用和利用价值将会不断提高。为了未来护理发展的需要，我们要加速开发和应用医院护理信息系统，充分发挥它的积极作用，加强培训和教育，加强管理和控制，做好规范化、标准化的工作。同时注重以人为本，发挥基层护理工作者的创造性和积极性，创造良好的工作环境，做好预防和保健工作。

【项目考核】

案例：患者，男，46 岁，因血糖值为 29.7mmol/L 收入院，入院时值班护士忙于监测血糖，待监测完整个病区患者的血糖后，才通知值班医生有患者入院，值班医生忙于处理其他患者，就让护士先办理入院手续，家属又与医生沟通说明患者恶心、乏力，医生告知患者家属办完入院手续后会及时处置。30 分钟后，患者出现呼吸深快、面色潮红、呼出气体有烂苹果味，意识逐渐模糊，出现昏迷。医生询问病史及结合患者的状况，初步诊断为糖尿病酮症酸中毒，随即下医嘱进行补液排酮治疗。

思考题：

1. 本案例护士在接诊过程中存在哪些问题？

2. 通过本案例分析护理业务技术管理的重要性体现在哪几个方面？

附录　相关法律法规

中华人民共和国国务院令

第 517 号

《护士条例》于 2008 年 1 月 23 日国务院第 206 次常务会议通过，现予公布，自 2008 年 5 月 12 日起施行。

总理　温家宝
二○○八年一月三十一日

护 士 条 例

第一章　总　则

第一条　为了维护护士的合法权益，规范护理行为，促进护理事业发展，保障医疗安全和人体健康，制定本条例。

第二条　本条例所称护士，是指经执业注册取得护士执业证书，依照本条例规定从事护理活动，履行保护生命、减轻痛苦、增进健康职责的卫生技术人员。

第三条　护士人格尊严、人身安全不受侵犯。护士依法履行职责，受法律保护。全社会应当尊重护士。

第四条　国务院有关部门、县级以上地方人民政府及其有关部门以及乡（镇）人民政府应当采取措施，改善护士的工作条件，保障护士待遇，加强护士队伍建设，促进护理事业健康发展。国务院有关部门和县级以上地方人民政府应当采取措施，鼓励护士到农村、基层医疗卫生机构工作。

第五条　国务院卫生主管部门负责全国的护士监督管理工作。

县级以上地方人民政府卫生主管部门负责本行政区域的护士监督管理工作。

第六条　国务院有关部门对在护理工作中做出杰出贡献的护士，应当授予全国卫生系统先进工作者荣誉称号或者颁发白求恩奖章，受到表彰、奖励的护士享受省部级劳动模范、先进工作待遇；对长期从事护理工作的护士应当颁发荣誉证书。具体办法由国务院有关部门制定。

县级以上地方人民政府及其有关部门对本行政区域内做出突出贡献的护士，按照省、自治区、直辖市人民政府的有关规定给予表彰、奖励。

第二章　执业注册

第七条　护士执业，应当经执业注册取得护士执业证书。

申请护士执业注册，应当具备以下条件：

（一）具有完全民事行为能力；

（二）在中等职业学校、高等学校完成国务院教育主管部门和国务院卫生主管部门规定的普通全日制 3 年以上的护理、助产专业课程学习，包括在教学、综合医院完成 8 个月以上护理临床实习，并取得相应学历证书；

（三）通过国务院卫生主管部门组织的护士职业资格考试；

（四）符合国务院卫生主管部门规定的健康标准。

护士执业注册申请，应当自通过护士执业资格考试之日起 3 年内提出；逾期提出申请的，除应当具备前款第（一）项、第（二）项和第（四）项规定条件外，还应当在符合国务院卫生主管部门规定条件的医疗卫生机构接受 3 个月临床护理培训并考核合格。

护士执业资格考试办法由国务院卫生主管部门会同国务院人事部门制定。

第八条　申请护士执业注册的，应当向拟执业地省、自治区、直辖市人民政府卫生主管部门提出申请。收到申请的卫生主管部门应当自收到申请之日起 20 个工作日内做出决定，对具备本条例规定条件的，准予注册，并发给护士执业证书；对不具备本条例规定条件的，不予注册，并书面说明理由。

护士执业注册有效期为 5 年。

第九条　护士在其执业注册有效期内变更执业地点的，应当向拟执业地省、自治区、直辖市人民政府卫生主管部门报告。收到报告的卫生主管部门应当自收到报告之日起 7 个工作日内为其办理变更手续。护士跨省、自治区、直辖市变更执业地点的，收到报告的卫生主管部门还应当向其原执业地省、自治区、直辖市人民政府卫生主管部门通报。

第十条　护士执业注册有效期届满需要继续执业的，应当在护士执业注册有效期届满前 30 日向执业地省、自治区、直辖市人民政府卫生主管部门申请延续注册。收到申请的卫生主管部门对其具备本条例规定条件的，准予延续，延续执业注册有效期为 5 年；对不具备本条例规定条件的，不予延续，并书面说明理由。

护士有行政许可法规定的应当予以注销执业注册情形的，原注册部门应当依照行政许可法的规定注销其执业注册。

第十一条　县级以上地方人民政府卫生主管部门应当建立本行政区域的护士执业良好记录和不良记录，并将该记录计入护士执业信息系统。

护士执业良好记录包括护士受到表彰、奖励以及完成政府指令性任务的情况等内容。护士执业不良记录包括护士因违反本条例以及其他卫生管理法律、法规、规章或者诊疗技术规范的规定受到行政处罚、处分的情况等内容。

第三章　权利和义务

第十二条　护士执业，有按照国家有关规定获取工资报酬、享受福利待遇、参加社会保险的权利。任何单位或者个人不得克扣护士工资，降低或者取消护士福利等待遇。

第十三条　护士执业，有获得与其所从事的护理工作相适应的卫生防护、医疗保健服务的权利。从事直接接触有毒有害物质、有感染传染病危险工作的护士，有依照有关法律、行政法规的规定接受职业健康监护的权利；患职业病的，有依照有关法律、行政法规的规定获得赔偿的权利。

第十四条　护士有按照国家有关规定获得与本人业务能力和学术水平相应的专业技术职务、职称的权利；有参加专业培训、从事学术研究和交流、参加行业协会和专业学术团体的权利。

第十五条　护士有获得疾病诊疗、护理相关信息的权利和其他与履行护理职责相关的权利，可以对医疗卫生机构和卫生主管部门的工作提出意见和建议。

第十六条　护士执业，应当遵守法律、法规、规章和诊疗技术规范的规定。

第十七条　护士在执业活动中，发现患者病情危急，应当立即通知医师；在紧急情况下为抢救垂危患者生命，应当先行实施必要的紧急救护。

护士发现医嘱违反法律、法规、规章或者诊疗技术规范规定的，应当及时向开具医嘱的医师提出；必要时，应当向该医师所在科室的负责人或者医疗卫生机构负责医疗服务管理的人员报告。

第十八条　护士应当尊重、关心、爱护患者，保护患者的隐私。

第十九条　护士有义务参与公共卫生和疾病预防控制工作。发生自然灾害、公共卫生事件等严重威胁公众生命健康的突发事件，护士应当服从县级以上人民政府卫生主管部门或所在医疗卫生机构的安排，参加医疗救护。

第四章　医疗卫生机构的职责

第二十条　医疗卫生机构配备护士的数量不得低于国务院卫生主管部门规定的护士配备标准。

第二十一条　医疗卫生机构不得允许下列人员在本机构从事诊疗技术规范规定的护理活动：

（一）未取得护士执业证书的人员；

（二）未依照本条例第九条的规定办理执业地点变更手续的护士；

（三）护士执业注册有效期届满未延续执业注册的护士。

在教学、综合医院进行护理临床实习的人员应当在护士指导下开展有关工作。

第二十二条　医疗卫生机构应当为护士提供卫生防护用品，并采取有效地卫生防护措施和医疗保健措施。

第二十三条　医疗卫生机构应当执行国家有关工资、福利待遇等规定，按照国家有关规定为在本机构从事护理工作的护士足额缴纳社会保险费用，保障护士的合法权益。

对在艰苦边远地区工作，或者从事直接接触有毒有害物质、有感染传染病危险工作的护士，所在医疗卫生机构应当按照国家有关规定给予津贴。

第二十四条　医疗卫生机构应当制定、实施本机构护士在职培训计划，并保证护士接受培训。

护士培训应当注重新知识、新技术的应用；根据临床专科护理发展和专科护理岗位的需要，开展对护士的专科护理培训。

第二十五条　医疗卫生机构应当按照国务院卫生主管部门的规定，设置专门机构或者配备专（兼）职人员负责护理管理工作。

第二十六条　医疗卫生机构应当建立护士岗位责任制并进行监督检查。

护士因不履行职责或者违反职业道德收到投诉的，其所在医疗卫生机构应当进行调查。经查证属实的，医疗卫生机构应当对护士做出处理，并将调查处理情况告知投诉人。

第五章　法律责任

第二十七条　卫生主管部门的工作人员未依照本条例规定履行职责，在护士监督管理工作中滥用职权、徇私舞弊，或者有其他失职、渎职行为的，依法给予处分；构成犯罪的，依法追究刑事责任。

第二十八条　医疗卫生机构有下列情形之一的，由县级以上地方人民政府卫生主管部门依据职责分工责令限期改正，给予警告；逾期不改正的，根据国务院卫生主管部门规定的护士配备标准和在医疗卫生机构合法执业的护士数量核减其诊疗科目，或者暂停其6个月以上1年以下执业活动；国家举办的医疗卫生机构有下列情形之一、情节严重的，还应当对负有责任的主管人员和其他直接责任人员依法给予处分：

（一）违反本条例规定，护士的配备数量低于国务院卫生主管部门规定的护士配备标准的；

（二）允许未取得护士执业证书的人员或者允许为依照本条例规定办理执业地点变更手续、延续执业注册有效期的护士在本机构从事诊疗技术规范规定的护理活动的。

第二十九条　医疗卫生机构有下列情形之一的，依照有关法律、行政法规的规定给予处罚；国家举办的医疗卫生机构有下列情形之一、情节严重的，还应当对负有责任的主管人员和其他直接责任人员依法给予处分：

（一）未执行国家有关工资、福利待遇等规定的；

（二）对在本机构从事护理工作的护士，未按照国家有关规定足额缴纳社会保险费用的；

（三）未为护士提供卫生防护用品，或者未采取有效的卫生防护措施、医疗保健措施的；

（四）对在艰苦边远地区工作，或者从事直接接触有毒有害物质，有感染传染病危险工作的护士，未按照国家有关规定给予津贴的。

第三十条　医疗卫生机构有下列情形之一的，由县级以上地方人民政府卫生主管部门依据职责分工责令限期改正，给予警告：

（一）未制定、实施本机构护士在职培训计划或者未保证护士接受培训的；

（二）未依照本条例规定履行护士管理职责的。

第三十一条　护士在执业活动中有下列情形之一的，由县级以上地方人民政府卫生主管部门依据职责分工责令改正，给予警告；情形严重的，暂停其 6 个月以上 1 年以下执业活动，直至由原发证部门吊销其护士执业证书：

（一）发现患者病情危急未立即通知医生的；

（二）发现医嘱违反法律、法规、规章或者诊疗技术规范的规定，未依照本条例第十七条的规定提出或者报告的；

（三）泄露患者隐私的；

（四）发生自然灾害、公共卫生事件等严重威胁公众生命健康的突发事件，不服从安排参加医疗救护的。

护士在执业活动中造成医疗事故的，依照医疗事故处理的有关规定承担法律责任。

第三十二条　护士被吊销执业证书的，自执业证书被吊销之日起 2 年内不得申请执业注册。

第三十三条　扰乱医疗秩序，阻碍护士依法开展执业活动，侮辱、威胁、殴打护士，或者有其他侵犯护士合法权益行为的，由公安机关依照治安管理处罚法的规定给予处罚；构成犯罪的，依法追究刑事责任。

第六章　附　则

第三十四条　本条例施行前按照国家有关规定已经取得护士执业证书或者护理专业技术职称、从事护理活动的人员，经执业地省、自治区、直辖市人民政府卫生主管部门审核合格，换领护士执业证书。

本条例施行前，尚未达到护士配备标准的医疗卫生机构，应当按照国务院卫生主管部门规定的实施步骤，自本条例施行之日起 3 年内达到护士配备标准。

第三十五条　本条例自 2008 年 5 月 12 日起施行。

卫生部关于实施医院护士岗位管理的指导意见
卫医政发（2012）30号

各省、自治区、直辖市卫生厅局，新疆生产建设兵团卫生局：

在医院护士队伍中实施岗位管理，是提升护理科学管理水平、调动护士积极性的关键举措，是稳定和发展临床护士队伍的有效途径，是深入贯彻落实《护士条例》的具体措施，也是公立医院改革关于完善人事和收入分配制度的任务要求。为进一步加强医院护士队伍的科学管理，提高护理质量和服务水平，更好地为人民群众健康服务，现就实施医院护士岗位管理提出以下意见：

一、指导思想

贯彻落实公立医院改革关于充分调动医务人员积极性、完善人事和收入分配制度的任务要求，在改革临床护理模式、护士配置、绩效考核、职称晋升、岗位培训等方面制定和完善制度框架，建立和完善调动护士积极性，激励护士服务临床一线，有利于护理职业生涯发展的制度安排，努力为人民群众提供更加安全、优质、满意的护理服务。

二、基本原则

（一）以改革护理服务模式为基础。医院要实行"以患者为中心"的责任制整体护理工作模式，在责任护士全面履行专业照顾、病情观察、治疗处置、心理护理、健康教育和康复指导等职责的基础上，开展岗位管理的相关工作。

（二）以建立岗位管理制度为核心。医院根据功能任务、医院规模和服务量，将护士从按身份管理逐步转变为按岗位管理，科学设置护理岗位，实行按需设岗、按岗聘用、竞聘上岗，逐步建立激励性的用人机制。通过实施岗位管理，实现同工同酬、多劳多得、优绩优酬。

（三）以促进护士队伍健康发展为目标。遵循公平、公正、公开的原则，建立和完善护理岗位管理制度，稳定临床一线护士队伍，使医院护士得到充分的待遇保障、晋升空间、培训支持和职业发展，促进护士队伍健康发展。

三、工作任务

（一）科学设置护理岗位

1. 按照科学管理、按需设岗、保障患者安全和临床护理质量的原则合理设置护理岗位，明确岗位职责和任务条件，建立岗位责任制度，提高管理效率。

2. 医院护理岗位设置分为护理管理岗位、临床护理岗位和其他护理岗位。护理管理岗位是从事医院护理管理工作的岗位，临床护理岗位是护士为患者提供直接护理服务的岗位，其他护理岗位是护士为患者提供非直接护理服务的岗位。护理管理岗位和临床护理岗位的护士应当占全院护士总数的95%以上。

3. 根据岗位职责，结合工作性质、工作任务、责任轻重和技术难度等要素，明确岗位所需护士的任职条件。护士的经验能力、技术水平、学历、专业技术职称应当与岗位的任职条件相匹配，实现护士从身份管理向岗位管理的转变。

（二）合理配置护士数量

1. 按照护理岗位的职责要求合理配置护士，不同岗位的护士数量和能力素质应当满足工作需要，特别是临床护理岗位要结合岗位的工作量、技术难度、专业要求和工作风险等，合理配置、动态调整，以保障护理质量和患者安全。

2. 病房护士的配备应当遵循责任制整体护理工作模式的要求，普通病房实际护床比不低于0.4∶1，每名护士平均负责的患者不超过8个，重症监护病房护患比为(2.5 ～ 3)∶1，新生儿监护病房护患比为（1.5 ～ 1.8）∶1。门（急）诊、手术室等部门应当根据门（急）诊量、治疗量、手术量等综合因素合理配置护士。

3. 根据不同专科特点、护理工作量实行科学的排班制度。需要24小时持续性工作的临床护理改为应当科学安排人员班次；护理工作量较大、危重患者较多时，应当增加护士的数量；护士排班兼顾临床需要和护士意愿，体现对患者的连续、全程、人性化护理。

4. 医院应当制定护士人力紧急调配预案，建立机动护士人力资源库，及时补充临床护理岗位护士的缺失，确保突发事件以及特殊情况下临床护理人力的应急调配。

（三）完善绩效考核制度

1. 医院应当建立并实施护士定期考核制度，以岗位职责为基础，以日常工作和表现为重点，包括护士的工作业绩考核、职业道德评定和业务水平测试。考核结果与护士的收入分配、奖励、评先评优、职称评聘和职务晋升挂钩。

2. 工作业绩考核主要包括护士完成岗位工作的质量、数量、技术水平以及患者满意度等情况；职业道德评定主要包括护士尊重关心爱护患者，保护患者隐私，注重沟通，体现人文，维护患者权益的情况，其中护理管理岗位还应当包括掌握相关政策理论、管理能力、德才兼备的情况；业务水平测试主要包括护士规范执业，正确执行临床护理实践指南和护理技术规范，为患者提供整体服务和解决实际问题的能力。

3. 实行岗位绩效工资制度，护士的个人收入与绩效考核结果挂钩，以护理服务质量、数量、技术风险和患者满意度为主要依据，注重临床表现和工作业绩，并向工作量大、技术性难度高的临床护理岗位倾斜，形成有激励、有约束的内部竞争机制，体现同工同酬、多劳多得、优绩优酬。

4. 完善护士专业技术资格评价标准，更加注重工作业绩、技术能力，更加注重医德医风，更加注重群众满意度。可以根据国家有关规定放宽职称晋升的外语要求，不对论文、科研作硬性规定。

（四）加强护士岗位培训

1. 建立并完善护士培训制度。根据本医院护士的实际业务水平、岗位工作需要以及职业生涯发展，制定、实施本医院护士在职培训计划，加强护士的继续教育，注重新知识、新技术的培训和应用。护士培训要以岗位需求为导向、岗位胜任力为核心，突出专业内涵，注重实践能力，提高人文素养，适应临床护理发展的需要。

2. 加强新护士培训。实行岗前培训和岗位规范化培训制度。岗前培训应当包括相关法律法规、医院规章制度、服务理念、医德医风以及医患沟通等内容；岗位规范化培训应当包括岗位职责与素质要求、诊疗护理规范和标准、责任制整体护理的要求及临床护理技术等，以临床科室带教式为主，在医院内科、外科等大科系进行轮转培训，提高护士为患者提供整体护理服务的意识和能力。

3. 加强专科护理培训。根据临床专科护理发展和专科护理岗位的需要，按照卫生部和省级卫生行政部门要求，开展对护士的专科护理培训，重点加强重症监护、急诊急救、血液净化、肿瘤等专业领域的骨干培养，提高专业技术水平。

4. 加强护理管理培训。从事护理管理岗位人员，应当按照要求参加管理培训，包括现代管理理论在护理工作中的应用、护士人力资源管理、人员绩效考核、护理质量控制与持续改进、护理业务技术管理等，提高护理管理者的理论水平、业务能力和管理素质。

（五）保障合同制护士权益

1. 医院应当根据核定的人员编制标准，落实护士编制。医院不得随意减少编制内护士职数，不得随意增加编外聘用合同制护士。

2. 医院落实国家有关工资、奖金、岗位津贴、福利待遇及职称晋升等规定，保证聘用的合同制护士与编制内护士享有同等待遇；合同制护士同样享有参加继续教育权利。

3. 医院应当根据服务规模、床位数量和床位使用率等因素，动态调整护士配置数量并落实护士编制，保证医疗护理质量。

四、有关工作要求

（一）提高思想认识，强化组织领导。各级卫生行政部门和医院要充分认识实施护士岗位管理的重要性、必要性和紧迫性，切实加强组织领导，做好调查研究，逐步推进岗位管理工作。各省级卫生行政部门要结合本地实际情况制定医院护士岗位管理实施细则，对所辖区域内医院的护理岗位设置、护士配置等内容进行细化。医院领导层面要高度重视岗位管理工作，强化领导职责，制定切实可行的实施方案，落实人员，健全机制，为推动医院人事和收入分配制度改革奠定坚实基础。

（二）密切部门合作，推动顺利实施。各省级卫生行政部门要积极与编制、财政、人力资源社会保障等部门密切协作，积极争取有利于推动护士岗位管理的制度和政策措施，努力营造各有关部门支持医院实施岗位设置管理的政策环境。医院内部加强财务、人事、护理管理等部门之间协调，明确职责分工，加强团结合作，推动护士岗位管理工作顺利实施。

（三）加强指导检查，不断总结提高。各级卫生行政部门要加强对医院实施护士岗位管理的指导检查，主要包括建立岗位管理规章制度及落实情况、护士的配置、护士履行岗位职责、护士的绩效考核、职称晋升和待遇、在培训等情况。工作过程中要及时研究解决遇到的问题和困难，掌握和分析实施情况和实施效果，总结有益经验，促进护士科学化学管理水平的提高。

（四）坚持典型引路，发挥示范作用。实施岗位设置管理需要各级卫生管行政部门和医院的共同探索与实现。工作中要及时总结各地取得的新进展新经验，培养和树立一批典型，予以宣传推广，发挥示范引领作用，激发各医院的改革和创新活力，争取以点带面、推动全局，确保医院护士岗位管理工作扎实推进。

二〇一二年四月二十八日

医疗事故处理条例

第一章 总 则

第一条　为了正确处理医疗事故，保护患者和医疗机构及其医务人员的合法权益，维护医疗秩序，保障医疗安全，促进医学科学的发展，制定本条例。

第二条　本条例所称医疗事故，是指医疗机构及其医务人员在医疗活动中，违反医疗卫生管理法律、行政法规、部门规章和诊疗护理规范、常规，过失造成患者人身损害的事故。

第三条　处理医疗事故，应当遵循公开、公平、公正、及时、便民的原则，坚持实事求是的科学态度，做到事实清楚、定性准确、责任明确、处理恰当。

第四条　根据对患者人身造成的损害程度，医疗事故分为四级：

一级医疗事故：造成患者死亡、重度残疾的；

二级医疗事故：造成患者中度残疾、器官组织损伤导致严重功能障碍的；

三级医疗事故：造成患者轻度残疾、器官组织损伤导致一般功能障碍的；

四级医疗事故：造成患者明显人身损害的其他后果的。

具体分级标准由国务院卫生行政部门制定。

第二章 医疗事故的预防与处置

第五条　医疗机构及其医务人员在医疗活动中，必须严格遵守医疗卫生管理法律、行政法规、部门规章和诊疗护理规范、常规，恪守医疗服务职业道德。

第六条　医疗机构应当对其医务人员进行医疗卫生管理法律、行政法规、部门规章和诊疗护理规范、常规的培训和医疗服务职业道德教育。

第七条　医疗机构应当设置医疗服务质量监控部门或者配备专（兼）职人员，具体负责监督本医疗机构的医务人员的医疗服务工作，检查医务人员执业情况，接受患者对医疗服务的投诉，向其提供咨询服务。

第八条　医疗机构应当按照国务院卫生行政部门规定的要求，书写并妥善保管病历资料。

因抢救急危患者，未能及时书写病历的，有关医务人员应当在抢救结束后6小时内据实补记，并加以注明。

第九条　严禁涂改、伪造、隐匿、销毁或者抢夺病历资料。

第十条　患者有权复印或者复制其门诊病历、住院志、体温单、医嘱单、化验单（检验报告）、医学影像检查资料、特殊检查同意书、手术同意书、手术及麻醉记录单、病理资料、护理记录以及国务院卫生行政部门规定的其他病历资料。

患者依照前款规定要求复印或者复制病历资料的，医疗机构应当提供复印或者复制服务并在复印或者复制的病历资料上加盖证明印记。复印或者复制病历资料时，应当有患者在场。

医疗机构应患者的要求，为其复印或者复制病历资料，可以按照规定收取工本费。具体收费标准由省、自治区、直辖市人民政府价格主管部门会同同级卫生行政部门规定。

第十一条　在医疗活动中，医疗机构及其医务人员应当将患者的病情、医疗措施、医疗风险等如实告知患者，及时解答其咨询；但是，应当避免对患者产生不利后果。

第十二条　医疗机构应当制定防范、处理医疗事故的预案，预防医疗事故的发生，减轻医疗事故的损害。

第十三条　医务人员在医疗活动中发生或者发现医疗事故、可能引起医疗事故的医疗过失行为或者发生医疗事故争议的，应当立即向所在科室负责人报告，科室负责人应当及时向本医疗机构负责医疗服务质量监控的部门或者专（兼）职人员报告；负责医疗服务质量监控的部门或者专（兼）职人员接到报告后，应当立即进行调查、核实，将有关情况如实向本医疗机构的负责人报告，并向患者通报、解释。

第十四条　发生医疗事故的，医疗机构应当按照规定向所在地卫生行政部门报告。

发生下列重大医疗过失行为的，医疗机构应当在 12 小时内向所在地卫生行政部门报告：

（一）导致患者死亡或者可能为二级以上的医疗事故；

（二）导致 3 人以上人身损害后果；

（三）国务院卫生行政部门和省、自治区、直辖市人民政府卫生行政部门规定的其他情形。

第十五条　发生或者发现医疗过失行为，医疗机构及其医务人员应当立即采取有效措施，避免或者减轻对患者身体健康的损害，防止损害扩大。

第十六条　发生医疗事故争议时，死亡病例讨论记录、疑难病例讨论记录、上级医师查房记录、会诊意见、病程记录应当在医患双方在场的情况下封存和启封。封存的病历资料可以是复印件，由医疗机构保管。

第十七条　疑似输液、输血、注射、药物等引起不良后果的，医患双方应当共同对现场实物进行封存和启封，封存的现场实物由医疗机构保管；需要检验的，应当由双方共同指定的、依法具有检验资格的检验机构进行检验；双方无法共同指定时，由卫生行政部门指定。

疑似输血引起不良后果，需要对血液进行封存保留的，医疗机构应当通知提供该血液的采供血机构派员到场。

第十八条　患者死亡，医患双方当事人不能确定死因或者对死因有异议的，应当在患者死亡后 48 小时内进行尸检；具备尸体冻存条件的，可以延长至 7 日。尸检应当经死者近亲属同意并签字。

尸检应当由按照国家有关规定取得相应资格的机构和病理解剖专业技术人员进行。承担尸检任务的机构和病理解剖专业技术人员有进行尸检的义务。

医疗事故争议双方当事人可以请法医病理学人员参加尸检，也可以委派代表观察尸检过程。拒绝或者拖延尸检，超过规定时间，影响对死因判定的，由拒绝或者拖延的一方承担责任。

第十九条 患者在医疗机构内死亡的，尸体应当立即移放太平间。死者尸体存放时间一般不得超过2周。逾期不处理的尸体，经医疗机构所在地卫生行政部门批准，并报经同级公安部门备案后，由医疗机构按照规定进行处理。

第三章 医疗事故的技术鉴定

第二十条 卫生行政部门接到医疗机构关于重大医疗过失行为的报告或者医疗事故争议当事人要求处理医疗事故争议的申请后，对需要进行医疗事故技术鉴定的，应当交由负责医疗事故技术鉴定工作的医学会组织鉴定；医患双方协商解决医疗事故争议，需要进行医疗事故技术鉴定的，由双方当事人共同委托负责医疗事故技术鉴定工作的医学会组织鉴定。

第二十一条 设区的市级地方医学会和省、自治区、直辖市直接管辖的县（市）地方医学会负责组织首次医疗事故技术鉴定工作。省、自治区、直辖市地方医学会负责组织再次鉴定工作。

必要时，中华医学会可以组织疑难、复杂并在全国有重大影响的医疗事故争议的技术鉴定工作。

第二十二条 当事人对首次医疗事故技术鉴定结论不服的，可以自收到首次鉴定结论之日起15日内向医疗机构所在地卫生行政部门提出再次鉴定的申请。

第二十三条 负责组织医疗事故技术鉴定工作的医学会应当建立专家库。

专家库由具备下列条件的医疗卫生专业技术人员组成：

（一）有良好的业务素质和执业品德；

（二）受聘于医疗卫生机构或者医学教学、科研机构并担任相应专业高级技术职务3年以上。

符合前款第（一）项规定条件并具备高级技术任职资格的法医可以受聘进入专家库。

负责组织医疗事故技术鉴定工作的医学会依照本条例规定聘请医疗卫生专业技术人员和法医进入专家库，可以不受行政区域的限制。

第二十四条 医疗事故技术鉴定，由负责组织医疗事故技术鉴定工作的医学会组织专家鉴定组进行。

参加医疗事故技术鉴定的相关专业的专家，由医患双方在医学会主持下从专家库中随机抽取。在特殊情况下，医学会根据医疗事故技术鉴定工作的需要，可以组织医患双方在其他医学会建立的专家库中随机抽取相关专业的专家参加鉴定或者函件咨询。

符合本条例第二十三条规定条件的医疗卫生专业技术人员和法医有义务受聘进入专家库，并承担医疗事故技术鉴定工作。

第二十五条 专家鉴定组进行医疗事故技术鉴定，实行合议制。专家鉴定组人数为单数，涉及的主要学科的专家一般不得少于鉴定组成员的二分之一；涉及死因、伤残等级鉴定的，并应当从专家库中随机抽取法医参加专家鉴定组。

第二十六条　专家鉴定组成员有下列情形之一的，应当回避，当事人也可以以口头或者书面的方式申请其回避：

（一）是医疗事故争议当事人或者当事人的近亲属的；

（二）与医疗事故争议有利害关系的；

（三）与医疗事故争议当事人有其他关系，可能影响公正鉴定的。

第二十七条　专家鉴定组依照医疗卫生管理法律、行政法规、部门规章和诊疗护理规范、常规，运用医学科学原理和专业知识，独立进行医疗事故技术鉴定，对医疗事故进行鉴别和判定，为处理医疗事故争议提供医学依据。

任何单位或者个人不得干扰医疗事故技术鉴定工作，不得威胁、利诱、辱骂、殴打专家鉴定组成员。

专家鉴定组成员不得接受双方当事人的财物或者其他利益。

第二十八条　负责组织医疗事故技术鉴定工作的医学会应当自受理医疗事故技术鉴定之日起5日内通知医疗事故争议双方当事人提交进行医疗事故技术鉴定所需的材料。

当事人应当自收到医学会的通知之日起10日内提交有关医疗事故技术鉴定的材料、书面陈述及答辩。医疗机构提交的有关医疗事故技术鉴定的材料应当包括下列内容：

（一）住院患者的病程记录、死亡病例讨论记录、疑难病例讨论记录、会诊意见、上级医师查房记录等病历资料原件；

（二）住院患者的住院志、体温单、医嘱单、化验单（检验报告）、医学影像检查资料、特殊检查同意书、手术同意书、手术及麻醉记录单、病理资料、护理记录等病历资料原件；

（三）抢救急危患者，在规定时间内补记的病历资料原件；

（四）封存保留的输液、注射用物品和血液、药物等实物，或者依法具有检验资格的检验机构对这些物品、实物作出的检验报告；

（五）与医疗事故技术鉴定有关的其他材料。

在医疗机构建有病历档案的门诊、急诊患者，其病历资料由医疗机构提供；没有在医疗机构建立病历档案的，由患者提供。

医患双方应当依照本条例的规定提交相关材料。医疗机构无正当理由未依照本条例的规定如实提供相关材料，导致医疗事故技术鉴定不能进行的，应当承担责任。

第二十九条　负责组织医疗事故技术鉴定工作的医学会应当自接到当事人提交的有关医疗事故技术鉴定的材料、书面陈述及答辩之日起45日内组织鉴定并出具医疗事故技术鉴定书。

负责组织医疗事故技术鉴定工作的医学会可以向双方当事人调查取证。

第三十条　专家鉴定组应当认真审查双方当事人提交的材料，听取双方当事人的陈述及答辩并进行核实。

双方当事人应当按照本条例的规定如实提交进行医疗事故技术鉴定所需要的材料，并积极配合调查。当事人任何一方不予配合，影响医疗事故技术鉴定的，由不予配合的一方承担责任。

第三十一条 专家鉴定组应当在事实清楚、证据确凿的基础上，综合分析患者的病情和个体差异，作出鉴定结论，并制作医疗事故技术鉴定书。鉴定结论以专家鉴定组成员的过半数通过。鉴定过程应当如实记载。

医疗事故技术鉴定书应当包括下列主要内容：

（一）双方当事人的基本情况及要求；

（二）当事人提交的材料和负责组织医疗事故技术鉴定工作的医学会的调查材料；

（三）对鉴定过程的说明；

（四）医疗行为是否违反医疗卫生管理法律、行政法规、部门规章和诊疗护理规范、常规；

（五）医疗过失行为与人身损害后果之间是否存在因果关系；

（六）医疗过失行为在医疗事故损害后果中的责任程度；

（七）医疗事故等级；

（八）对医疗事故患者的医疗护理医学建议。

第三十二条 医疗事故技术鉴定办法由国务院卫生行政部门制定。

第三十三条 有下列情形之一的，不属于医疗事故：

（一）在紧急情况下为抢救垂危患者生命而采取紧急医学措施造成不良后果的；

（二）在医疗活动中由于患者病情异常或者患者体质特殊而发生医疗意外的；

（三）在现有医学科学技术条件下，发生无法预料或者不能防范的不良后果的；

（四）无过错输血感染造成不良后果的；

（五）因患方原因延误诊疗导致不良后果的；

（六）因不可抗力造成不良后果的。

第三十四条 医疗事故技术鉴定，可以收取鉴定费用。经鉴定，属于医疗事故的，鉴定费用由医疗机构支付；不属于医疗事故的，鉴定费用由提出医疗事故处理申请的一方支付。鉴定费用标准由省、自治区、直辖市人民政府价格主管部门会同同级财政部门、卫生行政部门规定。

第四章 医疗事故的行政处理与监督

第三十五条 卫生行政部门应当依照本条例和有关法律、行政法规、部门规章的规定，对发生医疗事故的医疗机构和医务人员作出行政处理。

第三十六条 卫生行政部门接到医疗机构关于重大医疗过失行为的报告后，除责令医疗机构及时采取必要的医疗救治措施，防止损害后果扩大外，应当组织调查，判定是否属于医疗事故；对不能判定是否属于医疗事故的，应当依照本条例的有关规定交由负责医疗事故技术鉴定工作的医学会组织鉴定。

第三十七条 发生医疗事故争议，当事人申请卫生行政部门处理的，应当提出书面申请。申请书应当载明申请人的基本情况、有关事实、具体请求及理由等。

当事人自知道或者应当知道其身体健康受到损害之日起1年内，可以向卫生行政部门提出医疗事故争议处理申请。

第三十八条　发生医疗事故争议，当事人申请卫生行政部门处理的，由医疗机构所在地的县级人民政府卫生行政部门受理。医疗机构所在地是直辖市的，由医疗机构所在地的区、县人民政府卫生行政部门受理。

有下列情形之一的，县级人民政府卫生行政部门应当自接到医疗机构的报告或者当事人提出医疗事故争议处理申请之日起 7 日内移送上一级人民政府卫生行政部门处理：

（一）患者死亡；

（二）可能为二级以上的医疗事故；

（三）国务院卫生行政部门和省、自治区、直辖市人民政府卫生行政部门规定的其他情形。

第三十九条　卫生行政部门应当自收到医疗事故争议处理申请之日起 10 日内进行审查，作出是否受理的决定。对符合本条例规定，予以受理，需要进行医疗事故技术鉴定的，应当自作出受理决定之日起 5 日内将有关材料交由负责医疗事故技术鉴定工作的医学会组织鉴定并书面通知申请人；对不符合本条例规定，不予受理的，应当书面通知申请人并说明理由。

当事人对首次医疗事故技术鉴定结论有异议，申请再次鉴定的，卫生行政部门应当自收到申请之日起 7 日内交由省、自治区、直辖市地方医学会组织再次鉴定。

第四十条　当事人既向卫生行政部门提出医疗事故争议处理申请，又向人民法院提起诉讼的，卫生行政部门不予受理；卫生行政部门已经受理的，应当终止处理。

第四十一条　卫生行政部门收到负责组织医疗事故技术鉴定工作的医学会出具的医疗事故技术鉴定书后，应当对参加鉴定的人员资格和专业类别、鉴定程序进行审核；必要时，可以组织调查，听取医疗事故争议双方当事人的意见。

第四十二条　卫生行政部门经审核，对符合本条例规定作出的医疗事故技术鉴定结论，应当作为对发生医疗事故的医疗机构和医务人员作出行政处理以及进行医疗事故赔偿调解的依据；经审核，发现医疗事故技术鉴定不符合本条例规定的，应当要求重新鉴定。

第四十三条　医疗事故争议由双方当事人自行协商解决的，医疗机构应当自协商解决之日起 7 日内向所在地卫生行政部门作出书面报告，并附具协议书。

第四十四条　医疗事故争议经人民法院调解或者判决解决的，医疗机构应当自收到生效的人民法院的调解书或者判决书之日起 7 日内向所在地卫生行政部门作出书面报告，并附具调解书或者判决书。

第四十五条　县级以上地方人民政府卫生行政部门应当按照规定逐级将当地发生的医疗事故以及依法对发生医疗事故的医疗机构和医务人员作出行政处理的情况，上报国务院卫生行政部门。

第五章　医疗事故的赔偿

第四十六条　发生医疗事故的赔偿等民事责任争议，医患双方可以协商解决；不愿意协商或者协商不成的，当事人可以向卫生行政部门提出调解申请，也可以直接向人民法院提起民事诉讼。

第四十七条　双方当事人协商解决医疗事故的赔偿等民事责任争议的，应当制作协议书。协议书应当载明双方当事人的基本情况和医疗事故的原因、双方当事人共同认定的医疗事故等级以及协商确定的赔偿数额等，并由双方当事人在协议书上签名。

第四十八条　已确定为医疗事故的，卫生行政部门应医疗事故争议双方当事人请求，可以进行医疗事故赔偿调解。调解时，应当遵循当事人双方自愿原则，并应当依据本条例的规定计算赔偿数额。

经调解，双方当事人就赔偿数额达成协议的，制作调解书，双方当事人应当履行；调解不成或者经调解达成协议后一方反悔的，卫生行政部门不再调解。

第四十九条　医疗事故赔偿，应当考虑下列因素，确定具体赔偿数额：

（一）医疗事故等级；

（二）医疗过失行为在医疗事故损害后果中的责任程度；

（三）医疗事故损害后果与患者原有疾病状况之间的关系。

不属于医疗事故的，医疗机构不承担赔偿责任。

第五十条　医疗事故赔偿，按照下列项目和标准计算：

（一）医疗费：按照医疗事故对患者造成的人身损害进行治疗所发生的医疗费用计算，凭据支付，但不包括原发病医疗费用。结案后确实需要继续治疗的，按照基本医疗费用支付。

（二）误工费：患者有固定收入的，按照本人因误工减少的固定收入计算，对收入高于医疗事故发生地上一年度职工年平均工资3倍以上的，按照3倍计算；无固定收入的，按照医疗事故发生地上一年度职工年平均工资计算。

（三）住院伙食补助费：按照医疗事故发生地国家机关一般工作人员的出差伙食补助标准计算。

（四）陪护费：患者住院期间需要专人陪护的，按照医疗事故发生地上一年度职工年平均工资计算。

（五）残疾生活补助费：根据伤残等级，按照医疗事故发生地居民年平均生活费计算，自定残之月起最长赔偿30年；但是，60周岁以上的，不超过15年；70周岁以上的，不超过5年。

（六）残疾用具费：因残疾需要配置补偿功能器具的，凭医疗机构证明，按照普及型器具的费用计算。

（七）丧葬费：按照医疗事故发生地规定的丧葬费补助标准计算。

（八）被扶养人生活费：以死者生前或者残疾者丧失劳动能力前实际扶养且没有劳动能力的人为限，按照其户籍所在地或者居所地居民最低生活保障标准计算。对不满16周岁的，扶养到16周岁。对年满16周岁但无劳动能力的，扶养20年；但是，60周岁以上的，不超过15年；70周岁以上的，不超过5年。

（九）交通费：按照患者实际必需的交通费用计算，凭据支付。

（十）住宿费：按照医疗事故发生地国家机关一般工作人员的出差住宿补助标准计算，凭据支付。

（十一）精神损害抚慰金：按照医疗事故发生地居民年平均生活费计算。造成患者死亡的，赔偿年限最长不超过6年；造成患者残疾的，赔偿年限最长不超过3年。

第五十一条　参加医疗事故处理的患者近亲属所需交通费、误工费、住宿费，参照本条例第五十条的有关规定计算，计算费用的人数不超过2人。

医疗事故造成患者死亡的，参加丧葬活动的患者的配偶和直系亲属所需交通费、误工费、住宿费，参照本条例第五十条的有关规定计算，计算费用的人数不超过2人。

第五十二条　医疗事故赔偿费用，实行一次性结算，由承担医疗事故责任的医疗机构支付。

第六章　罚　则

第五十三条　卫生行政部门的工作人员在处理医疗事故过程中违反本条例的规定，利用职务上的便利收受他人财物或者其他利益，滥用职权，玩忽职守，或者发现违法行为不予查处，造成严重后果的，依照刑法关于受贿罪、滥用职权罪、玩忽职守罪或者其他有关罪的规定，依法追究刑事责任；尚不够刑事处罚的，依法给予降级或者撤职的行政处分。

第五十四条　卫生行政部门违反本条例的规定，有下列情形之一的，由上级卫生行政部门给予警告并责令限期改正；情节严重的，对负有责任的主管人员和其他直接责任人员依法给予行政处分：

（一）接到医疗机构关于重大医疗过失行为的报告后，未及时组织调查的；

（二）接到医疗事故争议处理申请后，未在规定时间内审查或者移送上一级人民政府卫生行政部门处理的；

（三）未将应当进行医疗事故技术鉴定的重大医疗过失行为或者医疗事故争议移交医学会组织鉴定的；

（四）未按照规定逐级将当地发生的医疗事故以及依法对发生医疗事故的医疗机构和医务人员的行政处理情况上报的；

（五）未依照本条例规定审核医疗事故技术鉴定书的。

第五十五条　医疗机构发生医疗事故的，由卫生行政部门根据医疗事故等级和情节，给予警告；情节严重的，责令限期停业整顿直至由原发证部门吊销执业许可证，对负有责任的医务人员依照刑法关于医疗事故罪的规定，依法追究刑事责任；尚不够刑事处罚的，依法给予行政处分或者纪律处分。

对发生医疗事故的有关医务人员，除依照前款处罚外，卫生行政部门并可以责令暂停6个月以上1年以下执业活动；情节严重的，吊销其执业证书。

第五十六条　医疗机构违反本条例的规定，有下列情形之一的，由卫生行政部门责令改正；情节严重的，对负有责任的主管人员和其他直接责任人员依法给予行政处分或者纪律处分：

（一）未如实告知患者病情、医疗措施和医疗风险的；

（二）没有正当理由，拒绝为患者提供复印或者复制病历资料服务的；

（三）未按照国务院卫生行政部门规定的要求书写和妥善保管病历资料的；

（四）未在规定时间内补记抢救工作病历内容的；

（五）未按照本条例的规定封存、保管和启封病历资料和实物的；

（六）未设置医疗服务质量监控部门或者配备专（兼）职人员的；

（七）未制定有关医疗事故防范和处理预案的；

（八）未在规定时间内向卫生行政部门报告重大医疗过失行为的；

（九）未按照本条例的规定向卫生行政部门报告医疗事故的；

（十）未按照规定进行尸检和保存、处理尸体的。

第五十七条　参加医疗事故技术鉴定工作的人员违反本条例的规定，接受申请鉴定双方或者一方当事人的财物或者其他利益，出具虚假医疗事故技术鉴定书，造成严重后果的，依照刑法关于受贿罪的规定，依法追究刑事责任；尚不够刑事处罚的，由原发证部门吊销其执业证书或者资格证书。

第五十八条　医疗机构或者其他有关机构违反本条例的规定，有下列情形之一的，由卫生行政部门责令改正，给予警告；对负有责任的主管人员和其他直接责任人员依法给予行政处分或者纪律处分；情节严重的，由原发证部门吊销其执业证书或者资格证书：

（一）承担尸检任务的机构没有正当理由，拒绝进行尸检的；

（二）涂改、伪造、隐匿、销毁病历资料的。

第五十九条　以医疗事故为由，寻衅滋事、抢夺病历资料，扰乱医疗机构正常医疗秩序和医疗事故技术鉴定工作，依照刑法关于扰乱社会秩序罪的规定，依法追究刑事责任；尚不够刑事处罚的，依法给予治安管理处罚。

第七章　附　则

第六十条　本条例所称医疗机构，是指依照《医疗机构管理条例》的规定取得《医疗机构执业许可证》的机构。

县级以上城市从事计划生育技术服务的机构依照《计划生育技术服务管理条例》的规定开展与计划生育有关的临床医疗服务，发生的计划生育技术服务事故，依照本条例的有关规定处理；但是，其中不属于医疗机构的县级以上城市从事计划生育技术服务的机构发生的计划生育技术服务事故，由计划生育行政部门行使依照本条例有关规定由卫生行政部门承担的受理、交由负责医疗事故技术鉴定工作的医学会组织鉴定和赔偿调解的职能；对发生计划生育技术服务事故的该机构及其有关责任人员，依法进行处理。

第六十一条　非法行医，造成患者人身损害，不属于医疗事故，触犯刑律的，依法追究刑事责任；有关赔偿，由受害人直接向人民法院提起诉讼。

第六十二条　军队医疗机构的医疗事故处理办法，由中国人民解放军卫生主管部门会同国务院卫生行政部门依据本条例制定。

第六十三条　本条例自 2002 年 9 月 1 日起施行。1987 年 6 月 29 日国务院发布的《医疗事故处理办法》同时废止。本条例施行前已经处理结案的医疗事故争议，不再重新处理。

医疗机构管理条例

第一章 总 则

第一条 为了加强对医疗机构的管理，促进医疗卫生事业的发展，保障公民健康，制定本条例。

第二条 本条例适用于从事疾病诊断、治疗活动的医院、卫生院、疗养院、门诊部、诊所、卫生所（室）以及急救站等医疗机构。

第三条 医疗机构以救死扶伤，防病治病，为公民的健康服务为宗旨。

第四条 国家扶持医疗机构的发展，鼓励多种形式兴办医疗机构。

第五条 国务院卫生行政部门负责全国医疗机构的监督管理工作。

县级以上地方人民政府卫生行政部门负责本行政区域内医疗机构的监督管理工作。

中国人民解放军卫生主管部门依照本条例和国家有关规定，对军队的医疗机构实施监督管理。

第二章 规划布局和设置审批

第六条 县级以上地方人民政府卫生行政部门应当根据本行政区域内的人口、医疗资源、医疗需求和现有医疗机构的分布状况，制定本行政区域医疗机构设置规划。

机关、企业和事业单位可以根据需要设置医疗机构，并纳入当地医疗机构的设置规划。

第七条 县级以上地方人民政府应当把医疗机构设置规划纳入当地的区域卫生发展规划和城乡建设发展总体规划。

第八条 设置医疗机构应当符合医疗机构设置规划和医疗机构基本标准。

医疗机构基本标准由国务院卫生行政部门制定。

第九条 单位或者个人设置医疗机构，必须经县级以上地方人民政府卫生行政部门审查批准，并取得设置医疗机构批准书，方可向有关部门办理其他手续。

第十条 申请设置医疗机构，应当提交下列文件：

（一）设置申请书；

（二）设置可行性研究报告；

（三）选址报告和建筑设计平面图。

第十一条 单位或者个人设置医疗机构，应当按照以下规定提出设置申请：

（一）不设床位或者床位不满100张的医疗机构，向所在地的县级人民政府卫生行政部门申请；

（二）床位在100张以上的医疗机构和专科医院按照省级人民政府卫生行政部门的规定申请。

第十二条 县级以上地方人民政府卫生行政部门应当自受理设置申请之日起30日

内，作出批准或者不批准的书面答复；批准设置的，发给设置医疗机构批准书。

第十三条 国家统一规划的医疗机构的设置，由国务院卫生行政部门决定。

第十四条 机关、企业和事业单位按照国家医疗机构基本标准设置为内部职工服务的门诊部、诊所、卫生所（室），报所在地的县级人民政府卫生行政部门备案。

第三章 登 记

第十五条 医疗机构执业，必须进行登记，领取《医疗机构执业许可证》。

第十六条 申请医疗机构执业登记，应当具备下列条件：

（一）有设置医疗机构批准书；

（二）符合医疗机构的基本标准；

（三）有适合的名称、组织机构和场所；

（四）有与其开展的业务相适应的经费、设施、设备和专业卫生技术人员；

（五）有相应的规章制度；

（六）能够独立承担民事责任。

第十七条 医疗机构的执业登记，由批准其设置的人民政府卫生行政部门办理。

按照本条例第十三条规定设置的医疗机构的执业登记，由所在地的省、自治区、直辖市人民政府卫生行政部门办理。

机关、企业和事业单位设置的为内部职工服务的门诊部、诊所、卫生所（室）的执业登记，由所在地的县级人民政府卫生行政部门办理。

第十八条 医疗机构执业登记的主要事项：

（一）名称、地址、主要负责人；

（二）所有制形式；

（三）诊疗科目、床位；

（四）注册资金。

第十九条 县级以上地方人民政府卫生行政部门自受理执业登记申请之日起45日内，根据本条例和医疗机构基本标准进行审核。审核合格的，予以登记，发给《医疗机构执业许可证》；审核不合格的，将审核结果以书面形式通知申请人。

第二十条 医疗机构改变名称、场所、主要负责人、诊疗科目、床位，必须向原登记机关办理变更登记。

第二十一条 医疗机构歇业，必须向原登记机关办理注销登记。经登记机关核准后，收缴《医疗机构执业许可证》。

医疗机构非因改建、扩建、迁建原因停业超过1年的，视为歇业。

第二十二条 床位不满100张的医疗机构，其《医疗机构执业许可证》每年校验1次；床位在100张以上的医疗机构，其《医疗机构执业许可证》每3年校验1次。校验由原登记机关办理。

第二十三条 《医疗机构执业许可证》不得伪造、涂改、出卖、转让、出借。

《医疗机构执业许可证》遗失的，应当及时申明，并向原登记机关申请补发。

第四章　执　业

　　第二十四条　任何单位或者个人，未取得《医疗机构执业许可证》，不得开展诊疗活动。

　　第二十五条　医疗机构执业，必须遵守有关法律、法规和医疗技术规范。

　　第二十六条　医疗机构必须将《医疗机构执业许可证》、诊疗科目、诊疗时间和收费标准悬挂于明显处所。

　　第二十七条　医疗机构必须按照核准登记的诊疗科目开展诊疗活动。

　　第二十八条　医疗机构不得使用非卫生技术人员从事医疗卫生技术工作。

　　第二十九条　医疗机构应当加强对医务人员的医德教育。

　　第三十条　医疗机构工作人员上岗工作，必须佩带载有本人姓名、职务或者职称的标牌。

　　第三十一条　医疗机构对危重病人应当立即抢救。对限于设备或者技术条件不能诊治的病人，应当及时转诊。

　　第三十二条　未经医师（士）亲自诊查病人，医疗机构不得出具疾病诊断书、健康证明书或者死亡证明书等证明文件；未经医师（士）、助产人员亲自接产，医疗机构不得出具出生证明书或者死产报告书。

　　第三十三条　医疗机构施行手术、特殊检查或者特殊治疗时，必须征得患者同意，并应当取得其家属或者关系人同意并签字；无法取得患者意见时，应当取得家属或者关系人同意并签字；无法取得患者意见又无家属或者关系人在场，或者遇到其他特殊情况时，经治医师应当提出医疗处置方案，在取得医疗机构负责人或者被授权负责人员的批准后实施。

　　第三十四条　医疗机构发生医疗事故，按照国家有关规定处理。

　　第三十五条　医疗机构对传染病、精神病、职业病等患者的特殊诊治和处理，应当按照国家有关法律、法规的规定办理。

　　第三十六条　医疗机构必须按照有关药品管理的法律、法规，加强药品管理。

　　第三十七条　医疗机构必须按照人民政府或者物价部门的有关规定收取医疗费用，详列细项，并出具收据。

　　第三十八条　医疗机构必须承担相应的预防保健工作，承担县级以上人民政府卫生行政部门委托的支援农村、指导基层医疗卫生工作等任务。

　　第三十九条　发生重大灾害、事故、疾病流行或者其他意外情况时，医疗机构及其卫生技术人员必须服从县级以上人民政府卫生行政部门的调遣。

第五章　监督管理

　　第四十条　县级以上人民政府卫生行政部门行使下列监督管理职权：

　　（一）负责医疗机构的设置审批、执业登记和校验；

　　（二）对医疗机构的执业活动进行检查指导；

（三）负责组织对医疗机构的评审；

（四）对违反本条例的行为给予处罚。

第四十一条　国家实行医疗机构评审制度，由专家组成的评审委员会按照医疗机构评审办法和评审标准，对医疗机构的执业活动、医疗服务质量等进行综合评价。

医疗机构评审办法和评审标准由国务院卫生行政部门制定。

第四十二条　县级以上地方人民政府卫生行政部门负责组织本行政区域医疗机构评审委员会。

医疗机构评审委员会由医院管理、医学教育、医疗、医技、护理和财务等有关专家组成。评审委员会成员由县级以上地方人民政府卫生行政部门聘任。

第四十三条　县级以上地方人民政府卫生行政部门根据评审委员会的评审意见，对达到评审标准的医疗机构，发给评审合格证书；对未达到评审标准的医疗机构，提出处理意见。

第六章　罚　则

第四十四条　违反本条例第二十四条规定，未取得《医疗机构执业许可证》擅自执业的，由县级以上人民政府卫生行政部门责令其停止执业活动，没收非法所得和药品、器械，并可以根据情节处以1万元以下的罚款。

第四十五条　违反本条例第二十二条规定，逾期不校验《医疗机构执业许可证》仍从事诊疗活动的，由县级以上人民政府卫生行政部门责令其限期补办校验手续；拒不校验的，吊销其《医疗机构执业许可证》。

第四十六条　违反本条例第二十三条规定，出卖、转让、出借《医疗机构执业许可证》的，由县级以上人民政府卫生行政部门没收非法所得，并可以处以5000元以下的罚款；情节严重的，吊销其《医疗机构执业许可证》。

第四十七条　违反本条例第二十七条规定，诊疗活动超出登记范围的，由县级以上人民政府卫生行政部门予以警告、责令其改正，并可以根据情节处以3000元以下的罚款；情节严重的，吊销其《医疗机构执业许可证》。

第四十八条　违反本条例第二十八条规定，使用非卫生技术人员从事医疗卫生技术工作的，由县级以上人民政府卫生行政部门责令其限期改正，并可以处以5000元以下的罚款；情节严重的，吊销其《医疗机构执业许可证》。

第四十九条　违反本条例第三十二条规定，出具虚假证明文件的，由县级以上人民政府卫生行政部门予以警告；对造成危害后果的，可以处以1000元以下的罚款；对直接责任人员由所在单位或者上级机关给予行政处分。

第五十条　没收的财物和罚款全部上交国库。

第五十一条　当事人对行政处罚决定不服的，可以依照国家法律、法规的规定申请行政复议或者提起行政诉讼。当事人对罚款及没收药品、器械的处罚决定未在法定期限内申请复议或者提起诉讼又不履行的，县级以上人民政府卫生行政部门可以申请人民法院强制执行。

第七章 附 则

第五十二条 本条例实施前已经执业的医疗机构，应当在条例实施后的 6 个月内，按照本条例第三章的规定，补办登记手续，领取《医疗机构执业许可证》。

第五十三条 外国人在中华人民共和国境内开设医疗机构及香港、澳门、台湾居民在内地开设医疗机构的管理办法，由国务院卫生行政部门另行制定。

第五十四条 本条例由国务院卫生行政部门负责解释。

第五十五条 本条例自 1994 年 9 月 1 日起施行。1951 年政务院批准发布的《医院诊所管理暂行条例》同时废止。

医疗废物管理条例

第一章　总　则

第一条　为了加强医疗废物的安全管理，防止疾病传播，保护环境，保障人体健康，根据《中华人民共和国传染病防治法》和《中华人民共和国固体废物污染环境防治法》，制定本条例。

第二条　本条例所称医疗废物，是指医疗卫生机构在医疗、预防、保健以及其他相关活动中产生的具有直接或者间接感染性、毒性以及其他危害性的废物。

医疗废物分类目录，由国务院卫生行政主管部门和环境保护行政主管部门共同制定、公布。

第三条　本条例适用于医疗废物的收集、运送、贮存、处置以及监督管理等活动。

医疗卫生机构收治的传染病人或者疑似传染病病人产生的生活垃圾，按照医疗废物进行管理和处置。

医疗卫生机构废弃的麻醉、精神、放射性、毒性等药品及其相关的废物的管理，依照有关法律、行政法规和国家有关规定、标准执行。

第四条　国家推行医疗废物集中无害化处置，鼓励有关医疗废物安全处置技术的研究与开发。

县级以上地方人民政府负责组织建设医疗废物集中处置设施。

国家对边远贫困地区建设医疗废物集中处置设施给予适当的支持。

第五条　县级以上各级人民政府卫生行政主管部门，对医疗废物收集、运送、贮存、处置活动中的疾病防治工作实施统一监督管理；环境保护行政主管部门，对医疗废物收集、运送、贮存、处置活动中的环境污染防治工作实施统一监督管理。

县级以上各级人民政府其他有关部门在各自的职责范围内负责与医疗废物处置有关的监督管理工作。

第六条　任何单位和个人有权对医疗卫生机构、医疗废物集中处置单位和监督管理部门及其工作人员的违法行为进行举报、投诉、检举和控告。

第二章　医疗废物管理的一般规定

第七条　医疗卫生机构和医疗废物集中处置单位，应当建立、健全医疗废物管理责任制，其法定代表人为第一责任人，切实履行职责，防止因医疗废物导致传染病传播和环境污染事故。

第八条　医疗卫生机构和医疗废物集中处置单位，应当制定与医疗废物安全处置有关的规章制度和在发生意外事故时的应急方案；设置监控部门或者专（兼）职人员，负责检查、督促、落实本单位医疗废物的管理工作，防止违反本条例的行为发生。

第九条　医疗卫生机构和医疗废物集中处置单位，应当对本单位从事医疗废物收集、运送、贮存、处置等工作的人员和管理人员，进行相关法律和专业技术、安全防护以及紧急处理等知识的培训。

第十条　医疗卫生机构和医疗废物集中处置单位，应当采取有效的职业卫生防护措施，为从事医疗废物收集、运送、贮存、处置等工作的人员和管理人员，配备必要的防护用品，定期进行健康检查；必要时，对有关人员进行免疫接种，防止其受到健康损害。

第十一条　医疗卫生机构和医疗废物集中处置单位，应当依照《中华人民共和国固体废物污染环境防治法》的规定，执行危险废物转移联单管理制度。

第十二条　医疗卫生机构和医疗废物集中处置单位，应当对医疗废物进行登记，登记内容应当包括医疗废物的来源、种类、重量或者数量、交接时间、处置方法、最终去向以及经办人签名等项目。登记资料至少保存3年。

第十三条　医疗卫生机构和医疗废物集中处置单位，应当采取有效措施，防止医疗废物流失、泄漏、扩散。

发生医疗废物流失、泄漏、扩散时，医疗卫生机构和医疗废物集中处置单位应当采取减少危害的紧急处理措施，对致病人员提供医疗救护和现场救援；同时向所在地的县级人民政府卫生行政主管部门、环境保护行政主管部门报告，并向可能受到危害的单位和居民通报。

第十四条　禁止任何单位和个人转让、买卖医疗废物。

禁止在运送过程中丢弃医疗废物；禁止在非贮存地点倾倒、堆放医疗废物或者将医疗废物混入其他废物和生活垃圾。

第十五条　禁止邮寄医疗废物。

禁止通过铁路、航空运输医疗废物。

有陆路通道的，禁止通过水路运输医疗废物；没有陆路通道必须经水路运输医疗废物的，应当经设区的市级以上人民政府环境保护行政主管部门批准，并采取严格的环境保护措施后，方可通过水路运输。

禁止将医疗废物与旅客在同一运输工具上载运。

禁止在饮用水源保护区的水体上运输医疗废物。

第三章　医疗卫生机构对医疗废物的管理

第十六条　医疗卫生机构应当及时收集本单位产生的医疗废物，并按照类别分置于防渗漏、防锐器穿透的专用包装物或者密闭的容器内。

医疗废物专用包装物、容器，应当有明显的警示标识和警示说明。

医疗废物专用包装物、容器的标准和警示标识的规定，由国务院卫生行政主管部门和环境保护行政主管部门共同制定。

第十七条　医疗卫生机构应当建立医疗废物的暂时贮存设施、设备，不得露天存放医疗废物；医疗废物暂时贮存的时间不得超过2天。

医疗废物的暂时贮存设施、设备，应当远离医疗区、食品加工区和人员活动区以及生活垃圾存放场所，并设置明显的警示标识和防渗漏、防鼠、防蚊蝇、防蟑螂、防盗以及预防儿童接触等安全措施。

医疗废物的暂时贮存设施、设备应当定期消毒和清洁。

第十八条 医疗卫生机构应当使用防渗漏、防遗撒的专用运送工具，按照本单位确定的内部医疗废物运送时间、路线，将医疗废物收集、运送至暂时贮存地点。

运送工具使用后应当在医疗卫生机构内指定的地点及时消毒和清洁。

第十九条 医疗卫生机构应当根据就近集中处置的原则，及时将医疗废物交由医疗废物集中处置单位处置。

医疗废物中病原体的培养基、标本和菌种、毒种保存液等高危险废物，在交医疗废物集中处置单位处置前应当就地消毒。

第二十条 医疗卫生机构产生的污水、传染病病人或者疑似传染病病人的排泄物，应当按照国家规定严格消毒；达到国家规定的排放标准后，方可排入污水处理系统。

第二十一条 不具备集中处置医疗废物条件的农村，医疗卫生机构应当按照县级人民政府卫生行政主管部门、环境保护行政主管部门的要求，自行就地处置其产生的医疗废物。自行处置医疗废物的，应当符合下列基本要求：

（一）使用后的一次性医疗器具和容易致人损伤的医疗废物，应当消毒并作毁形处理；

（二）能够焚烧的，应当及时焚烧；

（三）不能焚烧的，消毒后集中填埋。

第四章　医疗废物的集中处置

第二十二条 从事医疗废物集中处置活动的单位，应当向县级以上人民政府环境保护行政主管部门申请领取经营许可证；未取得经营许可证的单位，不得从事有关医疗废物集中处置的活动。

第二十三条 医疗废物集中处置单位，应当符合下列条件：

（一）具有符合环境保护和卫生要求的医疗废物贮存、处置设施或者设备；

（二）具有经过培训的技术人员以及相应的技术工人；

（三）具有负责医疗废物处置效果检测、评价工作的机构和人员；

（四）具有保证医疗废物安全处置的规章制度。

第二十四条 医疗废物集中处置单位的贮存、处置设施，应当远离居（村）民居住区、水源保护区和交通干道，与工厂、企业等工作场所有适当的安全防护距离，并符合国务院环境保护行政主管部门的规定。

第二十五条 医疗废物集中处置单位应当至少每2天到医疗卫生机构收集、运送一次医疗废物，并负责医疗废物的贮存、处置。

第二十六条 医疗废物集中处置单位运送医疗废物，应当遵守国家有关危险货物运输管理的规定，使用有明显医疗废物标识的专用车辆。医疗废物专用车辆应当达到防渗漏、防遗撒以及其他环境保护和卫生要求。

运送医疗废物的专用车辆使用后，应当在医疗废物集中处置场所内及时进行消毒和清洁。

运送医疗废物的专用车辆不得运送其他物品。

第二十七条 医疗废物集中处置单位在运送医疗废物过程中应当确保安全，不得丢弃、遗撒医疗废物。

第二十八条 医疗废物集中处置单位应当安装污染物排放在线监控装置，并确保监控装置经常处于正常运行状态。

第二十九条 医疗废物集中处置单位处置医疗废物，应当符合国家规定的环境保护、卫生标准、规范。

第三十条 医疗废物集中处置单位应当按照环境保护行政主管部门和卫生行政主管部门的规定，定期对医疗废物处置设施的环境污染防治和卫生学效果进行检测、评价。检测、评价结果存入医疗废物集中处置单位档案，每半年向所在地环境保护行政主管部门和卫生行政主管部门报告一次。

第三十一条 医疗废物集中处置单位处置医疗废物，按照国家有关规定向医疗卫生机构收取医疗废物处置费用。

医疗卫生机构按照规定支付的医疗废物处置费用，可以纳入医疗成本。

第三十二条 各地区应当利用和改造现有固体废物处置设施和其他设施，对医疗废物集中处置，并达到基本的环境保护和卫生要求。

第三十三条 尚无集中处置设施或者处置能力不足的城市，自本条例施行之日起，设区的市级以上城市应当在 1 年内建成医疗废物集中处置设施；县级市应当在 2 年内建成医疗废物集中处置设施。县（旗）医疗废物集中处置设施的建设，由省、自治区、直辖市人民政府规定。

在尚未建成医疗废物集中处置设施期间，有关地方人民政府应当组织制定符合环境保护和卫生要求的医疗废物过渡性处置方案，确定医疗废物收集、运送、处置方式和处置单位。

第五章 监督管理

第三十四条 县级以上地方人民政府卫生行政主管部门、环境保护行政主管部门，应当依照本条例的规定，按照职责分工，对医疗卫生机构和医疗废物集中处置单位进行监督检查。

第三十五条 县级以上地方人民政府卫生行政主管部门，应当对医疗卫生机构和医疗废物集中处置单位从事医疗废物的收集、运送、贮存、处置中的疾病防治工作，以及工作人员的卫生防护等情况进行定期监督检查或者不定期的抽查。

第三十六条 县级以上地方人民政府环境保护行政主管部门，应当对医疗卫生机构和医疗废物集中处置单位从事医疗废物收集、运送、贮存、处置中的环境污染防治工作进行定期监督检查或者不定期的抽查。

第三十七条 卫生行政主管部门、环境保护行政主管部门应当定期交换监督检查和抽查结果。在监督检查或者抽查中发现医疗卫生机构和医疗废物集中处置单位存在隐患时，应当责令立即消除隐患。

第三十八条　卫生行政主管部门、环境保护行政主管部门接到对医疗卫生机构、医疗废物集中处置单位和监督管理部门及其工作人员违反本条例行为的举报、投诉、检举和控告后，应当及时核实，依法作出处理，并将处理结果予以公布。

第三十九条　卫生行政主管部门、环境保护行政主管部门履行监督检查职责时，有权采取下列措施：

（一）对有关单位进行实地检查，了解情况，现场监测，调查取证；

（二）查阅或者复制医疗废物管理的有关资料，采集样品；

（三）责令违反本条例规定的单位和个人停止违法行为；

（四）查封或者暂扣涉嫌违反本条例规定的场所、设备、运输工具和物品；

（五）对违反本条例规定的行为进行查处。

第四十条　发生因医疗废物管理不当导致传染病传播或者环境污染事故，或者有证据证明传染病传播或者环境污染的事故有可能发生时，卫生行政主管部门、环境保护行政主管部门应当采取临时控制措施，疏散人员，控制现场，并根据需要责令暂停导致或者可能导致传染病传播或者环境污染事故的作业。

第四十一条　医疗卫生机构和医疗废物集中处置单位，对有关部门的检查、监测、调查取证，应当予以配合，不得拒绝和阻碍，不得提供虚假材料。

第六章　法律责任编辑

第四十二条　县级以上地方人民政府未依照本条例的规定，组织建设医疗废物集中处置设施或者组织制定医疗废物过渡性处置方案的，由上级人民政府通报批评，责令限期建成医疗废物集中处置设施或者组织制定医疗废物过渡性处置方案；并可以对政府主要领导人、负有责任的主管人员，依法给予行政处分。

第四十三条　县级以上各级人民政府卫生行政主管部门、环境保护行政主管部门或者其他有关部门，未按照本条例的规定履行监督检查职责，发现医疗卫生机构和医疗废物集中处置单位的违法行为不及时处理，发生或者可能发生传染病传播或者环境污染事故时未及时采取减少危害措施，以及有其他玩忽职守、失职、渎职行为的，由本级人民政府或者上级人民政府有关部门责令改正，通报批评；造成传染病传播或者环境污染事故的，对主要负责人、负有责任的主管人员和其他直接责任人员依法给予降级、撤职、开除的行政处分；构成犯罪的，依法追究刑事责任。

第四十四条　县级以上人民政府环境保护行政主管部门，违反本条例的规定发给医疗废物集中处置单位经营许可证的，由本级人民政府或者上级人民政府环境保护行政主管部门通报批评，责令收回违法发给的证书；并可以对主要负责人、负有责任的主管人员和其他直接责任人员依法给予行政处分。

第四十五条　医疗卫生机构、医疗废物集中处置单位违反本条例规定，有下列情形之一的，由县级以上地方人民政府卫生行政主管部门或者环境保护行政主管部门按照各自的职责责令限期改正，给予警告；逾期不改正的，处 2000 元以上 5000 元以下的罚款：

（一）未建立、健全医疗废物管理制度，或者未设置监控部门或者专（兼）职人员的；

（二）未对有关人员进行相关法律和专业技术、安全防护以及紧急处理等知识的培训的；

（三）未对从事医疗废物收集、运送、贮存、处置等工作的人员和管理人员采取职业卫生防护措施的；

（四）未对医疗废物进行登记或者未保存登记资料的；

（五）对使用后的医疗废物运送工具或者运送车辆未在指定地点及时进行消毒和清洁的；

（六）未及时收集、运送医疗废物的；

（七）未定期对医疗废物处置设施的环境污染防治和卫生学效果进行检测、评价，或者未将检测、评价效果存档、报告的。

第四十六条　医疗卫生机构、医疗废物集中处置单位违反本条例规定，有下列情形之一的，给予警告，可以并处 5000 元以下的罚款；逾期不改正的，处 5000 元以上 3 万元以下的罚款：

（一）贮存设施或者设备不符合环境保护、卫生要求的；

（二）未将医疗废物按照类别分置于专用包装物或者容器的；

（三）未使用符合标准的专用车辆运送医疗废物或者使用运送医疗废物的车辆运送其他物品的；

（四）未安装污染物排放在线监控装置或者监控装置未经常处于正常运行状态的。

第四十七条　医疗卫生机构、医疗废物集中处置单位有下列情形之一的，由县级以上地方人民政府卫生行政主管部门或者环境保护行政主管部门按照各自的职责责令限期改正，给予警告，并处 5000 元以上 1 万元以下的罚款；逾期不改正的，处 1 万元以上 3 万元以下的罚款；造成传染病传播或者环境污染事故的，由原发证部门暂扣或者吊销执业许可证件或者经营许可证件；构成犯罪的，依法追究刑事责任：

（一）在运送过程中丢弃医疗废物，在非贮存地点倾倒、堆放医疗废物或者将医疗废物混入其他废物和生活垃圾的；

（二）未执行危险废物转移联单管理制度的；

（三）将医疗废物交给未取得经营许可证的单位或者个人收集、运送、贮存、处置的；

（四）对医疗废物的处置不符合国家规定的环境保护、卫生标准、规范的；

（五）未按照本条例的规定对污水、传染病病人或者疑似传染病病人的排泄物，进行严格消毒，或者未达到国家规定的排放标准，排入污水处理系统的；

（六）对收治的传染病病人或者疑似传染病病人产生的生活垃圾，未按照医疗废物进行管理和处置的。

第四十八条　医疗卫生机构违反本条例规定，将未达到国家规定标准的污水、传染病病人或者疑似传染病病人的排泄物排入城市排水管网的，由县级以上地方人民政府建设行政主管部门责令限期改正，给予警告，并处 5000 元以上 1 万元以下的罚款；逾期不改正的，处 1 万元以上 3 万元以下的罚款。

第四十九条　医疗卫生机构、医疗废物集中处置单位发生医疗废物流失、泄漏、扩散时，未采取紧急处理措施，或者未及时向卫生行政主管部门和环境保护行政主管部门报告的，由县级以上地方人民政府卫生行政主管部门或者环境保护行政主管部门按照各自的职责责令改正，给予警告，并处 1 万元以上 3 万元以下的罚款；造成传染病传播或者环境污染事故的，由原发证部门暂扣或者吊销执业许可证件或者经营许可证件；构成犯罪的，依法追究刑事责任。

第五十条　医疗卫生机构、医疗废物集中处置单位，无正当理由，阻碍卫生行政主管部门或者环境保护行政主管部门执法人员执行职务，拒绝执法人员进入现场，或者不配合执法部门的检查、监测、调查取证的，由县级以上地方人民政府卫生行政主管部门或者环境保护行政主管部门按照各自的职责责令改正，给予警告；拒不改正的，由原发证部门暂扣或者吊销执业许可证件或者经营许可证件；触犯《中华人民共和国治安管理处罚法》构成违反治安管理行为的，由公安机关依法予以处罚；构成犯罪的，依法追究刑事责任。

第五十一条　不具备集中处置医疗废物条件的农村，医疗卫生机构未按照本条例的要求处置医疗废物的，由县级人民政府卫生行政主管部门或者环境保护行政主管部门按照各自的职责责令限期改正，给予警告；逾期不改正的，处 1000 元以上 5000 元以下的罚款；造成传染病传播或者环境污染事故的，由原发证部门暂扣或者吊销执业许可证件；构成犯罪的，依法追究刑事责任。

第五十二条　未取得经营许可证从事医疗废物的收集、运送、贮存、处置等活动的，由县级以上地方人民政府环境保护行政主管部门责令立即停止违法行为，没收违法所得，可以并处违法所得 1 倍以下的罚款。

第五十三条　转让、买卖医疗废物，邮寄或者通过铁路、航空运输医疗废物，或者违反本条例规定通过水路运输医疗废物的，由县级以上地方人民政府环境保护行政主管部门责令转让、买卖双方、邮寄人、托运人立即停止违法行为，给予警告，没收违法所得；违法所得 5000 元以上的，并处违法所得 2 倍以上 5 倍以下的罚款；没有违法所得或者违法所得不足 5000 元的，并处 5000 元以上 2 万元以下的罚款。

承运人明知托运人违反本条例的规定运输医疗废物，仍予以运输的，或者承运人将医疗废物与旅客在同一工具上载运的，按照前款的规定予以处罚。

第五十四条　医疗卫生机构、医疗废物集中处置单位违反本条例规定，导致传染病传播或者发生环境污染事故，给他人造成损害的，依法承担民事赔偿责任。

第七章　附　则

第五十五条　计划生育技术服务、医学科研、教学、尸体检查和其他相关活动中产生的具有直接或者间接感染性、毒性以及其他危害性废物的管理，依照本条例执行。

第五十六条　军队医疗卫生机构医疗废物的管理由中国人民解放军卫生主管部门参照本条例制定管理办法。

第五十七条　本条例自公布之日起施行。

医院感染管理办法

第一章 总 则

第一条 为加强医院感染管理，有效预防和控制医院感染，提高医疗质量，保证医疗安全，根据《传染病防治法》、《医疗机构管理条例》和《突发公共卫生事件应急条例》等法律、行政法规的规定，制定本办法。

第二条 医院感染管理是各级卫生行政部门、医疗机构及医务人员针对诊疗活动中存在的医院感染、医源性感染及相关的危险因素进行的预防、诊断和控制活动。

第三条 各级各类医疗机构应当严格按照本办法的规定实施医院感染管理工作。医务人员的职业卫生防护，按照《职业病防治法》及其配套规章和标准的有关规定执行。

第四条 卫生部负责全国医院感染管理的监督管理工作。县级以上地方人民政府卫生行政部门负责本行政区域内医院感染管理的监督管理工作。

第二章 组织管理

第五条 各级各类医疗机构应当建立医院感染管理责任制，制定并落实医院感染管理的规章制度和工作规范，严格执行有关技术操作规范和工作标准，有效预防和控制医院感染，防止传染病病原体、耐药菌、条件致病菌及其他病原微生物的传播。

第六条 住院床位总数在100张以上的医院应当设立医院感染管理委员会和独立的医院感染管理部门。住院床位总数在100张以下的医院应当指定分管医院感染管理工作的部门。其他医疗机构应当有医院感染管理专（兼）职人员。

第七条 医院感染管理委员会由医院感染管理部门、医务部门、护理部门、临床科室、消毒供应室、手术室、临床检验部门、药事管理部门、设备管理部门、后勤管理部门及其他有关部门的主要负责人组成，主任委员由医院院长或者主管医疗工作的副院长担任。医院感染管理委员会的职责是：

（一）认真贯彻医院感染管理方面的法律法规及技术规范、标准，制定本医院预防和控制医院感染的规章制度、医院感染诊断标准并监督实施；

（二）根据预防医院感染和卫生学要求，对本医院的建筑设计、重点科室建设的基本标准、基本设施和工作流程进行审查并提出意见；

（三）研究并确定本医院的医院感染管理工作计划，并对计划的实施进行考核和评价；

（四）研究并确定本医院的医院感染重点部门、重点环节、重点流程、危险因素以及采取的干预措施，明确各有关部门、人员在预防和控制医院感染工作中的责任；

（五）研究并制定本医院发生医院感染暴发及出现不明原因传染性疾病或者特殊病原体感染病例等事件时的控制预案；

（六）建立会议制度，定期研究、协调和解决有关医院感染管理方面的问题；

（七）根据本医院病原体特点和耐药现状，配合药事管理委员会提出合理使用抗菌药物的指导意见；

（八）其他有关医院感染管理的重要事宜。

第八条 医院感染管理部门、分管部门及医院感染管理专（兼）职人员具体负责医院感染预防与控制方面的管理和业务工作。主要职责是：

（一）对有关预防和控制医院感染管理规章制度的落实情况进行检查和指导；

（二）对医院感染及其相关危险因素进行监测、分析和反馈，针对问题提出控制措施并指导实施；

（三）对医院感染发生状况进行调查、统计分析，并向医院感染管理委员会或者医疗机构负责人报告；

（四）对医院的清洁、消毒灭菌与隔离、无菌操作技术、医疗废物管理等工作提供指导；

（五）对传染病的医院感染控制工作提供指导；

（六）对医务人员有关预防医院感染的职业卫生安全防护工作提供指导；

（七）对医院感染暴发事件进行报告和调查分析，提出控制措施并协调、组织有关部门进行处理；

（八）对医务人员进行预防和控制医院感染的培训工作；

（九）参与抗菌药物临床应用的管理工作；

（十）对消毒药械和一次性使用医疗器械、器具的相关证明进行审核；

（十一）组织开展医院感染预防与控制方面的科研工作；

（十二）完成医院感染管理委员会或者医疗机构负责人交办的其他工作。

第九条 卫生部成立医院感染预防与控制专家组，成员由医院感染管理、疾病控制、传染病学、临床检验、流行病学、消毒学、临床药学、护理学等专业的专家组成。主要职责是：

（一）研究起草有关医院感染预防与控制、医院感染诊断的技术性标准和规范；

（二）对全国医院感染预防与控制工作进行业务指导；

（三）对全国医院感染发生状况及危险因素进行调查、分析；

（四）对全国重大医院感染事件进行调查和业务指导；

（五）完成卫生部交办的其他工作。

第十条 省级人民政府卫生行政部门成立医院感染预防与控制专家组，负责指导本地区医院感染预防与控制的技术性工作。

第三章 预防与控制

第十一条 医疗机构应当按照有关医院感染管理的规章制度和技术规范，加强医院感染的预防与控制工作。

第十二条 医疗机构应当按照《消毒管理办法》，严格执行医疗器械、器具的消毒工作技术规范，并达到以下要求：

（一）进入人体组织、无菌器官的医疗器械、器具和物品必须达到灭菌水平；

（二）接触皮肤、黏膜的医疗器械、器具和物品必须达到消毒水平；

（三）各种用于注射、穿刺、采血等有创操作的医疗器具必须一用一灭菌。医疗机构使用的消毒药械、一次性医疗器械和器具应当符合国家有关规定。一次性使用的医疗器械、器具不得重复使用。

第十三条 医疗机构应当制定具体措施，保证医务人员的手卫生、诊疗环境条件、无菌操作技术和职业卫生防护工作符合规定要求，对医院感染的危险因素进行控制。

第十四条 医疗机构应当严格执行隔离技术规范，根据病原体传播途径，采取相应的隔离措施。

第十五条 医疗机构应当制定医务人员职业卫生防护工作的具体措施，提供必要的防护物品，保障医务人员的职业健康。

第十六条 医疗机构应当严格按照《抗菌药物临床应用指导原则》，加强抗菌药物临床使用和耐药菌监测管理。

第十七条 医疗机构应当按照医院感染诊断标准及时诊断医院感染病例，建立有效的医院感染监测制度，分析医院感染的危险因素，并针对导致医院感染的危险因素，实施预防与控制措施。医疗机构应当及时发现医院感染病例和医院感染的暴发，分析感染源、感染途径，采取有效的处理和控制措施，积极救治患者。

第十八条 医疗机构经调查证实发生以下情形时，应当于12小时内向所在地的县级地方人民政府卫生行政部门报告，并同时向所在地疾病预防控制机构报告。所在地的县级地方人民政府卫生行政部门确认后，应当于24小时内逐级上报至省级人民政府卫生行政部门。省级人民政府卫生行政部门审核后，应当在24小时内上报至卫生部：

（一）5例以上医院感染暴发；

（二）由于医院感染暴发直接导致患者死亡；

（三）由于医院感染暴发导致3人以上人身损害后果。

第十九条 医疗机构发生以下情形时，应当按照《国家突发公共卫生事件相关信息报告管理工作规范（试行）》的要求进行报告：

（一）10例以上的医院感染暴发事件；

（二）发生特殊病原体或者新发病原体的医院感染；

（三）可能造成重大公共影响或者严重后果的医院感染。

第二十条 医疗机构发生的医院感染属于法定传染病的，应当按照《中华人民共和国传染病防治法》和《国家突发公共卫生事件应急预案》的规定进行报告和处理。

第二十一条 医疗机构发生医院感染暴发时，所在地的疾病预防控制机构应当及时进行流行病学调查，查找感染源、感染途径、感染因素，采取控制措施，防止感染源的传播和感染范围的扩大。

第二十二条 卫生行政部门接到报告，应当根据情况指导医疗机构进行医院感染的调查和控制工作，并可以组织提供相应的技术支持。

第四章 人员培训

第二十三条 各级卫生行政部门和医疗机构应当重视医院感染管理的学科建设，建立专业人才培养制度，充分发挥医院感染专业技术人员在预防和控制医院感染工作中的作用。

第二十四条 省级人民政府卫生行政部门应当建立医院感染专业人员岗位规范化培训和考核制度，加强继续教育，提高医院感染专业人员的业务技术水平。

第二十五条 医疗机构应当制定对本机构工作人员的培训计划，对全体工作人员进行医院感染相关法律法规、医院感染管理相关工作规范和标准、专业技术知识的培训。

第二十六条 医院感染专业人员应当具备医院感染预防与控制工作的专业知识，并能够承担医院感染管理和业务技术工作。

第二十七条 医务人员应当掌握与本职工作相关的医院感染预防与控制方面的知识，落实医院感染管理规章制度、工作规范和要求。工勤人员应当掌握有关预防和控制医院感染的基础卫生学和消毒隔离知识，并在工作中正确运用。

第五章 监督管理

第二十八条 县级以上地方人民政府卫生行政部门应当按照有关法律法规和本办法的规定，对所辖区域的医疗机构进行监督检查。

第二十九条 对医疗机构监督检查的主要内容是：

（一）医院感染管理的规章制度及落实情况；

（二）针对医院感染危险因素的各项工作和控制措施；

（三）消毒灭菌与隔离、医疗废物管理及医务人员职业卫生防护工作状况；

（四）医院感染病例和医院感染暴发的监测工作情况；

（五）现场检查。

第三十条 卫生行政部门在检查中发现医疗机构存在医院感染隐患时，应当责令限期整改或者暂时关闭相关科室或者暂停相关诊疗科目。

第三十一条 医疗机构对卫生行政部门的检查、调查取证等工作，应当予以配合，不得拒绝和阻碍，不得提供虚假材料。

第六章 罚 则

第三十二条 县级以上地方人民政府卫生行政部门未按照本办法的规定履行监督管理和对医院感染暴发事件的报告、调查处理职责，造成严重后果的，对卫生行政主管部门主要负责人、直接责任人和相关责任人予以降级或者撤职的行政处分。

第三十三条 医疗机构违反本办法，有下列行为之一的，由县级以上地方人民政府卫生行政部门责令改正，逾期不改的，给予警告并通报批评；情节严重的，对主要负责人和直接责任人给予降级或者撤职的行政处分：

（一）未建立或者未落实医院感染管理的规章制度、工作规范；

（二）未设立医院感染管理部门、分管部门以及指定专（兼）职人员负责医院感染预防与控制工作；

（三）违反对医疗器械、器具的消毒工作技术规范；

（四）违反无菌操作技术规范和隔离技术规范；

（五）未对消毒药械和一次性医疗器械、器具的相关证明进行审核；

（六）未对医务人员职业暴露提供职业卫生防护。

第三十四条 医疗机构违反本办法规定，未采取预防和控制措施或者发生医院感染未及时采取控制措施，造成医院感染暴发、传染病传播或者其他严重后果的，对负有责任的主管人员和直接责任人员给予降级、撤职、开除的行政处分；情节严重的，依照《传染病防治法》第六十九条规定，可以依法吊销有关责任人员的执业证书；构成犯罪的，依法追究刑事责任。

第三十五条 医疗机构发生医院感染暴发事件未按本办法规定报告的，由县级以上地方人民政府卫生行政部门通报批评；造成严重后果的，对负有责任的主管人员和其他直接责任人员给予降级、撤职、开除的处分。

第七章　附　则

第三十六条 本办法中下列用语的含义：

（一）医院感染：指住院病人在医院内获得的感染，包括在住院期间发生的感染和在医院内获得出院后发生的感染，但不包括入院前已开始或者入院时已处于潜伏期的感染。医院工作人员在医院内获得的感染也属医院感染。

（二）医源性感染：指在医学服务中，因病原体传播引起的感染。

（三）医院感染暴发：是指在医疗机构或其科室的患者中，短时间内发生3例以上同种同源感染病例的现象。

（四）消毒：指用化学、物理、生物的方法杀灭或者消除环境中的病原微生物。

（五）灭菌：杀灭或者消除传播媒介上的一切微生物，包括致病微生物和非致病微生物，也包括细菌芽胞和真菌孢子。

第三十七条 中国人民解放军医疗机构的医院感染管理工作，由中国人民解放军卫生部门归口管理。第三十八条 采供血机构与疾病预防控制机构的医源性感染预防与控制管理参照本办法。第三十九条 本办法自2006年9月1日起施行，原2000年11月30日颁布的《医院感染管理规范（试行）》同时废止。

主要参考文献

1. 孙永正. 管理学. 第3版. 北京：清华大学出版社，2011.

2. （美）彼得·德鲁克. 管理任务、责任和实践. 余向华，陈雪娟，张正平，译. 北京：华夏出版社，2012.

3. 徐玉斓，陈莉嘉，郦忠. 医院JCI认证过程中护理单元的准备. 中国实用护理杂志，2006，22（10）：67－68.

4. 陈锦秀. 护理管理学. 北京：中国中医药出版社，2012.

5. 刘彦慧. 护理管理学. 南京：南京大学出版社，2014.

6. 姜小鹰. 护理管理理论与实践. 北京：人民卫生出版社，2011.

7. 陈嘉莉. 管理学原理与实务. 北京：北京大学出版社，2012.

8. 李建刚. 现代管理学概论. 天津：天津大学出版社，2009.

9. 周建军. 护理管理学. 北京：中国医药科技出版社，2013.

10. 卢省花. 护理管理学. 第2版. 南昌：江西科学技术出版社，2008.

11. 李继平. 护理管理学. 第2版. 北京：人民卫生出版社，2008.

12. 李继平. 护理管理学. 第3版. 北京：人民卫生出版社，2012.

13. 成翼娟. 护理管理学. 北京：人民卫生出版社，2000.

14. 冯先琼. 护理学导论. 北京：人民卫生出版社，2006.

15. 娄凤兰，王惠珍，徐淑秀. 护理管理学. 北京：人民军医出版社，2004.

16. （美）斯蒂芬·P. 罗宾斯，（美）大卫·A. 德森佐. 管理学原理. 毛蕴诗，主译. 大连：东北财经大学出版社，2004.

17. 芮明杰. 管理学. 上海：格致出版社，2007.

18. 丁波. 管理学. 北京：科学出版社，2013.

19. 胡凌云. 管理学原理. 武汉：武汉大学出版社，2013.

20. 吴欣娟. 医院临床护理质量安全评审指南. 北京：中国协和医科大学出版社，2005.

21. 陈禹佟. 护理文件缺陷原因分析及管理对策. 当代护士，2006（5）：21.

22. 陈珠，赖敏贞，刘可人，等. 当前医疗纠纷的主要原因与防范措施. 南方护理学报，2005，12（3）：84.

23. 邢晓燕，张青，田海萍. 护理投诉原因分析及防范措施. 河北医学，2007，13（3）：

365 – 366.

24. 张跃峰，崔海燕．血标本溶血的原因及对策．临床军医杂志，2009，37（2）：173.

25. 郑群，竺红宇，刘红，等．278 例住院患者医疗投诉原因分析．重庆医学，2013，42（33）：4073 – 4074.

26. 秦军．护理管理．上海：第二军医大学出版社，2012.